案例化教学
临床教学案例集
（内科学）

徐 斐　罗轶玮　朱 峰　主编
徐美东　曾 欣　主审

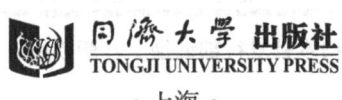

同济大学出版社
·上海·

图书在版编目（CIP）数据

案例化教学临床教学案例集. 内科学 / 徐斐，罗轶玮，朱峰主编. -- 上海：同济大学出版社，2025.3.
ISBN 978-7-5765-1028-7

Ⅰ．R4-42

中国国家版本馆CIP数据核字第20251NZ188号

案例化教学临床教学案例集（内科学）
Anlihua Jiaoxue Linchuang Jiaoxue Anliji (Neikexue)

徐 斐 罗轶玮 朱 峰 主编

| 责任编辑 | 朱涧超 | 责任校对 | 徐逢乔 | 封面设计 | 陈益平 |

出版发行	同济大学出版社　www.tongjipress.com.cn
	（地址：上海市四平路1239号　邮编：200092　电话：021-65985622）
经　销	全国各地新华书店
制　作	南京月叶图文制作有限公司
印　刷	上海新华印刷有限公司
开　本	787 mm×1092 mm　1/16
印　张	16
字　数	349 000
版　次	2025年3月第1版
印　次	2025年3月第1次印刷
书　号	ISBN 978-7-5765-1028-7
定　价	79.00元

本书若有印装质量问题，请向本社发行部调换　　版权所有　侵权必究

本书编委会

主　编　徐　斐（同济大学附属东方医院）
　　　　罗轶玮（同济大学附属东方医院）
　　　　朱　峰（同济大学附属东方医院）
主　审　徐美东（同济大学附属东方医院）
　　　　曾　欣（同济大学附属东方医院）
副主编　魏春岚（同济大学医学院）
　　　　李继敏（同济大学附属东方医院）
编　委　孙　燕（同济大学附属东方医院）
　　　　刘雁冰（同济大学附属东方医院）
　　　　陈　涛（同济大学附属东方医院）
　　　　徐　婧（同济大学附属东方医院）
　　　　韦　苇（同济大学附属东方医院）
　　　　冯　宇（同济大学附属东方医院）
　　　　胡芸倩（同济大学附属东方医院）
　　　　顾　霞（同济大学附属东方医院）
　　　　徐　雷（同济大学附属东方医院）
　　　　晏　群（同济大学附属东方医院）
　　　　王　奕（同济大学附属东方医院）
　　　　张　靖（同济大学附属东方医院）
　　　　许　凤（上海市浦东新区公利医院）
　　　　宗　洁（上海市浦东新区公利医院）
　　　　赵文荣（同济大学附属东方医院）
　　　　洪　暄（同济大学附属东方医院）

前　言

医学知识快速更新的特质决定了有效的临床思维方式及学习能力的培养是所有医学教学的核心。

我们长期以来一直在寻找现代医学的教学模式，显然医学教学的最终目标为培养能治愈疾病，安慰患者心灵的真正"医者"，此"医者"须具备扎实的医学理论，清晰的临床思维，强大的内心和医者适当的同情心，这些能力是书本无法给予的，是在整个医学生培养过程中，在一个合理的教学模式和培养规划中逐步养成的。我们前期所进行的理论课程系统整合，就是希望让学生的知识更具纵向连贯性，而在后期的实习过程中寻找一种能更接近患者，更实用，更真实的教学模式，让学生更快适应医生角色，不管在临床思维，还是临床技能，更或临床心理上。

近年来，随着对教学模式的不断探讨和改革，教学模式不断丰富和多元化，PBL、CBL等教改模式层出不穷，但是也各自存在诸多问题。我们希望通过建立一个标准化，高效的临床教学模式，该模式能兼顾学生自我学习能力、理论知识、临床技能、团队协作精神、同理心，搭建学生从"医学生"到"医生"转变的桥梁。

案例教学法（case method）又称基于案例的学习（case-based learning，CBL），即学生通过对特殊案例的分析，掌握一般分析原理，并借助这一原理培养学生独立分析和解决问题能力的教学方法。该教学也作为临床课程在同济大学开展，但该教学方法的真正授课模式及授课效果评价一直没有一个标准，在实际开展过程中，教师授课方法不一，学生学习效果不一。我们需要探索一种新的、更高效、更实用的CBL教学模式。而新的CBL教学首先需要能满足标准化教学且有效的统一教材。

本教材首批选取内科学14种常见病，基于真实临床案例，以临床诊治为主线，在重现临床诊疗全过程的基础上，融合专业及思政知识点。同时每个案例增加标准化患者培训脚本。该教材既可以作为临床医生案例化教学的统一教材，保证教学标准化，又可以作为临床实习医生接触临床真实案例及更好地学习诊疗技巧的参考书籍。

徐美东　曾　欣

目　录

第一部分　教学案例 ····· 1

案例一　心血管系统案例——急性ST段抬高型心肌梗死 ····· 3
案例二　心血管系统案例——冠心病（稳定型心绞痛） ····· 19
案例三　心血管系统案例——肺动脉栓塞 ····· 29
案例四　呼吸系统案例——肺癌伴咯血 ····· 39
案例五　呼吸系统案例——自发性气胸 ····· 49
案例六　呼吸系统案例——肺结核 ····· 64
案例七　消化系统案例——上消化道出血 ····· 72
案例八　消化系统案例——胃癌 ····· 86
案例九　消化系统案例——急性胰腺炎 ····· 97
案例十　消化系统案例——炎症性肠病 ····· 115
案例十一　内分泌系统案例——糖尿病 ····· 132
案例十二　内分泌系统案例——甲状腺功能亢进症 ····· 142
案例十三　泌尿系统案例——肾病综合征 ····· 153
案例十四　神经系统案例——病毒性脑炎 ····· 175

第二部分　教学案例SP培训剧本 ····· 189

剧本一　急性ST段抬高型心肌梗死 ····· 191
剧本二　稳定型心绞痛 ····· 196
剧本三　肺栓塞 ····· 200
剧本四　肺结核 ····· 204
剧本五　自发性气胸 ····· 208
剧本六　消化性溃疡伴出血 ····· 213

剧本七　胃癌 …………………………………………………………………… 218
剧本八　急性胰腺炎 ………………………………………………………… 222
剧本九　炎症性肠病 ………………………………………………………… 226
剧本十　2型糖尿病 …………………………………………………………… 231
剧本十一　多结节性甲状腺肿伴甲亢 ……………………………………… 236
剧本十二　原发性肾病综合征 ……………………………………………… 241
剧本十三　病毒性脑炎 ……………………………………………………… 246

第一部分

教学案例

案例一 心血管系统案例——急性ST段抬高型心肌梗死

第一节 概　述

一、案例学习对象

临床医学4年级学生。

二、学习者角色

1. 临床医生角色

学习者首先须被定位为案例中患者的主诊医生。

2. 临床病例学习者角色

在具体案例中学习相关疾病的基础知识、临床知识,以及医患沟通技巧、人文关怀方法。

三、学习前准备

1. 复习心脏结构及冠状动脉(以下简称"冠脉")解剖相关的知识。

2. 复习心血管系统的病理学、生理学知识。

3. 复习急性ST段抬高型心肌梗死(ST-segment elevation myocardial infarction,STEMI)相关的诊断学知识。

4. 复习STEMI的内科学知识。

四、学习目标

1. 基础知识

1) 心脏结构及冠脉解剖情况(掌握)。

2) 冠心病STEMI心电图特点(掌握)。

3) 冠心病 STEMI 冠脉造影特点（了解）。

4) 各类药物［抗血小板药物、他汀类药物、血管紧张素转换酶抑制剂（angiotensin converting enzyme inhibitor，ACEI）/血管紧张素受体拮抗剂（angiotensin receptor blocker，ARB）、β 受体阻断剂］的作用机制（了解）。

2. 临床知识

1) STEMI 的问诊方法（掌握）。

2) STEMI 的临床表现及体检重点（掌握）。

3) STEMI 的诊断方法与鉴别诊断（掌握）。

4) STEMI 的病因（掌握）。

5) STEMI 的急诊处理及治疗（掌握）。

6) STEMI 的分类（熟悉）。

7) 动脉粥样硬化及血栓与 STEMI 的关系（掌握）。

8) STEMI 的并发症（掌握）。

3. 人文关怀部分

1) 如何与患者及家属沟通（掌握）。

2) 如何对 STEMI 患者进行饮食及心理指导（熟悉）。

3) 如何对 STEMI 患者进行心理建设（熟悉）。

第二节　首次接触患者

一、概述

1. 如何对待首次接诊的患者

进行自我介绍，初步了解患者基本情况，初步获得患者信任。

2. 如何采集病史信息

当我们接诊患者，采集病史时会获得很多信息，所以正确对待病史信息是判断疾病的第一步。我们需学会通过有条理的专业问诊，获取用于诊断的必要信息，追问患者未主动提供的必要信息，同时剔除对诊断治疗无帮助的信息。

3. 现病史所需信息

发病诱因，主要症状，相关症状，用于鉴别的症状，发病时间，发病一般情况，发病后就诊、治疗情况及治疗效果。

4. 其他信息

与疾病相关的既往疾病、烟酒史、家族史及生活习惯是重点。

二、学习目标

1. 对 STEMI 患者能进行针对性的问诊。
2. 能甄别患者提供的有效信息和无效信息,并根据相关信息做出初步诊断。

三、案例情景

患者入院后,医生首先对患者进行了详细的问诊,患者提供了自己发病的基本情况。

1. 基本资料

病案号:394003　　　　　　　　出生地:上海市
性　别:男　　　　　　　　　　职　业:退休
年　龄:78 岁　　　　　　　　　民　族:汉族

2. 患者口述病史部分

　　我已经退休很多年了,身体还算可以,就是有高血压和糖尿病,平时吃点降压药和降糖药。这次在发病大概 8h 前开始觉得胸口不舒服,胸有点痛,像有东西堵着似的,但是觉得还行,也没太当回事,自己想着估计是年纪大了。当时已经晚上了,就躺下休息了,后来迷迷糊糊睡着了。约 2h 前,夜里我去小便,小便后感觉胸口痛得比开始更明显了,而且出现了左侧肩背部疼痛、心慌、有点出汗,胸部难受得厉害,心想这下估计是出大事了,就给住得近的大儿子打了个电话,儿子就赶紧开车把我送到了医院急诊。

　　急诊医生一听说我胸痛,就马上让我到抢救室躺着不动,接上心电监护,吸氧,马上做了心电图,抽了血,心电图显示心肌梗死,就请了心内科医生急会诊。

　　5 年前,社区给老年人检查身体,大夫说我血压偏高,开始吃"地平片",一天一片,偶尔测一下血压还可以。当时还说肾脏也不好,肾脏的指标有点高,具体也说不清楚,就在社区医院开了金水宝吃,吃了好多年,也没有再检查。3 年前,也是在街道检查身体,查出糖尿病,平时吃二甲双胍,测空腹血糖 7 mmol/L 左右。吸烟 50 多年,每天 1 包左右,不喝酒。家人身体都好。

四、案例思考

1. 如何对该患者所提供的信息进行取舍

1) 已获得的必要信息:①主要症状:持续胸痛,伴心悸、冷汗;②主要检查结果:心电图提示心肌梗死;③既往无胸痛病史,有高血压病以及糖尿病病史,多年吸烟史。

2) 须追问的必要信息:①有无其余诱因(如情绪激动、劳累等);②重要的阳性症状:胸痛的部位、性质;③重要的伴随症状:有无气促、呼吸困难、黑矇、晕厥、下肢水肿;④可用于鉴别诊断的伴随症状:咳嗽、咳血、腹痛、反酸、烧心、恶心、呕吐、腰痛等;⑤入院前用药情况及治疗效果。

2. 初步诊断思路

胸闷,胸痛,后背部痛,左肩背部放射痛→心电图提示 ST 段弓背向上抬高→急性心肌梗死。

3. 正确采集分析病史须掌握的知识点

1) 除了 STEMI 还有哪些原因可以导致胸痛

(1) 冠脉疾病引起的胸痛:稳定型心绞痛、不稳定型心绞痛、急性非 ST 段抬高型心肌梗死。

(2) 心脏其他疾病导致胸痛:心包炎、主动脉瓣狭窄、肥厚型梗阻性心肌病。

(3) 肺部疾病引起的胸痛:肺栓塞、气胸、肺炎。

(4) 消化系统疾病引起的胸痛:食管炎、消化性溃疡、胆囊结石、胆囊炎、胰腺炎。

(5) 纵隔疾病引起的胸痛:主动脉夹层、食管裂孔疝、纵隔肿瘤。

(6) 其他引起胸痛的疾病:心脏神经官能症、带状疱疹等。

2) 如何鉴别诊断心肌梗死与心绞痛

心肌梗死引起的胸痛持续时间长,含服硝酸甘油效果差,心肌坏死标志物明显升高且有动态改变;而心绞痛引起的胸痛持续时间短,含服硝酸甘油有效,心肌坏死标志物正常。

3) 如何区分 STEMI 与急性非 ST 段抬高型心肌梗死

STEMI 患者心电图有两个相邻导联 ST 段弓背向上抬高。

表 1-1 需与 STEMI 进行鉴别诊断的疾病

心血管疾病	肺部疾病	消化道疾病	神经肌肉疾病	精神性疾病
主动脉夹层	胸膜炎	胃食管反流	肋间神经痛	焦虑
心包炎	肺栓塞	食管痉挛	肋骨肋软骨病	抑郁
心肌病	肺炎	消化性溃疡	带状疱疹	惊恐发作
瓣膜性心脏病	纵隔肿瘤	胰腺炎		
稳定型心绞痛	气胸	胆囊炎		
不稳定型心绞痛		胆囊结石		
急性非 ST 段抬高型心肌梗死		食管裂孔疝		
		食管失弛缓综合征		

4) STEMI 患者的心功能分级

急性心肌梗死引起的心力衰竭称为"泵衰竭",采用 Killip 分级法。

Ⅰ级:尚无明显的心力衰竭;

Ⅱ级:有左心衰竭,肺部啰音<50%肺野;

Ⅲ级:有急性肺水肿,全肺可闻及大、小、干、湿啰音;

Ⅳ级:有心源性休克,有不同阶段或程度的血流动力学变化。

第三节 体格检查

一、概述

1. 如何对待体格检查

体格检查是疾病诊断与病情评估的重要一步,在对疾病有初步概念的情况下,进行针对性的体格检查能够帮助我们进一步明确诊断与评估病情,对下一步检查与治疗至关重要。

2. 体格检查中的人文关怀

在体格检查中,保护患者的隐私及注重患者的感受非常重要,注重这些细节可以帮助我们进一步取得患者的信任。

二、学习目标

1. 对 STEMI 患者能进行针对性的体格检查。

2. 能在体格检查中体现对患者的人文关怀。

三、案例情景

在完成了病史采集后,医生对患者进行了详细的体格检查。

> T 36.6℃,R 18 次/min,BP 右上肢 135/85 mmHg,左上肢 132/83 mmHg。患者平卧位,神清,气平,对答切题,查体合作,颈软,颈静脉无怒张,口唇无紫绀。双肺呼吸音粗,双肺底可闻及少许湿啰音,无干啰音。心界不大,心率 75 次/min,律不齐,可闻及早搏,各瓣膜听诊区未闻及杂音。腹平软,无压痛、反跳痛,肝脾肋下未及,双下肢无水肿。

四、案例思考

1. 一般体格检查对 STEMI 的患者非常重要,患者的一般情况及基本生命体征可评估患者病情严重程度,是否合并心源性休克

1) 一般情况:患者神志是否清楚,对答是否切题,精神状态如何,个体发育情况(体型正常,或是消瘦/肥胖),肢体温暖还是湿冷,瞳孔对光反射情况,体位(平卧/端坐位)。

2) 测量血压(双上肢血压)、脉搏、呼吸频率。有无紫绀。

3) 肺部听诊:有无干湿啰音,以及啰音的范围(有助于判断心肌梗死的心功能分级)。

4) 颈静脉是否充盈怒张,下肢是否水肿。

2. 专科体格检查有助于判断疾病活动度及鉴别诊断

1) 心脏视诊:心前区有无隆起与凹陷、心尖搏动及心前区异常搏动。

2) 心脏触诊:心尖搏动及心前区搏动,震颤及心包摩擦感。

3) 心脏叩诊：心脏浊音界。

4) 心脏听诊：重点掌握心脏瓣膜听诊区，听诊顺序，听诊内容（心率、心律、心音、额外心音、杂音及心包摩擦音）。

第四节 初步诊治

一、概述

1. 下一步检查的内容：根据疾病的诊断、鉴别诊断及病情严重程度的评估进行选择。
2. 下一步检查的时机：根据患者的病情变化随时调整。
3. 行特殊检查时必须对患者能否耐受检查进行评估。
4. 所有检查与治疗均以维持患者稳定的生命体征为原则。

二、学习目标

1. 掌握 STEMI 患者有哪些需要即刻了解的心电图及血液学指标。
2. 能对 STEMI 患者合理安排特殊检查。能正确决定下一步明确诊断的方法（冠脉造影术）。
3. 在能进行急诊冠脉造影的中心，掌握急诊冠脉造影的适应证。
4. 在不能进行急诊冠脉造影的中心，应掌握溶栓的指征及禁忌证。
5. 能正确决定冠脉造影的时机。有效完善造影检查前的准备。
6. 了解冠脉造影与心电图对应的改变。
7. 了解冠脉造影的血管血流分级。

三、案例情景

患者仍有持续性胸闷胸痛，立即予阿司匹林、替格瑞洛负荷剂量，吗啡止痛，并予硝酸甘油静脉泵入，完善部分血液学检查后，立即行急诊冠脉造影，并于闭塞冠脉进行支架植入术。

1. 实验室检查结果

2018-06-20　血常规：白细胞计数 $13.22 \times 10^9/L$，中性粒细胞百分率 80.0%，红细胞 $3.89 \times 10^{12}/L$，血红蛋白 123.0 g/L，血小板计数 $104.0 \times 10^9/L$，C 反应蛋白：60 mg/L；

2018-06-20　高敏肌钙蛋白 7.15 ng/mL，肌红蛋白 450 ng/mL，肌酸磷酸激酶同工酶 49 ng/mL；

2018-06-20　B型钠尿肽前体 21 666 ng/L；

2018-06-20　肝功能、肾功能、电解质：钾 3.8 mmol/L，钠 139 mmol/L，氯 105 mmol/L，尿素氮 12.56 mmol/L，肌酐 379 μmol/L，尿酸 411 μmol/L，天门冬氨酸氨基转移酶 167 U/L，丙氨酸氨基转移酶 45 U/L，乳酸脱氢酶 1 774 U/L；

2018-06-20　凝血功能：D-二聚体 1.54 mg/L。

2. 辅助检查结果

2018-06-20　心电图：窦性心律，室性早搏二联律，ST段改变，T波改变，符合急性广泛前壁心肌梗死表现（图1-1）。

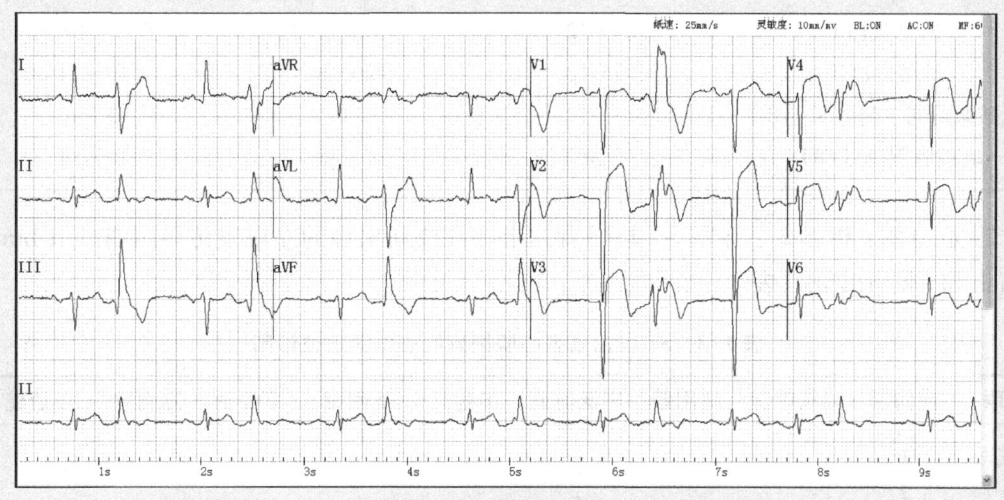

图1-1　心电图报告

2018-06-20　急诊冠脉造影术：冠脉右优势型；左主干无明显狭窄；前降支近段狭窄70%～80%，前降支于第一对角支开口起完全闭塞，血流TIMI 0级；回旋支近段狭窄50%，血流TIMI 3级；右冠管壁不规则，未见明显狭窄，血流TIMI 3级。于前降支闭塞处植入 3.0 mm×33.0 mm firebird 支架1枚（图1-2）。

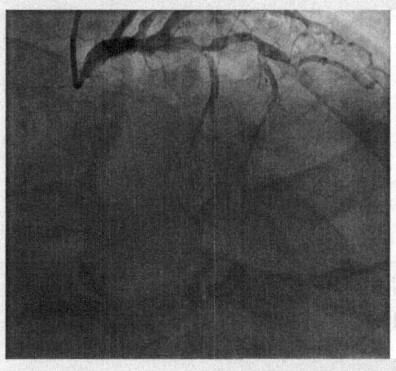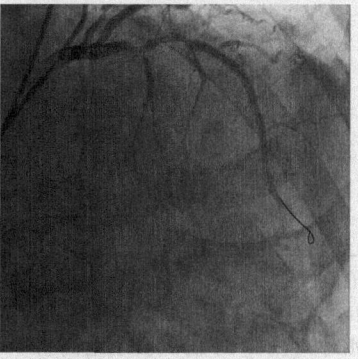

图1-2　冠脉造影影像

四、案例思考

1. 首次就诊的 STEMI 患者有哪些急诊检查项目

1) 血液学：心肌坏死标志物，若有动态改变，可考虑患者心肌坏死（表 1-2）。

表 1-2　各标志物出现时间、达峰时间

标志物	开始升高时间范围/h	达到峰值平均时间（非溶栓病例）/h	恢复至正常范围所需时间/d
肌红蛋白	1～4	6～7	1～2
肌钙蛋白 I	3～12	24	7～10
肌钙蛋白 T	3～12	12～48	10～14
肌酸激酶同工酶（CK-MB）	3～12	24	3～4
乳酸脱氢酶（LDH）	10	24～48	10～14

2) 心电图：相邻 2 个导联 ST 段弓背向上抬高或新出现的左束支传导阻滞（left bundle branch block，LBBB）（表 1-3）。

表 1-3　ST 段抬高型心肌梗死的心电图定位诊断

导联	前间隔	局限前壁	前侧壁	广泛前壁	下壁①	下间壁	下侧壁	高侧壁②	正后壁③
V_1	+			+		+			
V_2	+			+		+			
V_3	+	+		+		+			
V_4		+		+					
V_5		+	+	+				+	
V_6			+					+	
V_7			+					+	+
V_8									+
aVR									
aVL		±	+	±	−	−	−	+	
aVF					+	+	+	−	
Ⅰ		±	+	±				+	
Ⅱ					+	+	+	−	
Ⅲ					+	+	+	−	

注：①即膈面，右心室心肌梗死不易从心电图得到诊断，但 V_{4R} 导联的 ST 段抬高，可作为下壁合并右心室心肌梗死的参考指标；②在 V_5、V_6、V_7 导联高 1～2 肋处可能有改变；③在 V_1、V_2、V_3 导联 R 波高，同理，在前侧壁梗死时，V_1、V_2 导联 R 波也增高。

"＋"为正面改变，表示典型 ST 段抬高、Q 波及 T 波变化。"－"为反面改变，表示 QRS 主波向上，ST 段压低及与"＋"部位 T 波方向相反的 T 波；"±"为可能有正面改变。

3) 其他需进行的检查

(1) 血常规：观察有无贫血，血小板减少等冠脉造影相对禁忌证。

(2) 凝血功能：观察有无出血倾向，对术中肝素用量有指导作用。

(3) 肝功能：患者需服用他汀类药物，需明确有无肝功能异常。

(4) 肾功能：患者行冠脉造影需使用造影剂，对肾脏有影响，需进一步明确有无肾功能异常。

(5) 粪常规：观察患者有无消化道出血。

(6) 血脂及血糖：需明确患者有无冠心病高危因素，而且血脂、血糖控制不佳的患者发生支架内再狭窄风险较高。

(7) 电解质：心肌梗死患者若出现电解质紊乱，易导致恶性心律失常。

(8) 超声心动图：观察急性心肌梗死后，心肌坏死对心脏结构及室壁活动的影响，观察有无心室内血栓及室间隔穿孔情况。

(9) 动态心电图：观察心肌梗死后有无心律失常，尤其是室性心动过速的监测。

(10) 胸片：观察肺部情况，是否有心功能不全所致肺淤血。

(11) 动态随访心肌酶，心电图（4～6 h 一次）：观察心肌坏死标志物的峰值情况，心电图回落情况。

2. 心肌梗死都是冠脉狭窄导致的吗？不是！

1) 心肌梗死全球定义

2018 年第四次心肌梗死全球定义标准为：血清心肌标志物（主要是肌钙蛋白）升高（至少超过 99% 参考值上限），并至少伴有以下一项临床指标：①缺血症状；②新发生的缺血性 ECG 改变（新的 ST-T 改变或左束支传导阻滞）；③ECG 新发病理性 Q 波形成；④影像学证据显示有新的心肌活性丧失或新发的局部室壁运动异常；⑤冠脉造影或尸检证实冠状动脉内有血栓。

2) 心肌梗死全球定义的分型

1 型：由冠状动脉斑块破裂、裂隙或夹层引起冠脉内血栓形成，从而导致自发性心肌梗死。

2 型：继发于心肌氧供需失衡（如冠脉痉挛、心律失常、贫血、呼吸衰竭、高血压或低血压）导致缺血的心肌梗死。

3 型：疑似为心肌缺血的突发心源性死亡，或怀疑为新发生的 ECG 缺血变化或新的左束支传导阻滞的心源性死亡。由于死亡已经发生，已经采集的血样提示心肌损伤标志物升高。

4 型：与经皮冠状动脉介入术（percutaneous coronary intervention，PCI）相关的心肌梗死。

4a 型心肌梗死定义为 PCI 过程所致的心肌梗死，包括球囊扩张和支架植入过程，诊断标准为术后患者血清肌钙蛋白水平升高超过 99% 参考值上限的 5 倍，并且有以下表现之一：心肌缺血症状、新的 ECG 缺血变化、造影所见血管缺失、有新的心肌活性丧失或新的室壁运动异常的影像学证据。

4b 型心肌梗死定义为支架血栓形成的心肌梗死，标准：冠脉造影或尸检见有缺血相关血管、有血栓形成，血清心肌标志物升高（至少超过 99% 参考值上限）。

5 型：与冠状动脉旁路移植术（coronary artery bypass grafting，CABG）相关的心肌梗死。患者的肌钙蛋白超过 99% 参考值上限 10 倍，并伴有以下表现之一：ECG 新出现的病理性 Q 波或 LBBB、造影证实新的桥（静脉桥或动脉桥）内堵塞、新发的心肌活性丧失或新发的局部室壁运动异常。

3. 有急诊冠脉造影及冠脉介入治疗条件的中心，行急诊冠脉造影术

STEMI 的主要治疗措施是行闭塞血管的再灌注治疗，越快越好。

1）再灌注治疗的方法

（1）直接 PCI：该方法是目前最安全有效恢复心肌再灌注的手段，再通率高于溶栓（要求首次医疗接触至 PCI 的时间<90 min）。

（2）药物溶栓：静脉途径，冠脉内途径。

（3）CABG：高危病变（如左主干），或合并机械性并发症，如室间隔穿孔或严重二尖瓣反流。

2）相关指南

（1）《中国经皮冠状动脉介入治疗指南（2016）》

① 直接 PCI 治疗指征：a. 发病 12 h 内或伴有新出现的左束支传导阻滞；b. 严重左心室功能不全或心源性休克（不受时间限制）；c. 发病>12 h，但仍有缺血性胸痛或致命性心律失常；d. 延迟就诊（发病后 12～48 h），仍有临床症状和（或）心电图缺血证据的患者。

② 溶栓后 PCI：溶栓后 24 h 内行冠脉造影，对"罪犯血管"可行 PCI。

③ 非"罪犯血管"处理：原则上建议择期完成。除非合并心源性休克或梗死相关冠脉（infarct relative artery，IRA）行 PCI 后仍有持续性缺血征象，不应对非 IRA 行急诊 PCI。

（2）《2018 年欧洲心脏病学会和欧洲心胸外科协会（ESC/EACTS）血运重建指南》

① 直接 PCI 治疗：a. 所有症状发生于 12 h 内，伴 ST 段持续抬高。b. 症状发生时间>12 h，若有持续性缺血症状或体征、血流动力学不稳定或致命性心律失常。c. 无 ST 段抬高，但有心肌梗死缺血性胸痛症状且包括以下任何 1 项：血流动力学不稳定或心源性休克；药物治疗无效的复发性或持续性胸痛；致命性心律失常或心搏骤停；心肌梗死合并机械性并发症；急性心力衰竭；反复动态心电图 ST-T 变化，特别是间歇性 ST 段抬高。d. 延迟就诊患者（症状发生后 12～48 h 就诊）可考虑常规行直接 PCI 治疗。

② 非"罪犯血管"PCI 治疗：应当在出院前完成。心源性休克患者不推荐同期进行非"罪犯血管"PCI 治疗。

3）术前准备以及术后注意事项

（1）术前嚼服拜阿司匹林 300 mg、替格瑞洛 180 mg 负荷剂量。

(2) 告知患者家属手术的必要性。
(3) 术后随访心电图、心肌坏死标志物。
(4) 注意患者胸痛症状,观察患者手术伤口情况。

4. 无急诊冠脉造影的中心,需掌握溶栓适应证及禁忌证

1) STEMI溶栓适应证

(1) 两个或两个以上相邻导联ST段抬高(胸导联≥0.2 mV,肢导联≥0.1 mV),或病史提示急性心肌梗死伴左束支传导阻滞,起病时间<12 h,患者年龄<75岁。

(2) ST段抬高显著的心肌梗死患者年龄>75岁,经慎重权衡利弊后仍可考虑。

(3) ST段抬高的心肌梗死,发病时间已达12~24 h,但仍有进行性缺血性胸痛,广泛ST段抬高者可考虑。

2) STEMI溶栓禁忌证

(1) 既往脑出血病史;6个月内发生过缺血性脑卒中或脑血管事件。

(2) 中枢神经系统受损、颅内肿瘤或畸形。

(3) 近期(2~4周)有活动性内脏出血。

(4) 未排除主动脉夹层。

(5) 入院时有严重且未控制的高血压(>180/110 mmHg)或慢性严重高血压病史。

(6) 目前正在使用治疗剂量的抗凝药物或已知有出血倾向。

(7) 近期(2~4周)创伤史,包括头部外伤,创伤性心肺复苏或较长时间(>10 min)的心肺复苏。

(8) 近期(<3周)外科大手术史。

(9) 近期(<2周)曾在不能压迫的部位行大血管穿刺术。

3) 常用溶栓药物的剂量和方法(表1-4)

表1-4 常用溶栓药物的剂量和方法

溶栓药物	常规剂量	纤维蛋白特异性	抗原性及过敏反应	纤维蛋白原消耗	0 min再通率	TIMI 3级血流
尿激酶	150万 U,60 min	否	无	明显	53%	28%
链激酶	150万 U,30~60 min	否	有	明显	50%	32%
阿替普酶	100 mg,90 min	是	无	轻度	75%	54%
瑞替普酶	10MU×2,每次>2 min	是	无	中度	83%	60%
替奈普酶	30~50 mg(根据体重[a])	是	无	极小	75%	63%

注:a. 体重<60 kg,剂量为30 mg;60 kg≤体重<70 kg,剂量为35 mg;70 kg≤体重<80 kg,剂量为40 mg;80 kg≤体重<90 kg,剂量为45 mg;体重≥90 kg,剂量为50 mg。

4) 溶栓疗效评估

直接指标:冠脉造影,TIMI 2、3级。

间接指标：①2 h 内 ECG 上抬高的 ST 段回降＞50％；②2 h 内胸痛消失；③2 h 内出现再灌注心律失常：短暂的加速性室性自主节律，房室或束支传导阻滞突然消失，一过性窦性心动过缓、房室传导阻滞或低血压；④血清酶学高峰提前，发病 14 h 内。

5）接受溶栓治疗的患者应在溶栓后 60～90 min 评估溶栓有效性；溶栓失败需进行补救性 PCI；溶栓成功则在 2～24 h 内行冠脉造影，根据情况决定是否行 PCI。

第五节　治疗经过

一、概述

疾病治疗的基本原则为病因治疗和对症治疗。治疗疾病并非单纯的药物治疗，还须包括健康指导、心理疏导、人文关怀等更高层次的综合治疗。

二、学习目标

1. 能正确评估患者血管是否再通。
2. 能合理制订 STEMI 的治疗方案。
3. 如果患者仍有胸痛，能及时调整治疗方案，包括适时的冠脉造影复查。
4. 能对 STEMI 患者进行合理的饮食、心理指导。

三、案例情景

1. 入院医嘱

1）收住心内科重症监护室。予以心电监护。监测出入量。监测血压、心率；完善血常规、尿常规、粪常规＋隐血、凝血功能、肝功能、血脂全套、血糖、餐后 2 h 血糖、糖化血红蛋白、甲状腺功能、床边心超、床边胸片等检查，动态随访心肌坏死标志物、心电图。密切随访肾功能、电解质、血常规变化等。

2）抗血小板：阿司匹林肠溶片 100 mg qd 口服（急诊已用 300 mg 嚼服）、替格瑞洛 90 mg bid 口服（急诊已用 180 mg）。

3）急诊再灌注治疗：急诊冠脉造影术＋PCI 术（急诊绿色通道行该治疗）。

4）调脂稳定斑块：阿托伐他汀钙 20 mg qn 口服。

5）水化避免造影剂肾病：生理盐水 500 mL，1 mg/(kg·h)静滴。

6）控制心率、降低心肌耗氧、抗心律失常：琥珀酸美托洛尔 11.875 mg qd 口服。

7）扩冠：硝酸甘油，静脉推泵，从 10 μg/min 开始。

8）利尿降低心脏负荷：呋塞米 20 mg qd 口服。

9）降氮保肾：药用炭片 5 粒 tid，与其他药物间隔 2 h 口服。

2. 住院经过

入院第 2 天,患者再次出现胸闷,伴心悸,患者及家属都很紧张,问医生是不是血管又堵了? 怎么办? 医生仔细检查,复查床边心电图以及心梗三项,心电图提示异位心律,快速房颤,符合前壁心肌梗死的心电图变化。查体:血压 123/65 mmHg。呼吸平稳。双肺底可闻及少量湿性啰音。心率 120 次/min,律绝对不齐,各瓣膜听诊区未闻及杂音。双下肢不肿。医生考虑是患者突发心律失常,快房颤引起的症状,予以胺碘酮(可达龙)150 mg 稀释后静推,继以 1.0 mg/min 静脉泵入,约 5 h 后患者心悸好转,心电监护提示窦性心律。入院后随访肾功能、肌酐没有进一步升高,肾内科会诊建议继续口服药用炭片降氮,避免使用肾损伤药物。之后患者病情未再出现波动,心肌坏死标志物数值逐渐回落,病情平稳,出院。

3. 出院医嘱

1) 心内科等门诊随访,监测心率、血压,定期复查血常规、肝肾功能、血脂、凝血功能、粪隐血等,心电图、心超、动态心电图等检查。

2) 健康宣教,低盐低脂饮食,口服拜阿司匹林+氯吡格雷(波立维)期间注意皮肤黏膜有无出血征象,注意有无胃部不适及大便颜色发黑。口服阿托伐他汀钙片期间注意监测肌酸激酶、肝功能、血脂等指标,戒烟。

3) 出院带药:拜阿司匹林 100 mg qd 口服(注意皮肤黏膜有无出血征象,注意有无胃部不适及大便颜色发黑);氯吡格雷 75 mg qd 口服(注意皮肤黏膜有无出血征象,注意有无胃部不适及大便颜色发黑);阿托伐他汀钙片 20 mg qn 口服(注意监测肌酸激酶、血脂以及肝功能等指标);琥珀酸美托洛尔缓释片 23.75 mg qd 口服;托拉塞米片 10 mg bid 口服(注意复查电解质);单硝酸异山梨酯缓释胶囊 50 mg qd 口服。

4) 心内科门诊随访,如有不适,及时就诊。

5) 患者肾功能不全,请出院后至肾内科门诊进一步就诊随访。

四、案例思考

1. 急性 ST 段抬高型心肌梗死患者的治疗原则

尽快恢复心肌的血液灌注,挽救濒死的心肌,防止梗死面积扩大,缩小心肌缺血范围,及时处理严重心律失常、泵衰竭和各种并发症,防止猝死。

2. 急性 ST 段抬高型心肌梗死的病因治疗

1) 斑块:他汀类药物治疗是基石。

2) 血栓形成:抗血小板治疗是关键。

3) 冠脉闭塞是病因,需立即解决。

4) 急性心肌梗死患者死亡率高,并发症较多,针对患者不同情况,选择不同治疗方案尤其重要,若出现心功能不全,可予利尿剂;有心律失常患者应针对心律失常治疗。并发心室间隔穿孔、急性二尖瓣关闭不全都可导致严重的血流动力学改变或心律失常,宜积极采用手术治疗,但手术应延迟至急性心肌梗死后6周以上。如血流动力学不稳定持续存在,尽管手术死亡危险很高,也宜早期进行。假性室壁瘤是左心室游离壁的不完全破裂,可通过外科手术修补。

5) 药物治疗首先考虑预防再次梗死和死亡,其次是减少缺血、缓解症状和改善生活质量。

(1) β受体阻滞剂:建议没有禁忌证的患者在发生STEMI后立即开始口服β受体阻滞剂。以下情况需暂缓使用β受体阻滞剂:①有心力衰竭体征;②有低心排血量的依据;③有心源性休克高危因素(年龄>70岁、收缩压<120 mmHg、心率<60次/min或>110次/min及STEMI发作较久者);④其他β受体阻滞剂相对禁忌证(PR间期>0.24 s、Ⅱ或Ⅲ度房室传导阻滞、活动性哮喘或反应性气道疾病)。对于最初24 h内有β受体阻滞剂使用禁忌证的STEMI患者,应在重新评价后尽量使用。STEMI合并顽固性多形性室性心动过速(室速),同时伴交感风暴表现,可选择静脉使用β受体阻滞剂治疗。在较紧急的情况下[例如前壁心肌梗死伴剧烈胸痛和(或)高血压者],若无心力衰竭体征、无低心排血量的依据、无心源性休克高危因素(如前述),亦无其他β受体阻滞剂相对禁忌证(如前述),可静脉注射β受体阻滞剂,美托洛尔静脉注射剂量为5 mg/次,必要时可再给予1~2次,继以口服维持。

在有相对禁忌证,包括轻度支气管哮喘、轻度心动过缓、轻度心力衰竭或Ⅰ度房室传导阻滞,如果需要使用β受体阻滞剂,可以使用超短效的β受体阻滞剂艾司洛尔。其半衰期只有9 min,对血流动力学的作用在30 min内消失。应用β受体阻滞剂期间不能突然停药。

(2) 肾素-血管紧张素-醛固酮系统抑制剂:①ACEI和ARB:对于合并左室射血分数(left ventricular ejection fraction,LVEF)≤40%或肺淤血,以及高血压、糖尿病和慢性肾病的STEMI患者,只要无使用此药禁忌证,应该尽早应用。发病24 h后,如无禁忌证,所有STEMI患者均应给予ACEI长期治疗。一般来说,心肌梗死早期ACEI应从低剂量开始应用,逐渐加量。如果患者不能耐受ACEI,可考虑给予ARB。STEMI患者不推荐常规联合应用ACEI和ARB;对能耐受ACEI的患者,不推荐常规用ARB替代ACEI。ACEI的禁忌证包括STEMI急性期动脉收缩压<90 mmHg、临床表现严重肾功能衰竭(血肌酐>265 μmol/L)、双侧肾动脉狭窄、移植肾或孤立肾伴肾功能不全、对ACEI制剂过敏或导致严重咳嗽者及妊娠、哺乳妇女等。②醛固酮受体拮抗剂:通常在ACEI治疗的基础上使用。对STEMI后LVEF≤40%、有心功能不全或糖尿病,无明显肾功能不全的患者,应给予醛固酮受体拮抗剂。

(3) 硝酸酯类药物:硝酸酯类药物改善STEMI患者病死率的作用有限,但其具有控制血压、减轻肺水肿和缓解缺血性胸痛的作用。硝酸酯类药物的不良反应有头痛、反射性心动过速和低血压等。硝酸酯类药物的禁忌证有急性心肌梗死合并低血压(收缩压≤90 mmHg);下壁伴右心室梗死时,即使无低血压也应禁用。应用磷酸二酯酶抑制剂(治疗勃起功能障碍)24 h以内,不能应用硝酸酯类制剂,以免产生低血压。当该类药物造成血压下降而限制β受体阻滞剂的应用时,则不应使用硝酸酯类药物。此外,硝酸酯类药物会引起青光眼患者眼压升高。

（4）钙通道阻滞剂：STEMI 患者不推荐使用短效二氢吡啶类钙通道阻滞剂（如硝苯地平），也不建议常规使用地尔硫䓬或维拉帕米。对无左心室收缩功能不全或房室传导阻滞的 STEMI 患者，为了缓解心肌缺血、控制房颤或心房扑动的快速心室率，如果 β 受体阻滞剂无效或禁忌使用，则可应用非二氢吡啶类钙通道阻滞剂。STEMI 后有难以控制的心绞痛时，在使用 β 受体阻滞剂的基础上可应用地尔硫䓬。STEMI 合并难以控制的高血压时，在使用 ACEI 和 β 受体阻滞剂的基础上，可以考虑应用长效二氢吡啶类钙通道阻滞剂。应避免用于 Killip 分级 Ⅱ 级以上的 STEMI 患者。

（5）他汀类药物：所有无禁忌证的 STEMI 患者入院后应尽早开始他汀类药物治疗，且无需考虑胆固醇水平。

（6）其他：心肌梗死早期若存在电解质异常，会有心律失常的危险，所以全部 STEMI 患者应注意维持电解质平衡。STEMI 治疗过程中存在低血钾时，应复查血清镁。尖端扭转性室性心动过速发作时，应静脉推注镁 1~2 g。STEMI 急性期，血糖常应激性升高，应常规监测血糖。持续血糖升高者，均建议应用胰岛素为基础的治疗方案，同时避免低血糖。

3. 健康生活方式和饮食指导

急性 ST 段抬高型心肌梗死与患者的生活习惯、精神因素密切相关，学会与患者沟通，疏导心理问题，给予正确的健康生活方式指导和饮食指导是治疗的重要一环。

1）戒烟

医务人员应在 STEMI 患者出院前对吸烟患者进行有效宣教，指导并督促其戒烟。对于难以戒断烟瘾者，可予以药物治疗（例如尼古丁替代疗法或尼古丁受体部分激动剂治疗等），以提高戒烟成功率。

2）运动

STEMI 患者出院前应做运动耐量评估，并制订个体化体力运动方案，进行心脏康复治疗。对于所有病情稳定的患者，建议每日进行 30~60 min 中等强度的有氧运动（例如快步行走等），每周至少坚持 5 d。体力运动应循序渐进，并避免诱发心绞痛等不适症状。

3）控制体重

出院前以及出院后随诊时应监测体重，并建议其通过控制饮食与增加运动将体重指数控制在 24 kg/m² 以下。

第六节 案例总结及评估

该部分由案例学习者自行完成。

一、案例总结

主诉：

确诊诊断：

主要鉴别诊断及依据：

二、对该疾病认知的自我评估（如为部分掌握或掌握情况不理想请说明原因）

自我评估内容	完全掌握	部分掌握	掌握情况不理想
胸痛的问诊重点及方法			
急性心肌梗死的体格检查方法、关注点			
急性心肌梗死的诊断与鉴别诊断			
急性心肌梗死的全球定义及分类			
急性心肌梗死的并发症			
急性心肌梗死的治疗原则及用药			
冠心病的二级预防			
冠心病患者的出院随访内容及饮食指导			

（李继敏）

案例二 心血管系统案例——冠心病（稳定型心绞痛）

第一节 概 述

一、案例学习对象

临床医学 4 年级学生。

二、学习者角色

1. 临床医生角色

学习者首先须被定位为案例中患者的主诊医生。

2. 临床病例学习者角色

在具体案例中学习相关疾病的基础知识、临床知识，以及医患沟通技巧、人文关怀方法。

三、学习前准备

1. 复习心血管系统的解剖知识。

2. 复习心血管系统的诊断学知识。

3. 复习胸痛的常见鉴别诊断要点。

四、学习目标

1. 基础知识

1）心脏的解剖情况（掌握）。

2）抗血小板药物的分类和作用机制（了解）。

2. 临床知识

1）胸痛的问诊方法（掌握）。

2）胸痛的临床表现及体检重点（掌握）。

3）胸痛的诊断方法与鉴别诊断（掌握）。

4）胸痛的病因（掌握）。

5）胸痛的急诊处理及治疗（掌握）。

6）慢性冠脉综合征的概念和分类（熟悉）。

7）稳定型心绞痛的诊断（掌握）。

8）稳定型心绞痛并发消化性溃疡的治疗（掌握）。

3. 人文关怀部分

1）如何与患者及家属沟通（掌握）。

2）如何对稳定型心绞痛患者进行饮食及心理指导（熟悉）。

3）如何帮助胸痛患者进行心理建设（熟悉）。

第二节　首次接触患者

一、概述

1. 如何首次接诊患者

进行自我介绍，初步了解患者基本情况，初步获得患者信任。

2. 如何采集病史信息

当我们接诊患者，采集病史时会获得很多信息，所以正确对待病史信息是判断疾病的第一步。我们需学会通过有条理的专业问诊，获取用于诊断的必要信息，追问患者未主动提供的必要信息，同时剔除对诊断治疗无帮助的信息。

3. 现病史所需信息

发病诱因，主要症状，相关症状，有助于鉴别的症状，发病时间，发病一般情况，发病后就诊、治疗情况及治疗效果。

4. 其他信息

与疾病相关的既往疾病、家族史及生活习惯是重点。

二、学习目标

1. 对冠心病的患者能进行针对性的问诊。

2. 能判断患者提供的有效信息和无效信息，并根据相关信息做出初步诊断。

三、案例情景

患者入院后，医生首先对患者进行了详细的问诊，患者提供了自己发病的基本情况。

1. 基本资料

病案号：482153　　　　　　出生地：上海市
性　别：男　　　　　　　　职　业：工程师
年　龄：52岁　　　　　　　民　族：汉族

2. 患者口述病史

我的职业是工程师，工作相对规律，平时缺乏运动，很少熬夜，反复发作性胸闷胸痛5年，加重半年。5年来胸痛发作频次从每年2~3次，增加至近半年每月均有发作，有时打球时发作，有时走路时发作，目前没有休息时发作。每次持续时间2~3 min，休息一会能够好转，胸痛位于心前区，主要为钝痛，有时伴头晕。最近一次发作为2周前，当时和朋友吃完晚饭去打了一会球，大概打了10 min篮球就明显出现胸痛，和之前几次发作类似，站立休息3 min左右缓解。

5年来一直未在专科医院就诊。但每年单位体检均显示血脂偏高，自行控制饮食，未服用药物。此次门诊就诊后，查心电图、心超均正常。

有吸烟史20余年，20支/d。黄酒100 mL/d。

有高血压病史10年，规律服用降压药物。否认冠心病家族史。

四、案例思考

1. 对该患者提供的信息进行取舍

1）已获得的必要信息：①诱因：缺乏运动、饮酒；②主要症状：活动后胸痛；③主要检查结果：血脂升高，既往无相关病史。

2）须追问的必要信息：①有无其他诱因（如天气变化、情绪激动等）；②重要的阳性主诉：胸痛后是否服用过药物后缓解症状；③可用于鉴别诊断的伴随症状：是否合并气促、咳嗽、消化系统症状及全身症状；④入院前用药情况及治疗效果；⑤既往有无冠心病家族史；⑥其他合并危险因素：糖尿病、饮食习惯等。

2. 病史采集的过程是诊断与鉴别诊断的第一步

1）胸痛的性质：钝痛。

2）胸痛的发病规律：活动后发作。

3）胸痛的合并症状：有时头晕。

4）既往危险因素评估：高脂血症、高血压、吸烟、饮酒。

3. 正确采集分析病史须掌握的知识点

1）其他类型胸痛的特点：尤其是胸痛急症的情况，例如急性心肌梗死、食管裂孔疝、肺部感染、气胸等。了解撕裂性疼痛、压榨样疼痛以及绞痛等不同性质胸痛的特点，在问诊中认真区分。胸痛的部位及放射情况、发作时间、缓解因素，这些信息对于鉴别诊断均具有重要价值。

2）胸痛合并症状：是否合并呼吸系统、消化系统症状以及是否存在全身症状是鉴别诊断的关键。

3）既往病史的问诊：对于冠心病患者，既往病史的问诊非常重要，关系到疾病的诊断、危险分层和预后初判。

第三节 体格检查

一、概述

1. 如何对待体格检查

体格检查是疾病诊断与病情评估的重要一步，在对疾病有初步概念的情况下，进行针对性的体格检查能够帮助我们进一步明确诊断与评估病情，对下一步检查与治疗至关重要。

2. 体格检查中的人文关怀

在体格检查中，保护患者的隐私及注重患者的感受非常重要，注重这些细节可以帮助我们进一步取得患者的信任。

二、学习目标

1. 对胸痛的患者能进行针对性的体格检查。
2. 能在体格检查中体现对患者的人文关怀。

三、案例情景

在完成了病史的采集后，医生对患者进行了详细的体格检查。

> P 102 次/min，BP 106/55 mmHg，无贫血貌，腹部正常，无胃肠型及蠕动波，腹部柔软，无液波震颤，无震水音，未触及腹部肿块。全腹无压痛，无反跳痛，无肌紧张。肝脏肋下未及。脾脏未及。移动性浊音阴性，肠鸣音正常。

四、案例思考

1. 一般体格检查对冠心病患者的意义

1）一般情况：神志是否清楚，对答是否切题，精神状态如何，个体发育情况（体型正常，或是消瘦/肥胖），有无贫血貌（舌、甲床情况，皮肤或结膜是否苍白），肢体温暖还是湿冷，瞳孔反射情况。

2）测量血压、脉搏、呼吸频率。

3）触诊是否存在压痛，是否存在皮下气肿，是否存在心前区震颤（有助于鉴别诊断）。

4）肺部及心脏听诊。

2. 专科体格检查有助于判断疾病情况及鉴别诊断

1）心脏视诊：心尖搏动位置、弥散情况以及是否存在抬举样搏动有助于初步判断心脏功能情况。

2）心脏触诊：心尖搏动情况及是否合并震颤、是否存在心包摩擦感是判断器质性心脏疾病的重要体征。

3）心脏叩诊：心界大小用于初步判断心脏是否存在扩大及心脏功能情况。

4）心脏听诊：心率、心律以及杂音情况帮助判断是否合并心律失常、基础心脏情况以及是否合并瓣膜性疾病。

第四节　初步诊治

一、概述

1. 下一步检查的内容：根据疾病的诊断、鉴别诊断及病情严重程度选择。
2. 下一步检查的时机：根据患者的病情变化随时调整。
3. 行特殊检查时必须对患者能否耐受检查进行评估。
4. 所有检查与治疗均以维持患者稳定的生命体征为原则。

二、学习目标

1. 掌握胸痛患者有哪些需要即刻检查的血液学指标。
2. 能对胸痛患者合理安排特殊检查。
3. 能将患者提供病史和必要检查有效结合，做出冠心病的诊断。
4. 了解冠心病患者的冠脉影像学特点。

三、案例情景

入院以后，患者无诱因下再次发作胸痛，完善心肌酶、肝肾功能、血糖、血脂等指标检测，完善心电图、心超、活动平板运动试验等检查。

1. 实验室检查结果

1）血常规：WBC 57×10^9/L，RBC 6.52×10^{12}/L，Hb 125 g/L，PLT 124×10^9/L，C反应蛋白 6 mg/L。

2) 心梗三项：肌红蛋白 12 ng/mL，cTnT 0.013 ng/mL，CK-MB 3.1 ng/mL。

3) 凝血功能：凝血酶原时间 10.8 s，凝血酶时间 12.1 s，凝血酶时间对照 14.2 s，纤维蛋白(原)降解产物 0.9 μg/mL，APTT 20.6 s，凝血酶原时间对照 11.8 s，INR 0.8，抗凝血酶Ⅲ活性 84.20%，D-二聚体 0.380 mg/L FEU，APTT 对照 27.0 s，纤维蛋白原 3.200 g/L。

4) 肝功能、血脂四项：总蛋白 51 g/L，甘油三酯 3.22 mmol/L，总胆固醇 6.38 mmol/L，总胆汁酸 0.4 μmol/L，前白蛋白 242 mg/L，磷 0.79 mmol/L，镁 0.96 mmol/L，低密度脂蛋白 5.07 mmol/L，乳酸脱氢酶 126 U/L，钾 4.33 mmol/L，高密度脂蛋白 1.09 mmol/L。

肾功能及电解质正常。

5) 粪常规及 OB：阴性。

2. 辅助检查结果

1) 心电图：窦性心律，$V_1 \sim V_3$ ST 段轻度压低 0.5～1.0 mm。

2) 心电图平板运动试验：阳性。

3) 肺部 CT：正常。

四、案例思考

1. 首次就诊的胸痛患者应完善哪些检查项目

1) 检查血常规能够帮助判断是否存在感染、贫血及血小板降低，帮助鉴别肺部感染等疾病，同时为后续治疗方案制订提供依据。

2) 检查肝肾功能对于判断患者基础状态，疾病严重程度和危险分层有帮助。

3) 心电图检查可以搜集很多早期信息，包括心率、心律失常情况，是否存在低电压以及重要的心肌缺血证据。同时心电图的动态变化对于疾病的严重程度分级至关重要。

2. 冠心病患者有哪些一般检查项目

1) 血糖、血脂检查对于患者危险因素的进一步评估和危险分层有重要价值。

2) 心肌酶检查能够帮助判断患者是否存在急性心脏事件，分清疾病缓急。

3) 心电图平板运动试验：对于心功能稳定的患者，心电图平板运动试验有助于疾病的明确诊断。注意心电图平板运动试验的禁忌证（急性心肌梗死、高危的不稳定型心绞痛、急性心包炎/心肌炎、严重高血压、严重心律失常、主动脉夹层等）。

3. 胸痛的常见鉴别诊断有哪些

1) 心脏疾病：①心血管急症：急性心包炎/心肌炎、急性心肌梗死、主动脉夹层、肺动脉栓塞；②心脏瓣膜病：二尖瓣狭窄、主动脉瓣狭窄等。

2) 消化系统疾病：①食道痉挛；②胃食管反流；③贲门失弛缓综合征；④消化性溃疡；⑤食管裂孔疝；⑥胆囊炎等。

3) 呼吸系统疾病：①肺部感染；②急性呼吸系统疾病：自发性气胸；③胸膜炎；④其他肺部疾病。

4) 精神性疾病：癔症。

5) 神经肌肉疾病：肋间神经痛、带状疱疹、肋软骨炎。

6) 心脏神经官能症。

4. 心血管疾病危险因素评估及其意义

1) 心血管疾病危险因素包括：高血压、男性、吸烟、高脂血症、早发心血管疾病家族史、腹型肥胖、CRP>3 mg/L。

2) 意义：心血管疾病危险因素的评估和详细问诊，对于该疾病的进一步诊治和预后判断至关重要，也体现疾病的诊治要点中危险分层的重要意义。

5. 稳定型心绞痛患者心电图和心电图平板运动试验的改变

1) 心电图：一般是正常的，最常见的异常是ST-T改变，包括ST段压低、T波低平或倒置，ST段改变更具特异性。同时在合并高血压、糖尿病、吸烟和女性中，ST-T改变的检出率会增加，故ST-T的非典型改变同样存在价值。

2) 活动平板：运动负荷试验是冠心病诊断的最常用方法，敏感性70%，特异性70%~90%。有典型心绞痛并且负荷ECG阳性者，诊断冠心病的阳性率达95%以上。

6. 了解冠心病患者冠脉造影的改变

选择性冠状动脉造影术目前仍是诊断冠状动脉病变及指导治疗方案尤其是血运重建术方案的最常用方法。常采用穿刺股动脉或桡动脉的方法，选择性地将导管送入左、右冠状动脉口，注射造影剂使冠状动脉主支及分支显影，可以准确反映冠状动脉狭窄的程度和部位。

第五节 治疗经过

一、概述

疾病治疗的基本原则为病因治疗和对症治疗。治疗疾病并非单纯的药物治疗，还须包括健康指导、心理疏导、人文关怀等综合治疗。

二、学习目标

1. 能正确评估患者的疾病危险分层。
2. 能合理制订药物治疗方案。
3. 能明确选择非药物治疗方法。
4. 能对冠心病患者进行合理的饮食、心理指导。

三、案例情景

1. 入院医嘱

1) 心内科二级护理,禁食,监测血压、心率;完善肝肾功能、血糖、血脂、肿瘤标志物、甲状腺功能、肝炎标志物、梅毒、HIV等检查,检查心超,复查心电图。
2) 抗血小板:拜阿司匹林 100 mg qd 口服。
3) 稳定斑块:阿托伐他汀 20 mg qn 口服。
4) 扩冠:单硝酸异山梨酯 20 mg qd 口服。
5) 减慢心率:酒石酸美托洛尔缓释片(倍他乐克)23.75 mg qd 口服。
6) 拟行冠脉造影术。

2. 住院经过

入院检查提示患者 LDL 明显升高,心电图无动态变化,活动平板阳性。第 3 天完善冠脉造影,结果提示:前降支中段 80% 局限性狭窄,植入一枚支架。

3. 出院医嘱

1) 饮食清淡,忌油腻刺激,注意休息。
2) 双联抗血小板:拜阿司匹林 100 mg qd 口服 + 硫酸氢氯吡格雷片(波立维)75 mg qd 口服。
3) 稳定斑块:阿托伐他汀 20 mg qn 口服。
4) 扩冠:单硝酸异山梨酯 20 mg qd 口服。
5) 减慢心率:酒石酸美托洛尔缓释片(倍他乐克)23.75 mg qd 口服。
6) 注意门诊随访。

四、案例思考

1) 稳定型心绞痛的一般治疗

休息,消除诱因,调节饮食,避免油腻,戒烟限酒,调整工作量,保证适度体育运动。治疗相关危险因素,如高血压、糖尿病等。

2) 稳定型心绞痛的药物治疗

(1) 抗心绞痛和抗缺血药物

① 硝酸酯类:降低心肌需氧量,增加心肌氧供,缓解症状。如硝酸甘油、异山梨酯、单硝酸异山梨酯等。

② β受体阻滞剂:减慢心率,降低心肌收缩力和氧耗,缓解心绞痛发作。如美托洛尔、比索洛尔、阿替洛尔。

③ 钙通道阻滞剂:抑制钙离子进入心肌内,抑制心肌细胞兴奋-收缩耦联。抑制心肌

收缩,减少心肌氧耗,扩张冠状动脉,解除冠脉痉挛。二氢吡啶类:硝苯地平、非洛地平、氨氯地平等。非二氢吡啶类:维拉帕米、地尔硫䓬。

④ 调节代谢类药物:抑制脂肪酸氧化,增加葡萄糖代谢而增加缺氧状态下高能磷酸键的合成。如曲美他嗪。

⑤ 窦房结抑制剂:高选择 If 离子通道抑制剂,阻断窦房结起搏电流 If 通道,从而降低心率,减轻心绞痛症状。如伊伐布雷定。

(2) 预防心肌梗死药物

①抗血小板药物:对于预防急性心肌梗死,给予抗血小板聚集的药物是非常重要的,例如阿司匹林肠溶片、硫酸氢氯吡格雷片等。②降脂药物:例如他汀类口服,胆固醇吸收抑制剂及 pcsk9 抑制剂等,可以降低低密度脂蛋白和胆固醇,稳定斑块,控制斑块的持续性进展或破裂引起的急性血栓,从而达到预防心肌梗死目的。③抗缺血药物:例如琥珀酸美托洛尔缓释片、尼可地尔等,可以起辅助和预防的作用。

3) 稳定型心绞痛的非药物治疗

(1) 经皮冠状动脉介入术(PCI):目前是冠心病治疗的重要手段,与内科药物保守治疗相比能明显改善患者生活质量。

(2) 冠状动脉旁路手术:又称动脉搭桥手术,指当一条或多条冠状动脉由于动脉粥样硬化发生狭窄、阻塞导致供血不足时,在冠状动脉狭窄的近端和远端之间建立一条通道,使血液绕过狭窄部位而达远端的手术。

4) 运动锻炼疗法

适度的锻炼有利于促进侧支循环的发展,提高体力活动的耐受量而改善症状。

5) 疾病预后判断

影响预后的因素包括室性心律失常、传导阻滞、心功能情况、冠脉病变的严重程度。二级预防(ABCDE):阿司匹林和 ACEI (A),β受体阻滞剂和控制血压(B),控制胆固醇和吸烟(C),控制饮食和糖尿病(D),健康教育和运动(E)。

第六节 案例总结及评估

该部分由案例学习者自行完成。

一、案例总结

主诉：

确诊诊断：

主要鉴别诊断及依据：

二、对该疾病认知的自我评估（如为部分掌握或掌握情况不理想请说明原因）

自我评估内容	完全掌握	部分掌握	掌握情况不理想
胸痛的问诊重点及方法			
胸痛的体格检查方法、关注点			
稳定型心绞痛的诊断与鉴别诊断			
冠心病的分类			
稳定型心绞痛的治疗原则、用药			
冠心病的非药物治疗			
冠心病的预后判断			

（韦苇）

案例三 心血管系统案例——肺动脉栓塞

第一节 概　　述

一、案例学习对象

临床医学4年级学生。

二、学习者角色

1. 临床医生角色

学习者首先须被定位为案例中患者的主诊医生。

2. 临床病例学习者角色

在具体案例中学习相关疾病的基础知识、临床知识，以及医患沟通技巧、人文关怀方法。

三、学习前准备

1. 复习肺动脉栓塞的病理、生理机制。
2. 复习肺栓塞的诊断学知识。
3. 复习肺栓塞的治疗方法。

四、学习目标

1. 基础知识

1）肺栓塞的危险分层及治疗（掌握）。

2）肺栓塞的诊断（了解）。

2. 临床知识

1）肺栓塞的问诊方法（熟悉）。

2）肺栓塞的临床表现及体格检查重点（掌握）。

3）肺栓塞的诊断方法与鉴别诊断（掌握）。

4) 肺栓塞的病因(掌握)。
5) 肺栓塞的急诊处理及治疗(掌握)。

3. 人文关怀部分

1) 如何与患者及家属沟通(掌握)。
2) 如何对肺栓塞患者进行生活方式的建议及指导(熟悉)。

第二节　首次接触患者

一、概述

1. 如何对待首次接诊的患者

进行自我介绍,初步了解患者基本情况,初步获得患者信任。

2. 如何采集病史信息

当我们接诊患者,采集病史时会获得很多信息,所以正确对待病史信息是判断疾病的第一步。我们需学会通过有条理的专业问诊,获取用于诊断的必要信息,追问患者未主动提供的必要信息,同时剔除对诊断治疗无帮助的信息。

3. 现病史所需信息

发病诱因,主要症状,相关症状,用于鉴别的症状,发病时间,发病一般情况,发病后就诊、治疗情况及治疗效果。

4. 其他信息

与疾病相关的既往疾病、家族史及生活习惯是重点。

二、学习目标

1. 对肺栓塞的患者能进行针对性的问诊。
2. 能判断患者提供的有效信息和无效信息,并根据相关信息做出初步诊断。

三、案例情景

患者入院后,医生首先对患者进行了详细的问诊,患者提供了自己发病时的基本情况。

1. 基本资料

病案号:458348	出生地:上海市
性　别:男	职　业:职员
年　龄:65岁	民　族:汉族

2. 患者口述病史部分

我入院前半个月和朋友去西藏旅游,出现心慌胸闷症状,以为是高原反应,也没怎么重视。

当时吸氧后也就好转了。回上海后再次感觉气喘,走走路就感觉气喘加重,呼吸困难,胸痛不是很明显,觉得不太对劲,就到门诊来看了。

门诊就诊,医生给我做了相关检查,心梗三项提示肌钙蛋白 0.045 ng/mL,肌红蛋白 21 ng/mL,CK-MB 2.75 ng/mL。心电图为窦性心动过速,T 波改变(Ⅱ低平,Ⅲ,aVF 倒置),心超提示右房右室饱满,肺动脉增宽,三尖瓣少量反流,肺动脉收缩压 53 mmHg,左室收缩功能正常。

今年胃镜检查提示慢性浅表性胃炎,HP 感染,服用抗 HP 药物 1 个月后,复查 HP 仍存在,后自行停药。

四、案例思考

1. 如何对该患者提供的信息进行取舍

1) 已获得的必要信息:①诱因,高原旅游;②主要症状,气喘、呼吸困难;③主要检查结果,肌钙蛋白升高,心电图 T 波改变,心超肺动脉增宽,肺动脉收缩压升高。

2) 须追问的必要信息:①有无其他诱发因素,如长时间飞机旅行及肿瘤、免疫性疾病病史;②重要的阳性主诉:晕厥、胸闷、呼吸困难;③重要伴随症状:如头晕、乏力、出冷汗;④可用于鉴别诊断的伴随症状:有无心前区撕裂样疼痛,有无消瘦、乏力,近期有无体重减轻,有无发热及皮疹等;⑤入院前用药及治疗效果。

2. 初步诊断思路

胸闷,呼吸困难,心超右房右室饱满→肺栓塞→肺栓塞危险分层(低危、中危、高危)。

3. 正确采集分析病史须掌握的知识点

1) 除了肺栓塞,还有哪些原因可以导致胸闷气促:①冠心病;②主动脉夹层;③肺部阻塞性疾病;④其他病因。

2) 如何进行鉴别诊断:①症状;②完善血生化检查:D-二聚体、血气分析;③影像学检查:心脏超声、心电图,肺动脉 CT 造影检查。

3) 如何对肺栓塞的危险程度分层(表 3-1):①血流动力学状态(休克、低血压状态);②心脏损伤标志物;③心脏超声;④PESI 评分。

表 3-1 肺栓塞的简化危险分层

早期死亡风险评估		风险参数及得分			
		休克/低血压	PESI Ⅲ-Ⅴ/sPESI≥I	影像学检查提示右室功能受损	心脏损伤标志物
高危		+	(+)	+	(+)
中危	中高危	−	+	双阳性	
	中低危	−	+	任意一个(或无)阳性	
低危		−	−	选择性评估/双阴性	

第三节 体格检查

一、概述

1. 如何对待体格检查

体格检查是疾病诊断与病情评估的重要一步,在对疾病有初步概念的情况下,进行针对性的体格检查能够帮助我们进一步明确诊断与评估病情,对下一步检查与治疗至关重要。

2. 体格检查中的人文关怀

在体格检查中,保护患者的隐私及注重患者的感受非常重要,注重这些细节可以帮助我们进一步取得患者的信任。

二、学习目标

1. 对肺栓塞的患者能进行针对性的体格检查。
2. 能在体格检查中体现对患者的人文关怀。

三、案例情景

在完成病史的采集后,医生对患者进行了详细的体格检查。

> P 110 次/min,BP 106/55 mmHg,无贫血貌,肺部呼吸音清,未闻及明显干湿性啰音。心律齐,P2 亢进,各瓣膜听诊区未及病理性杂音。全腹无压痛,无反跳痛,无肌紧张。肝脏肋下未及。脾脏未及。双下肢无水肿。

四、案例思考

1. 一般体格检查

对急性肺栓塞诊断非常重要,患者的一般情况及基本生命体征直接可用于评估患者的危险分层。

1) 一般情况:神志是否清楚,对答是否切题,精神状态如何,肢体温暖还是湿冷,瞳孔对光反射情况。

2) 测量血压、脉搏、呼吸频率。

3) 肺部及心脏听诊。

2. 专科体格检查有助于鉴别诊断

1) 心脏视诊:心前区有无隆起或凹陷;心尖搏动情况。

2) 心脏听诊:各瓣膜听诊区有无杂音及肺动脉瓣区杂音。

3）心脏触诊：有无震颤及心包摩擦感。
4）心脏叩诊。

第四节 初步诊治

一、概述

1. 下一步检查的内容：根据疾病的诊断、鉴别诊断及病情严重程度选择。
2. 下一步检查的时机：根据患者的病情变化随时调整。
3. 行特殊检查时必须对患者能否耐受检查进行评估。
4. 所有检查与治疗的原则均以维持患者稳定的生命体征为先。

二、学习目标

1. 掌握肺栓塞患者有哪些需要即刻检查的血液学指标。
2. 能对肺栓塞患者合理安排特殊检查。能正确决定下一步明确诊断的方法：肺动脉CT造影、放射性核素肺通气/血流灌注显像、心脏超声、肺动脉造影等。
3. 能有效判断患者的危险分层。
4. 能正确决定是否溶栓及抗凝。
5. 了解肺栓塞的疾病演变。

三、案例情景

入院以后，患者仍有气促胸闷症状，无明显胸痛，无晕厥、呼吸困难等，入院后予低分子肝素抗凝治疗，完善下肢深静脉B超检查后即安排了肺动脉CT造影。进一步明确诊断。

1. 实验室检查结果

2019-09-20 DIC筛查：凝血酶原时间17.1 s，凝血酶时间16.0 s，凝血酶时间对照11.8 s，纤维蛋白（原）降解产物35.3 μg/mL，APTT 24.8 s，凝血酶原时间对照11.8 s，INR 0.97，抗凝血酶Ⅲ活性120.4%，D-二聚体13.03 mg/L FEU，APTT对照27.0 s，纤维蛋白原4.21 g/L。

2019-09-20 血细胞分析：中性粒细胞百分率63%，红细胞计数$5.13×10^{12}$/L，白细胞计数$5.60×10^9$/L，血小板计数$236×10^9$/L，血红蛋白147 g/L。

2019-09-20 葡萄糖测定，电解质，肝功能，肾功能，血脂四项：总蛋白44 g/L，甘油三酯1.23 mmol/L，总胆固醇13.2 mmol/L，低密度脂蛋白3.03 mmol/L，乳酸脱氢酶

262 U/L,钾 4.33 mmol/L,高密度脂蛋白 1.26 mmol/L,葡萄糖 4.45 mmol/L,球蛋白 23 g/L,γ-谷氨酰转肽酶 19 U/L,直接胆红素 4.9 μmol/L,肌酐 67.8 μmol/L,钠 135 mmol/L,氯 100.59 mmol/L,总胆红素 12.4 μmol/L,尿素氮 6.50 mmol/L。

2019-09-20　乙肝两对半:无异常。

2019-09-20　肿瘤标志物:无异常。

2. 辅助检查结果

2019-09-20　四肢血管超声:血流通畅。

2019-09-20　肺动脉CT造影,见图3-1。

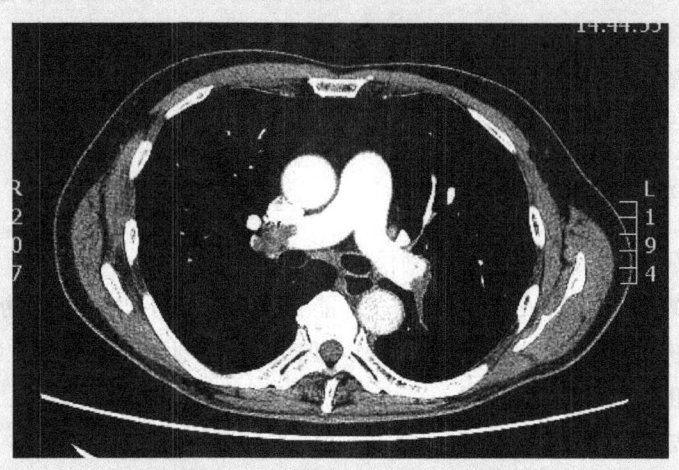

图 3-1　患者肺动脉 CT 造影图像

四、案例思考

1. 首次就诊的急性肺栓塞患者有哪些必须检查项目

1) 血生化:D-二聚体、血气分析及心功能指标(B型钠尿肽,type B natriuretic peptide, BNP)以明确诊断及危险分层。

2) 影像学检查:心电图明确有无特异性指标(SIQⅢTⅢ表现,窦性心动过速,完全性右束支传导阻滞等);心超明确肺动脉压力,右房室大小及肺动脉收缩压,三尖瓣环收缩期位移;肺动脉CT明确有无肺动脉主干栓塞。

2. 肺栓塞患者有哪些一般检查项目

1) 肝肾功能:对了解患者的一般状态及有无溶栓抗凝禁忌有一定意义。

2) 肿瘤标志物、免疫学指标:用于排除肺栓塞的继发性病因。

3) 下肢静脉B超:明确肺栓塞的病因。

3. 肺栓塞的易患因素

1) 强易患因素:重大创伤、外科手术、下肢骨折、关节置换、脊髓损伤等。

2) 中等易患因素：膝关节镜手术、自身免疫性疾病、遗传性血栓形成倾向、炎症性肠病、肿瘤、口服避孕药、激素替代治疗、中心静脉置管、脑卒中瘫痪、心力衰竭或呼吸衰竭、浅静脉血栓。

3) 弱易患因素：妊娠、卧床时间>3 d、久坐不动、高龄、静脉曲张。

4. 肺栓塞严重指数评分（PESI 评分）（表 3-2）

表 3-2　肺栓塞严重指数（PESI）及其简化版本（sPESI）的评分标准

项目	原始版本/分	简化版本/分
年龄	以年龄为分数	1（若年龄>80 岁）
男性	10	—
肿瘤	30	1
慢性心力衰竭	10	1
慢性肺部疾病	10	
脉搏≥110 次/min	20	1
收缩压<100 mmHg	30	1
呼吸频率>30 次/min	20	—
体温<36℃	20	—
精神状态改变	60	—
动脉血氧饱和度<90%	20	1

注：原始版本评分中，总分≤65 分为Ⅰ级，66～85 分为Ⅱ级，86～105 分为Ⅲ级，106～125 分为Ⅳ级，>125 分为Ⅴ级；危险度分层：原始版本评分Ⅰ～Ⅱ级或简化版本评分 0 分为低危，原始版本评分Ⅲ～Ⅳ级或简化版本评分≥1 分为中危，原始版本评分Ⅴ级为高危；简化版本中存在慢性心力衰竭和（或）慢性肺部疾病评为 1 分；1 mmHg = 0.133 kPa。

5. 溶栓适应证及禁忌证

溶栓适用于大面积肺血栓栓塞症（pulmonary thromboembolism，PTE）或高危及中高危病例，对于次大面积，若无禁忌证可考虑溶栓；对于血压或右心室功能均正常病例，不宜溶栓。

溶栓时间窗一般在发病后 14 d 内，但若近期有新发 PTE 征象可适当延长。溶栓应尽可能在确诊 PTE 的前提下慎重进行。对明确溶栓指征的病例应尽早开始溶栓。溶栓的绝对禁忌证为活动性内出血和近期自发性颅内出血。相对禁忌证包括 2 周内有大手术、分娩、器官活检或不能压迫止血部位的血管穿刺；2 个月内的缺血性脑卒中；10 d 内的胃肠道出血；15 d 内的严重创伤；1 个月内的神经外科或眼科手术；难以控制的重度高血压（收缩压>180 mmHg，舒张压>110 mmHg）；近期曾进行心肺复苏；血小板计数<100×10^9/L；妊娠、细菌性心内膜炎、严重肝肾功能不全、糖尿病出血性视网膜病变等。对于致命性大面积PTE，上述绝对禁忌证亦应被视为相对禁忌证。

6. 肺栓塞的危险分层

高危肺栓塞被定义为收缩压<90 mmHg 或收缩压在原有基础上下降 40 mmHg，持续超过 15 min 以上的血流动力学不稳定者（排除新发的心律失常、低血容量或脓毒血症等）。

一旦确诊,在抗凝治疗的同时给予再灌注治疗,指南推荐全身溶栓、导管介入和外科肺栓塞切除术等治疗。中危肺栓塞患者有右心室劳损和心肌损伤而无全身性低血压的证据。指南建议中危组应该接受积极的抗凝和不溶栓治疗。然而,对于恶化的中高危 PE 组,建议早期给予补救性再灌注治疗,如溶栓、导管介入或外科肺栓塞切除术。低危肺栓塞患者没有心脏功能障碍的证据,且血流动力学稳定,因此只需要抗凝治疗,且病死率极低。

第五节 治疗经过

一、概述

疾病治疗的基本原则为病因治疗和对症治疗。治疗疾病并非单纯的药物治疗,还须包括健康指导、心理疏导、人文关怀等更高层次的综合治疗。

二、学习目标

1. 能正确评估患者的危险分层。
2. 能合理制订肺栓塞的抗栓及抗凝治疗方案。
3. 如果患者外周溶栓效果不佳,可行介入溶栓术。
4. 能对肺栓塞患者进行合理的饮食、心理指导。

三、案例情景

1. 入院医嘱

1) 心内科护理常规,测血压,吸氧。
2) 抗凝:低分子肝素。
3) 抑酸:泮托拉唑肠溶片(潘妥洛克)。
4) 支持治疗。

2. 住院经过

入院后第 2 天完善肺动脉 CT 造影提示双侧肺动脉干及其分支多发栓塞;肺动脉造影见右肺上叶肺动脉开口不规则充盈缺损,右肺上叶及右肺中叶开口处见不均匀椭圆形充盈缺损,右肺下叶见不规则附壁充盈缺损,左肺下叶肺动脉管腔内见不规则充盈缺损,诊断为多发性慢性血栓形成。

3. 出院医嘱

1) 抗凝:华法林 2.5 mg qd(抗凝治疗至少 6 个月)。
2) 抑酸护胃:潘妥洛克。
3) 6 个月后复查。

四、案例思考

1. 肺栓塞患者选择抗栓或抗凝是关键

如果是高危或中高危患者,建议溶栓;若为中低危或低危患者,首选抗凝,部分低危患者可门诊行抗凝治疗。肺栓塞的诊疗流程见图3-2。

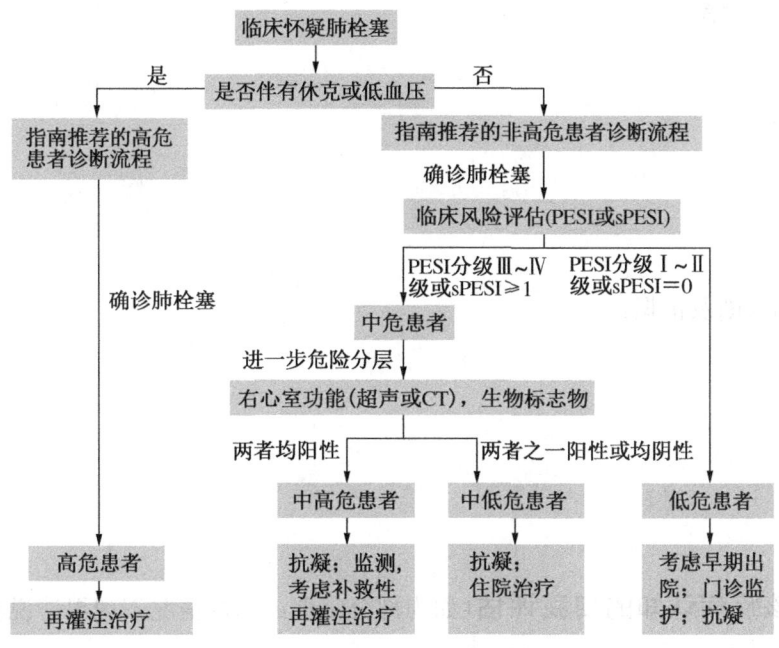

图3-2 肺栓塞的诊疗流程

注:根据中危肺栓塞溶栓治疗研究的结果,中高危患者进行溶栓治疗,较抗凝治疗可以进一步降低7d内的终点事件。

2. 肺栓塞的治疗原则

急性肺栓塞的治疗原则是抢救患者生命并使病情稳定,使肺血流再通,同时防止进展为慢性肺栓塞。急性期使用抗凝治疗和溶栓治疗,以纠正右心功能不全和低血压为主,同时纠正低氧血症和抗心律失常。

3. 拟定治疗方案

一般治疗:急性肺栓塞,尤其是血流动力学不稳定的患者应收入监护病房,连续监测血压、心率、呼吸、心电图和动脉血气等。

对症治疗:镇静止痛。治疗急性右心功能不全。抗休克治疗,首先补充液体,但注意避免发生肺水肿,如补液不奏效时,可静脉滴注多巴胺或去甲肾上腺素等。维持体循环收缩压在90 mmHg以上。改善呼吸。

抗凝治疗:低分子肝素、华法林、新型口服抗凝药(2019年指南 IA 类推荐)。

溶栓治疗:链激酶、尿激酶、rt-PA。

第六节　案例总结及评估

该部分由案例学习者自行完成。

一、案例总结

主诉：

确诊诊断：

主要鉴别诊断及依据：

二、对该疾病认知的自我评估（如为部分掌握或掌握情况不理想请说明原因）

自我评估内容	完全掌握	部分掌握	掌握情况不理想
肺栓塞的问诊重点及方法			
心脏体格检查方法、关注点			
肺栓塞的诊断与鉴别诊断			
肺栓塞的危险分层			
肺栓塞的治疗原则、用药原则			
肺栓塞的易患因素及病因			

（徐婧）

案例四 呼吸系统案例——肺癌伴咯血

第一节 概 述

一、案例学习对象

临床医学 4 年级学生。

二、学习者角色

1. 临床医生角色

学习者首先须被定位为案例中患者的主诊医生。

2. 临床病例学习者角色

在具体案例中学习相关疾病的基础知识、临床知识,以及医患沟通技巧、人文关怀方法。

三、学习前准备

1. 复习支气管及肺相关的解剖知识。
2. 复习咯血的诊断学知识。
3. 复习肺癌的内科学知识。

四、学习目标

1. 基础知识

支气管的解剖情况(掌握)。

2. 临床知识

1)咯血的问诊方法(掌握)。

2)肺癌咯血的临床表现及体格检查重点(掌握)。

3）肺癌的诊断方法与鉴别诊断（掌握）。

4）咯血的病因（掌握）。

5）大咯血的急诊处理及治疗（掌握）。

6）肺癌的 TNM 分期（熟悉）。

7）早期肺癌的治疗原则（掌握）。

8）肺癌的诊治（掌握）。

3. 人文关怀部分

1）如何与患者及家属沟通（掌握）。

2）如何对肺癌患者进行饮食及心理指导（熟悉）。

3）如何帮助吸烟患者进行戒烟心理建设（熟悉）。

第二节　首次接触患者

一、概述

1. 如何对待首次接诊的患者

自我介绍，初步了解患者基本情况，初步获得患者信任。

2. 如何对待病史信息

当我们接诊患者，采集病史时会获得很多信息，所以正确对待病史信息是判断疾病的第一步。我们需学会通过有条理的专业问诊，获取用于诊断的必要信息，追问患者未主动提供的必要信息，同时剔除对诊断治疗无帮助的信息。

3. 现病史所需信息

发病诱因，主要症状，相关症状，用于鉴别的症状，发病时间，发病一般情况，发病后就诊、治疗情况及治疗效果。

4. 其他信息

与疾病相关的既往疾病、家族史及生活习惯是重点。

二、学习目标

1. 对肺癌咯血的患者能进行针对性的问诊。

2. 能判断患者提供的有效信息和无效信息，并根据相关信息做出初步诊断。

三、案例情景

患者入院后，医生首先对患者进行了详细的问诊，患者提供了自己发病的基本情况。

1. 基本资料

病案号：477503　　　　　　　　出生地：上海市
性　别：男　　　　　　　　　　职　业：退休
年　龄：66 岁　　　　　　　　　民　族：汉族

2. 患者提供病史部分

我是一名退休工人，平时身体健康，没什么大毛病，但一直没有体检。我没有什么特别的爱好，就是喜欢打牌、抽烟，我不太喝酒。现在退休了就每天都去棋牌室，我朋友很多，一去就去一天，和朋友一边打牌一边抽烟，十分自在。只是半年多前发现总咳嗽，自己觉得没什么大毛病，偶尔吃点止咳药，时好时坏，一直没放心上。就是这两个月发现咳嗽时会咳出血来。咳出来的血有时候是暗红色，接近咖啡色，有时候会咳出鲜红色的血，最近每天都咳出几口血，后来就害怕了。所以我就来医院，预检台问我有什么不舒服，问我是呕吐出来的血，还是咳嗽出来的血。

到门诊，医生一听我咳嗽、痰中带血，让我做了个 CT，CT 见：左肺下叶近肺门软组织肿块，支气管截断，远端支气管扩张及阻塞性肺炎，建议增强 CT 检查；左侧肺门肿大淋巴结；余肺少许慢性炎症。

四、案例思考

1. 如何对该患者提供的信息进行取舍

1）已获得的必要信息：①诱因，吸烟；②主要症状有咳嗽、咯血；③主要检查结果，左肺下叶近肺门软组织肿块，支气管截断，远端支气管扩张及阻塞性肺炎。

2）须追问的必要信息：①有无其余诱因（如感冒、发热等）；②重要的阳性主诉，咯血量大概有多少，可以用一次性口杯里的量描述；③重要伴随症状，如头晕、乏力、出冷汗，有无胸闷、心悸、气促，有无黑矇（可进一步判断患者出血量）；④可用于鉴别诊断的伴随症状，如近期体重有无减轻。

2. 初步诊断思路

咯血，CT 提示左肺占位→咯血病因（鉴别诊断）。

3. 正确采集分析病史须掌握的知识点

1）咯血的鉴别：①肺结核咯血：一般以发热、乏力、盗汗为主要症状，常发生于糖尿病、免疫抑制人群。②支气管扩张咯血：慢性咳嗽，咳大量脓痰，常伴有鼻窦炎，年幼时曾患麻疹、百日咳、支气管炎。③二尖瓣狭窄：大多数有风湿性心脏病、房颤等病史，表现为进行性加重的劳力性呼吸困难。

2）咯血量的评估：少量咯血，24 h 咯血量 < 100 mL；中量咯血，24 h 咯血量 100～500 mL；大咯血，24 h 咯血量 > 500 mL，或一次咯血 > 200 mL，严重时可导致窒息。

第三节 体格检查

一、概述

1. 如何对待体格检查

体格检查是疾病诊断与病情评估的重要一步,在对疾病有初步概念的情况下,进行针对性的体格检查能够帮助我们进一步明确诊断与评估病情,对下一步检查与治疗至关重要。

2. 体格检查中的人文关怀

在体格检查中,保护患者的隐私及注重患者的感受非常重要,注重这些细节可以帮助我们进一步取得患者的信任。

二、学习目标

1. 对肺癌咯血的患者能进行针对性的体格检查。

2. 能在体格检查中体现对患者的人文关怀。

三、案例情景

在完成了病史的询问后,医生对患者进行了详细的体格检查。

T 36.2℃,P 89次/min,BP 110/70 mmHg,双肺呼吸音粗,左肺呼吸音减低,可闻及明显吸气相哮鸣音,心率89次/min,律齐,各瓣膜听诊区未闻及病理性杂音。全腹软,无压痛、反跳痛及肌紧张,肝脾肋下未及。双下肢无水肿。

四、案例思考

1. 一般体格检查对肺癌咯血的患者非常重要

患者的一般情况及基本生命体征可用于评估出血量及全身血容量情况。

1)一般情况:神志是否清楚,对答是否切题,精神状态如何,个体发育情况(体型正常,或是消瘦/肥胖),有无贫血貌(舌、甲床情况、皮肤或结膜是否苍白),肢体温暖还是湿冷,瞳孔对光反射情况。

2)测量血压、脉搏、呼吸频率。

3)触诊淋巴结有无肿大,皮肤巩膜有无黄染,有无肝掌及蜘蛛痣,皮肤有无瘀点瘀斑(有助于鉴别诊断)。

4)肺部及心脏听诊。

2. 专科体格检查有助于判断疾病活动度及鉴别诊断

1）胸部视诊：胸壁有无隆起或凹陷，是否有桶状胸，胸壁有无静脉曲张。
2）胸部触诊：胸部有无局限性压痛，触觉语颤有无增强或减弱，胸廓扩张度是否减弱。
3）胸部叩诊：叩诊有无浊音，肺下界叩诊的位置。
4）胸部听诊：呼吸音是否减低，有无哮鸣音。

第四节 初步诊治

一、概述

1. 下一步检查的内容：根据疾病的诊断、鉴别诊断及病情严重程度选择。
2. 下一步检查的时机：根据患者的病情变化随时调整。
3. 行特殊检查时必须对患者能否耐受检查进行评估。
4. 所有检查与治疗均以维持患者稳定的生命体征为原则。

二、学习目标

1. 掌握肺癌患者有哪些需要即刻检查的血液学指标。
2. 能合理安排肺癌患者进行特殊检查。
3. 能正确决定下一步有助于明确诊断的检查（支气管镜检查、胸部增强 CT、PET-CT 的选择）。
4. 能正确评估肺癌分期。
5. 能正确决定肺癌治疗方法（手术，靶向治疗，放、化疗）。

三、案例情景

入院以后，患者又出现了反复咯血，量约 24 h 内 200 mL，无头晕、心悸，予以静脉止血，完善血液学指标检查（肿瘤标志物、凝血功能）、心电图检查、支气管镜检查，并在镜下取了活检，同时明确了诊断。

2019-03-24　DIC 筛查：凝血酶原时间 13.8 s，凝血酶时间 18.0 s，凝血酶时间对照 16.0 s，纤维蛋白（原）降解产物 0.9 μg/mL，APTT 20.6 s，凝血酶原时间对照 11.8 s，INR 1.03，抗凝血酶Ⅲ活性 84.20%，D-二聚体 5.2 mg/L FEU，APTT 对照 27.0 s，纤维蛋白原 3.200 g/L。

2020-03-24　肿瘤标志物：鳞状上皮细胞癌抗原 10 ng/mL，糖类抗原 125 24.00 U/mL，总前列腺特异抗原 0.283 ng/mL，甲胎蛋白 1.980 ng/mL，糖类抗原 15-3 18.00 U/mL，糖类

抗原72-4 8.63 U/mL,甲状腺球蛋白13.70 ng/mL,糖类抗原19-9 25.50 U/mL,铁蛋白223.00 ng/mL,癌胚抗原20 ng/mL,细胞角蛋白19片段1.29 ng/mL。

声门:声带无水肿,活动良好,未见新生物。

气管:上、中、下段黏膜光滑,上、中、下段软骨结构完整;上、中、下段管腔通畅,未见新生物。

隆突:锐利,黏膜光滑,未见新生物。

右主支气管:黏膜光滑,管腔通畅,未见新生物。

右肺上叶:尖、后、前段黏膜光滑,管腔通畅,未见新生物。

中间段支气管:黏膜光滑,管腔通畅,未见新生物。

右肺中叶:内侧、外侧段黏膜光滑,管腔通畅,未见新生物。

右肺下叶:背段、内、前、外、后基底段黏膜光滑,管腔通畅,未见新生物。

左主支气管:黏膜充血,可见一新生物阻塞管腔并侵袭至左肺下叶开口;新生物触之易出血,予以电圈套活检新生物送检脱落细胞学检查(图4-1)。

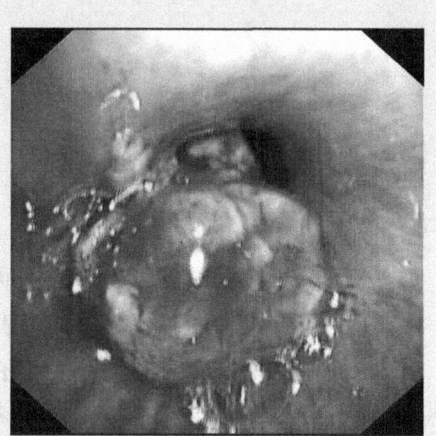

图4-1 支气管镜下表现

左肺上叶:固有上叶尖后、前段、上、下舌段黏膜光滑,管腔通畅,未见新生物。

2020-03-27 PET/CT全身检查(含同位素药物):①左肺下叶肺门旁FDG代谢异常增高团块影,考虑中央型肺癌,伴远端阻塞性炎症;②两肺散在炎症后遗及小泡性气肿,右肺内淋巴结炎性摄取,左侧冠状动脉局部钙化;③食道下段管壁稍厚,FDG代谢增高,考虑生理性摄取增高;④双侧筛窦炎症;⑤肠炎,前列腺钙化灶。

四、案例思考

1. 首次就诊的肺癌咯血患者有哪些急诊检查项目

通过血常规检测、弥散性血管内凝血筛查,可以评估出血量及凝血功能、有无进行性活动出血。

2. 肺癌咯血患者有哪些一般检查项目

1)肿瘤标志物:肿瘤标志物可迅速明确患者肺癌可能性,如NSE可提示小细胞肺癌,SCC可提示鳞癌。

2)胸部CT或增强CT:胸部CT可迅速明确咯血位置、范围,鉴别是否存在支气管扩张及肺结核空洞。

3)心脏超声:排除二尖瓣狭窄可能。

3. 大咯血的治疗

大咯血对人体的影响,除咯血的量和出血的速度外,还和患者的一般状况有关,如患者久病体弱,即使出血量少于300 mL也可能是致命的。

大咯血造成的直接危险主要是窒息和失血性休克,间接危险是继发肺部感染或血块堵塞支气管引起肺不张。如为肺结核患者,还可通过血行播散。

嘱咯血患者保持镇静,不要惊慌。令患者取卧位,头偏向一侧,鼓励患者轻轻将血液咯出,以避免血液滞留于呼吸道内。如已知病灶部位则取患侧卧位,以避免血液流入健侧肺内。如出血部位不明则取平卧位,头偏向一侧,防止窒息。避免患者精神紧张,给予精神安慰,必要时可给少量镇静药,如口服地西泮(安定)。咳嗽剧烈的大咯血患者,可适量给予镇咳药,但一定要慎重,禁用剧烈的镇静止咳药,以免过度抑制咳嗽中枢,使血液淤积气道,引起窒息。密切观察患者的咯血量、呼吸、脉搏等情况,防止休克的发生。嘱患者勿用力排便,防止用力大便而加重咯血。保持呼吸道通畅,如患者感胸闷、气短、喘憋,要帮助患者清除口鼻分泌物,保持室内空气流通,有条件时给予吸氧。若发生大咯血窒息,立即体位引流,取头低足高位(可将床尾抬高45°左右),或侧头拍背。

第五节 治疗经过

一、概述

疾病治疗的基本原则为病因治疗和对症治疗。治疗疾病并非单纯的药物治疗,还须包括健康指导、心理疏导、人文关怀等更高层次的综合治疗。

二、学习目标

1. 如果患者仍有活动性出血,能及时调整治疗方案,包括选择合适的介入治疗。
2. 能正确评估肺癌分期。
3. 能合理制订肺癌治疗方案。

三、案例情景

1. 入院医嘱

1) 监测血压、心率;完善心电图检查、心脏超声检查、DIC筛查、肝肾功能检查、肿瘤标志物检查,复查血常规。
2) 止血:凝血酶冻干粉400 μ 口服 q 8 h,蛇毒血凝酶(速乐涓)1 μ 静推 q 6h。
3) 补液支持治疗:氯化钾、葡萄糖、氨基酸、维生素。

2. 住院经过

患者入院后完善相关检查,提示左下肺占位,予以静脉止血后,咯血停止,排除相关电子支气管镜手术禁忌证后行电子支气管镜检查术,取活检,病理提示(左肺下叶活检)鳞状细胞癌。完善 PET-CT 等相关检查提示未见远处占位,请胸外科评估后考虑为早期肺癌。2020 年 4 月 1 日行"左肺癌根治术(左全肺切除+淋巴结清扫术)",在全麻下行手术治疗,手术顺利,术后转入监护病房,给予维持呼吸及循环稳定,调节内环境稳态及抗炎、呼吸道管理等对症支持性治疗。病情稳定后转入普通病房进一步接受康复性治疗。患者最终诊断为肺鳞癌 $T_{2a}N_0M_0$ ⅠB 期。

3. 出院医嘱

1) 饮食清淡,忌辛辣刺激食物,注意休息,观察切口敷料有无渗血渗液。
2) 乳果糖口服溶液,15 mL×12 包,口服,每次 1 包,按需服用。
3) 头孢丙烯片,0.25 g×10 粒,口服,每天 1 次,每次 2 粒。
4) 洛芬待因缓释片,213 mg×40 片,口服,每天 1 次,每次 2 片。
5) 复方甘草口服溶液,180 mL×1 瓶,口服,每天 3 次,每次 5 mL。
6) 1 个月后胸外科复诊,建议预防性化疗。

四、案例思考

1. 肺癌咯血患者的对症治疗关键

1) 为维持生命体征平稳,应根据患者血压、心率,评估咯血量,并根据病情进行补液扩容,改善循环。

2) 待咯血情况稳定后,可行支气管镜检查术,对持续咯血、诊断及出血部位不明确、药物治疗无效,或有窒息先兆者宜应用支气管镜清除积血和止血。

3) 支气管动脉栓塞术适用于常规治疗无法控制的大咯血或因心肺功能不全不宜接受开胸手术者。

2. 肺癌的病因治疗

早发现,早诊断,早治疗,对不同 TNM 分期的患者采取不同的治疗策略。

对于ⅠA 期(周围型 T_{1ab},N_0)非小细胞肺癌(non-small cell lung cancer,NSCLC)患者,肺癌治疗前评估手段主要包括肺功能检查(如尚未检查)、纤维支气管镜(术中进行更好)、纵隔镜(2B 类)、经支气管镜腔内超声(endobronchial ultrasonography,EBUS)(2B 类)以及 PET-CT。对于ⅠB 期(周围型 T_{2a},N_0)、Ⅰ期(中央型 $T_{1ab\sim2a}$,N_0)、Ⅱ期($T_{1ab\sim2ab}$,N_1;T_{2b},N_0)以及ⅡB 期(T_3,N_0)患者,治疗前评估手段主要包括肺功能检查(如尚未检查)、纤维支气管镜、纵隔镜、EBUS 和 PET-CT,对Ⅱ期和ⅠB 期患者进行脑 MRI 检查(2B 类)。若评估结果为纵隔淋巴结阴性,则对可手术者采用手术探查、切除及纵隔淋巴结清扫或系统淋巴结取样,对不可手术者行根治性放疗。若纵隔淋巴结阳性,则参考ⅢA 或ⅢB 期肿瘤的治疗。对纵隔活检发现 $T_{1\sim2}$,T_3(≥7 cm),N_2 阳性者应行脑 MRI,对此前未接受过检查者行 PET-CT 扫描。若评估发现患者未发生全身转移(M_1 阴性疾病),则开始根治性同步化放疗(1 类)或诱导化疗±放疗。若诱导化疗后疾病无进展,则可考虑采用手术±化放疗(2B类)±放疗(若起始治疗未用),若疾病进展则对局部病灶采用放疗(若起始治疗未用)±化疗,对全身病灶的治疗同 M_1 疾病的治疗。若评估结果为 M_1 阳性,则起始治疗即同 M_1 疾病。化疗联合放疗可采用同步或序贯的策略。研究显示,与序贯化放疗相比,接受同步化放疗者的中位生存时间更长但早期毒性反应更多见。

对于 NSCLC 复发或转移性疾病首先应确定其组织学分型。对于腺癌、大细胞癌和非特指性 NSCLC,应确定其表皮生长因子受体(epidermal growth factor receptor,EGFR)的突变状态(1类)。若突变阴性或不明,采用一线治疗。若一线治疗开始前检出突变阳性,可采用厄洛替尼治疗。化疗过程中发现突变阳性者,在化疗基础上加用厄洛替尼或换厄洛替尼维持治疗。此外,若患者体能状态(performance status,PS)评分为 0～1 分,一线治疗可采用化疗(1类)或贝伐珠单抗联合化疗(若符合标准)或顺铂/培美曲塞(若符合标准,1类)或西妥昔单抗/长春瑞滨/顺铂(2B类)治疗;PS 为 2 分者,采用西妥昔单抗/长春瑞滨/顺铂(2B类)治疗或化疗;PS 为 3～4 分者只能接受支持治疗。此后进展者接受二线治疗,而治疗有效或疾病稳定者在治疗 4～6 个周期后再次评估疗效,若有效或疾病稳定,则继续当前治疗至疾病进展,或继续维持治疗[贝伐珠单抗(1类)或西妥昔单抗(1类)或培美曲塞(2B类)],或换药维持治疗[培美曲塞或厄洛替尼(2B类)或多西他赛(3类)],或观察。

对于鳞癌患者不推荐行 EGFR 突变检测,直接参考一线治疗。驱动基因阴性、PS 评分 0～1 分的Ⅳ期肺鳞癌的一线经典治疗方案是含铂双药化疗,除了化疗,PD-1/PD-L1 抑制剂免疫治疗已经成为Ⅳ期肺鳞癌的一线标准治疗方案。ⅠB期患者术后辅助治疗需行多学科评估,有高危因素者(低分化腺癌、脉管侵犯、脏层胸膜侵犯、气腔播散)推荐进行术后辅助化疗。

当肿瘤进展时,采用二线治疗,若有效或疾病稳定,则在完成 4～6 个周期治疗后行再次评估,有效或稳定者继续当前治疗至疾病进展,或继续西妥昔单抗维持治疗(1类),或换药维持治疗[厄洛替尼(2B类)或多西他赛(3类)],或观察。二线及之后的治疗:对 PS 为 0～2 分的进展期患者,可采用肿瘤生物治疗联合贯穿治疗,是有效提高患者机体免疫力,延长患者生存期的重要方法。并可配合多西他赛或培美曲塞或厄洛替尼或含铂两药方案±贝伐珠单抗治疗(腺癌且厄洛替尼已用于一线治疗,2B类)。若疾病仍进展,则对 PS 为 0～2 分者采用厄洛替尼作为三线治疗,对 PS 为 3～4 分者只能用支持治疗。厄洛替尼三线治疗后疾病仍进展的 PS 为 0～2 分者,可接受支持治疗或入组临床试验,3～4 分者仍可接受厄洛替尼治疗或支持治疗。

3. 术后辅助治疗

(1) 完整切除切缘阴性(R0 切除)NSCLC 后续治疗:ⅠA($T_{1a/b/c}N_0$)期患者术后定期随访。ⅠB($T_{2a}N_0$)期术后可随访,有高危因素者(低分化肿瘤、脉管侵犯、脏层胸膜侵犯、STAS)推荐进行术后辅助化疗。ⅡA、ⅡB期患者推荐以铂类为基础的方案进行辅助化疗,不建议行术后辅助治疗。ⅠB-Ⅱ期术后发现 EGFR 突变患者,可行奥希替尼辅助靶向治疗。ⅡA-Ⅲ期术后发现 EGFR 突变患者,可行埃克替尼辅助靶向治疗。ⅡA-Ⅲ期术后驱动基因阴性患者如 PD-L1 阳性(≥1%)可在铂类为基础的化疗后行阿替利珠辅助治疗。

第六节 案例总结及评估

该部分由案例学习者自行完成。

一、案例总结

主诉：

确诊诊断：

主要鉴别诊断及依据：

二、对该疾病认知的自我评估（如为部分掌握或掌握情况不理想请说明原因）

自我评估内容	完全掌握	部分掌握	掌握情况不理想
咯血的问诊重点及方法			
肺癌咯血的体格检查方法、关注点			
肺癌的诊断与鉴别诊断			
肺癌的类型及分期			
肺癌咯血的治疗原则、用药			

（冯宇）

案例五 呼吸系统案例——自发性气胸

第一节 概 述

一、案例学习对象

临床医学 4 年级学生。

二、学习者角色

1. 临床医生角色

学习者首先须被定位为案例中患者的主诊医生。

2. 临床病例学习者角色

在具体案例中学习相关疾病的基础知识、临床知识,以及医患沟通技巧、人文关怀方法。

三、学习前准备

1. 复习呼吸系统相关的解剖知识。
2. 复习呼吸系统疾病相关的诊断学知识。
3. 复习自发性气胸的内科学知识。

四、学习目标

1. 基础知识
1) 呼吸系统的解剖情况(掌握)。
2) 气胸的病理生理(了解)。

2. 临床知识
1) 自发性气胸的问诊方法(掌握)。

2）自发性气胸的临床表现及体格检查重点(掌握)。

3）自发性气胸的诊断方法与鉴别诊断(掌握)。

4）自发性气胸的病因(掌握)。

5）自发性气胸的急诊处理及治疗(掌握)。

6）自发性气胸的分类(熟悉)。

7）自发性气胸肺压缩程度估算(掌握)。

8）自发性气胸的并发症(掌握)。

3. 人文关怀部分

1）如何与患者及家属沟通(掌握)。

2）如何对自发性气胸患者进行饮食及心理指导(熟悉)。

3）如何对自发性气胸患者进行心理建设(熟悉)。

第二节 首次接触患者

一、概述

1. 如何对待首次接诊的患者

自我介绍，初步了解患者基本情况，初步获得患者信任。

2. 如何采集病史信息

当我们接诊患者，采集病史时会获得很多信息，所以正确对待病史信息是判断疾病的第一步。我们需学会通过有条理的专业问诊，获取用于诊断的必要信息，追问患者未主动提供的必要信息，同时剔除对诊断治疗无帮助的信息。

3. 现病史所需信息

发病诱因，主要症状，相关症状，用于鉴别的症状，发病时间，发病一般情况，发病后就诊、治疗情况及治疗效果。

4. 其他信息

与疾病相关的既往疾病、烟酒史、家族史及生活习惯是重点。

二、学习目标

1. 对自发性气胸的患者能进行有针对性的问诊。

2. 能判断患者提供的有效信息和无效信息，并根据相关信息做出初步诊断。

三、案例情景

患者入院后，医生首先对患者进行了详细的问诊，患者提供了自己发病的基本情况。

1. 基本资料

病案号：00020626　　　　　　　　出生地：西班牙
性　别：男　　　　　　　　　　　国　籍：西班牙
年　龄：16 岁　　　　　　　　　　职　业：学生

2. 患者提供病史

我今年 16 岁，从西班牙到上海两年了，是一名学生，现在在上海读高中。5 h 前，我和同学一起打篮球，打完篮球后突然觉得左侧胸痛，我想休息一会后能缓解，哪知道到现在一直都在痛，一点都没减轻，而且感觉胸闷心慌，一动就觉得气透不上来，还有点咳嗽，但是没有咳痰，没有咯血，没有怕冷，也没有发热。所以同学就陪我来医院了，刚刚在急诊做了胸部 CT，医生说我气胸了，很严重，需要马上住院。

我平时身体挺好的，不吸烟不喝酒，以前从来没有过这种情况。我父母身体也都非常好，也没有出现过这种情况。

四、案例思考

1. 如何对该患者提供的信息进行取舍

1) 已获得的必要信息：①诱因：打篮球。②主要症状：胸痛、胸闷、心慌、活动后气短。③主要检查结果：胸部 CT 提示气胸。④既往无心血管、呼吸道症状及疾病史。

2) 须追问的必要信息：①有无其他诱因（如家族史、屏气用力、劳累、呼吸道感染等，女性患者还需询问是否在月经期间）。②重要的阳性主诉：发病以来的 5 h 中胸闷、胸痛、气急症状，在休息后是否有缓解期，是否出现进行性加重。③重要伴随症状：如有无头晕、乏力、冷汗、咯血，有无黑矇、晕厥。④可用于鉴别诊断的伴随症状：如有无头面部、颈部皮肤隆起，胸壁有无隆起，胸壁皮肤有无破损，近日有无发热、咽痛、鼻塞流涕，有无咳嗽、咳痰，有无咯血，有无节食、劳累，有无体重减轻，胸痛有无放射至后背和手臂，有无下肢静脉曲张。⑤入院前用药情况及治疗效果。⑥既往体检有无发现肺大疱。

3) 须警惕的信息：打篮球后突发左侧胸痛，休息后不能缓解，自觉胸闷、心慌明显，活动后气短，干咳。需与运动后外伤、心肌梗死、肺栓塞等进行鉴别，应进一步查体，可通过 D-二聚体、心梗三项、血气分析、心电图等协助诊断。

2. 初步诊断思路

青年男性，突发胸痛、胸闷、心慌、活动后气急→自发性气胸→自发性气胸定位（左侧或右侧）→自发性气胸量肺压缩量估算（少量、中量还是大量）→自发性气胸病因（鉴别诊断）。

3. 正确采集分析病史须掌握的知识点

1) 除了自发性气胸，还有哪些原因可以导致胸痛、胸闷、气急（指导采集鉴别症状的思路）

（1）急性心肌梗死：常有高血压、动脉粥样硬化、冠心病史。通过查体、心电图和心肌酶学测定有助于诊断。

(2) 肺栓塞：往往有咯血和低热，常有下肢或盆腔静脉血栓、骨折、心房纤颤等病史，行体格检查、心电图、超声心电图、D-二聚体测定、肺动脉CT造影等有助于鉴别。

(3) 张力性气胸：胸膜破口形成活瓣性阻塞，吸气时开启。空气漏入胸膜腔，呼气时关闭，胸膜腔内气体不能再经破口返回呼吸道而排出体外。结果胸膜腔内气体越积越多，形成高压，使肺受压，呼吸困难，纵隔移位，需要紧急排气以缓解症状。

2) 如何区分气胸发生在左侧还是右侧

(1) 患侧部位胸痛。

(2) 查体：患侧胸廓饱满，呼吸运动减弱，触觉语颤减弱或消失，叩诊鼓音，听诊呼吸音减弱或消失。

(3) 胸部影像：患侧肺压缩，外围高度透亮，透亮区内无肺纹理。

3) 自发性气胸分类

根据脏层胸膜破裂情况及其对胸腔压力影响，自发性气胸分为闭合性气胸、交通性气胸和张力性气胸（表5-1）。

表5-1 3种气胸类型特点

气胸类型	病理生理特点	临床表现
闭合性（单纯性）	气胸后裂口闭合，气体不再进入，压力不再升高	起病急骤者表现为突发胸痛，继而出现胸闷、呼吸困难，可有刺激性干咳。发病缓慢者可无自觉症状
交通性（开放性）	裂口较大，气体自由进出胸膜腔，胸膜腔压力在0 cm H_2O 上下波动	明显的胸闷、胸痛、气促、咳嗽、呼吸受限，会有甲床、口唇紫绀
张力性（高压性）	裂口形成单向活瓣，呼气时活瓣关闭，吸气时活瓣开启，胸膜腔内气体逐渐增多，压力逐渐增高并大于大气压	迅速出现紫绀、冷汗，极度呼吸困难，端坐呼吸，心动过速，低血压，烦躁不安，甚至昏迷、窒息

4) 气胸时如何判断肺被压缩的程度

目前尚无统一标准，临床上常用的有Kircher计算方法、三线法、四分法、五分法等。不管用哪种方法，只要建立了立体空间概念，就不难理解。下面介绍临床上常用的Kircher估算法（表5-2）：患侧以横突外缘至胸壁内缘为整个肺野，根据气带宽度占患侧胸廓的比例估算肺压缩情况。

表5-2 气胸Kircher估算法

气带宽度占患侧胸廓的比例	肺被压缩的比例
1/4	35%
1/3	50%
1/2	65%
2/3	80%
肺压缩至肺门呈软组织影时（图5-1）	95%

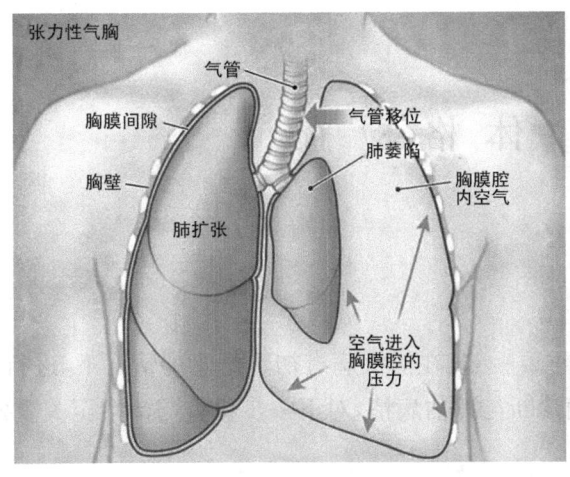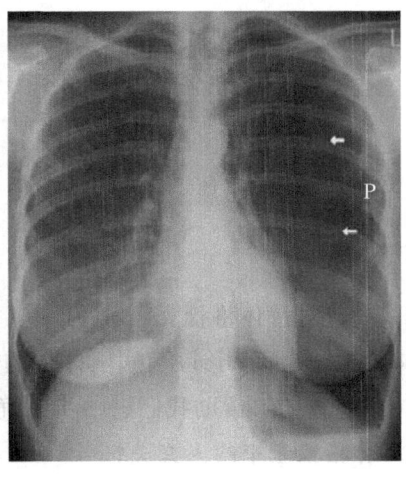

图 5-1　大量气胸时纵隔向健侧移位

注：不要把萎陷的肺误认为肺门肿块。

如果少量气胸仅限上肺野外带时，将肺野外带自上而下分为三等份（图 5-2）。肺受压 1/4 时估算气胸量为 35%，上肺外带受压时再把 35% 三等分，估算气胸量为 10%~15%。

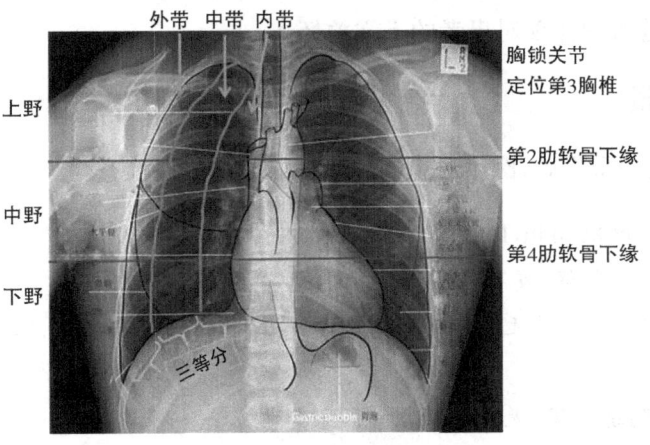

图 5-2　肺野分区

注：上、中、下野以第 2、4 肋软骨下缘为界；内、中、外带沿膈肌形成的弓三等分。

另外还可以根据肺萎缩程度、肺门侧胸壁到肺边缘的距离、胸腔顶部至肺尖气胸线的距离来估算少量、中量，还是大量气胸（表 5-3）。

表 5-3　少、中、大量气胸估算法

气胸程度	肺萎缩	肺门水平，侧胸壁到肺边缘的距离	胸腔顶部至肺尖气胸线的距离
少量	<30%	<1 cm	<3 cm
中量	30%~50%	1~2 cm	—
大量	>50%	>2 cm	>3 cm

第三节 体格检查

一、概述

1. 如何对待体格检查

体格检查是疾病诊断与病情评估的重要一步,在对疾病有初步概念的情况下,进行针对性的体格检查能够帮助我们进一步明确诊断与评估病情,对下一步检查与治疗至关重要。

2. 体格检查中的人文关怀

在体格检查中,保护患者的隐私及注重患者的感受非常重要,注重这些细节可以帮助我们进一步取得患者的信任。

二、学习目标

1. 对自发性气胸的患者能进行针对性的体格检查。
2. 能在体格检查中体现对患者的人文关怀。

三、案例情景

在完成了病史的采集后,医生对患者进行了详细的体格检查。

T 37.3℃,P 98 次/min,R 26 次/min,BP 115/80 mmHg。
一般状况:呼吸稍促,发育正常,体型偏瘦,自主体位,步态正常,查体合作。
颈部:无抵抗,颈静脉无怒张,颈动脉搏动正常,肝颈静脉回流征阴性,甲状腺未触及肿大。
胸部:左侧胸廓饱满,无皮下气肿,呼吸节律规整。
肺脏:视诊:左侧呼吸运动减弱,左侧肋间隙增宽,腹式呼吸增强,呼吸频率 26 次/min,节律规则。触诊:左侧胸廓扩张度减弱,左侧触觉语颤减弱,无胸膜摩擦感及皮下握雪感。叩诊:左侧叩诊鼓音,右侧叩诊清音。听诊:左侧呼吸音减弱,未及明显干湿啰音,左侧语音传导减弱,无胸膜摩擦音及捻发音。

四、案例思考

1. 一般体格检查对自发性气胸的患者非常重要

了解患者的一般情况及基本生命体征有助于评估患者的气胸量及全身情况。

1)一般情况:神志是否清楚,对答是否连贯成句,精神状态如何,个体发育情况(体型正常,或是消瘦/肥胖),有无贫血貌(舌、甲床情况,皮肤或结膜是否苍白),肢体温暖还是湿冷,瞳孔反射情况。

2）测量血压、脉搏、呼吸频率、指脉氧。

3）触诊淋巴结有无肿大,头面部、双下肢有无皮下气肿,有无静脉曲张,有无杵状指（趾）（有助于鉴别诊断）。

4）肺部及心脏听诊。

2. 专科体格检查有助于判断疾病活动度及鉴别诊断

1）胸部视诊：左侧胸廓饱满,肋间隙增宽,左侧呼吸运动减弱,腹式呼吸增强,呼吸频率 26 次/min,节律规则。

2）胸部触诊：左侧胸廓扩张度减弱,左侧触觉语颤减弱,无胸膜摩擦感及皮下握雪感。

3）胸部叩诊：左侧叩诊鼓音,右侧叩诊清音。

4）胸部听诊：左侧呼吸音减弱,未及明显干湿啰音,左侧语音传导减弱,无胸膜摩擦音及捻发音;心率 98 次/min,律齐。

第四节　初 步 诊 治

一、概述

1. 下一步检查的内容：根据疾病的诊断、鉴别诊断及病情严重程度选择。

2. 下一步检查的时机：根据患者的病情变化随时调整。

3. 行特殊检查时必须对患者能否耐受检查进行评估。

4. 所有检查与治疗均以维持患者稳定的生命体征为原则。

二、学习目标

1. 掌握自发性气胸患者有哪些需要即刻检查的项目。

2. 掌握气胸的病因和临床分型。

3. 掌握气胸的鉴别诊断。

4. 掌握如何判断气胸的量。

5. 掌握气胸并发症的判断方法。

三、案例情景

入院以后,患者胸闷、胸痛、气急明显,并有心悸,急查部分血液学指标,完善心电图检查,立即安排胸腔闭式引流,同时明确诊断。

1. 实验室检查结果

血细胞分析：白细胞计数 8.70×10^9/L，中性粒细胞百分率 62.4%，红细胞计数 3.48×10^{12}/L，血小板计数 222.0×10^9/L，血红蛋白 103.0 g/L。C 反应蛋白 6 mg/L，红细胞沉降率测定 10 mm/h。

心梗三项：肌钙蛋白、肌酸激酶同工酶、肌红蛋白正常范围。

DIC 筛查：D-二聚体 0.380 mg/L FEU，凝血酶原时间 11.8 s，凝血酶时间 16.0 s，凝血酶时间对照 16.0 s，纤维蛋白(原)降解产物 0.9 μg/mL，APTT 20.6 s，凝血酶原时间对照 11.8 s，INR 1.03，抗凝血酶Ⅲ活性 84.20%，APTT 对照 27.0 s，纤维蛋白原 3.200 g/L。

HIV 抗体筛查：阴性。

梅毒特异性抗体：阴性。

乙肝两对半：乙肝表面抗体 阴性，乙肝 e 抗原 阴性，乙肝 e 抗体 阴性，乙肝核心抗体 阳性，乙肝表面抗原 阴性。

血气分析(不吸氧状态)：pH 7.37，PCO_2 45 mmHg，PO_2 80 mmHg，SO_2 90%↓。

2. 辅助检查结果

心电图：窦性心动过速，心率 102 次/min。

胸部 CT：左侧肺压缩 50% 左右，外围高度透亮，透亮区内无肺纹理(图 5-3)。

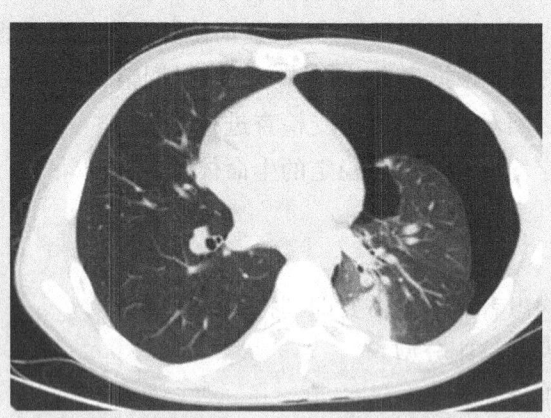

图 5-3 胸部 CT 示左侧气胸，压缩 50%

四、案例思考

1. 自发性气胸患者行胸腔闭式引流前需要做哪些急诊检查项目

1) 血液学检查：行血常规、凝血功能检查评估胸腔闭式引流术中及术后出血风险，同时检测血常规可帮助判断是否存在贫血，推测是否发生血胸、有无活动性出血。

2) 心电图：胸痛患者，尤其是左侧胸痛者需要高度警惕心肌梗死，心电图可以快速了解有无心肌缺血,必要时可通过动态心电图、心梗三项随访。

2. 自发性气胸患者有哪些一般检查项目

1) 血气分析:气胸患者有不同程度的低氧,血气分析可以帮助量化缺氧程度,更准确地了解患者情况,以便给予更恰当的处理。

2) 肿瘤标志物:排除肿瘤疾病。

3) 胸部CT:可提示肺部胸膜下、纵隔旁多发囊性病变,结合皮肤病变(纤维囊腺瘤、毛盘瘤、软垂疣),特别是短期内反复气胸、有气胸家族史者,应行基因检测明确是否为Birt-Hogg-Dubé综合征。

4) 胸部超声了解气胸范围及有无胸腔积液情况:凭借呼吸运动时,两层胸膜发生相对滑动,来判断胸膜腔是否密闭,胸膜滑动征、搏动征消失提示壁层胸膜和脏层胸膜分隔开了,此时须警惕气胸。

3. 气胸的分型

1) 按病因分型

(1) 自发性气胸:胸膜下肺大疱破裂,肺尖多发;大泡性肺气肿破裂,有慢性阻塞性肺疾病史,多在剧烈活动、咳嗽、喷嚏后诱发。

① 原发性气胸:无肺基础疾病,由胸膜下肺大疱(多在肺尖部)或胸膜发育不良引发,多见于瘦高男性。

② 继发性气胸:有肺部基础疾病,如肺结核、慢性阻塞性肺疾病、肺癌、月经性气胸、肺淋巴管肌瘤病、马凡综合征等。

(2) 医源性气胸:在胸膜活检、经皮肺穿刺、深静脉置管、针灸、呼吸机辅助通气等诊疗过程中发生,可以是闭合性、开放性或张力性气胸。在诊疗过程中医护应严格遵守操作规程,争取一次成功,避免反复穿刺。如果操作过程中或操作结束后患者突然出现咳嗽、胸闷、气促、面色苍白、皮下气肿,应立即停止操作,嘱患者平卧休息、吸氧,听诊呼吸音与术前比是否变化、与对侧比是否变化,行X线检查或诊断性穿刺以明确是否发生气胸。

(3) 外伤性气胸:根据胸膜腔是否与外界相通,分为开放性气胸、闭合性气胸。开放性气胸多由锐器穿破胸壁造成,空气由胸壁伤口自由出入胸腔,伤侧胸膜腔负压消失,肺萎陷,纵隔移位,健侧肺扩张受限;纵隔扑动影响静脉回流,引起循环障碍(影响呼吸循环功能);因多根多处肋骨骨折,局部胸壁失去完整肋骨的支撑面软化,可出现反常呼吸运动,又称连枷胸,表现为吸气时软化区胸壁内陷,呼气时外凸。

2) 按临床分型

(1) 闭合/单纯性气胸:空气进入胸腔,肺缩小,伤口闭合,空气不再进入。

(2) 交通/开放性气胸:胸壁可见开放性伤口,气体随呼吸从伤口自由进出胸膜腔,发出特殊的吸吮样声响,致使气管、纵隔、心脏向健侧移位,纵隔摆动,患者呼吸困难明显,口唇紫绀,部分患者出现血压下降,可危及生命。

(3) 张力/高压性气胸:裂口与胸膜腔相通,且形成单向活瓣,胸腔压力急剧升高。该病是临床急症,易引起极度呼吸困难、紫绀休克,颈静脉怒张,皮下气肿或其他并发症危及生命,非常凶险。影像特点:纵隔向对侧移位,同侧膈肌低位,肺完全萎缩呈球形。

4. 气胸的鉴别诊断

1)巨型肺大疱:指占一侧肺野1/3以上的肺大疱。与气胸一样都是气体腔对肺组织的压缩,但是气体所在的部位不同,形成的轮廓和对肺压缩的形态也不同。巨型肺大疱是肺组织内肺泡破裂扩大形成的,将肺组织推向四周,呈离心性压迫,在肺尖或膈面上可见被压迫的肺组织,其边缘有时可见向上或向下的弧形阴影(图5-4)。自发性气胸是脏层胸膜破裂,细小支气管及肺泡与胸腔相通,大量气体进入胸腔,将肺组织向内侧压缩,形成"向心性"压迫(有胸膜粘连除外),外带透亮影,内带可见气体将肺组织推向肺门,形成团块影。巨型肺大疱可存在多年,多次复查无改变。气胸急性起病,短期内复查无肺纹理的透亮区明显扩大或缩小。

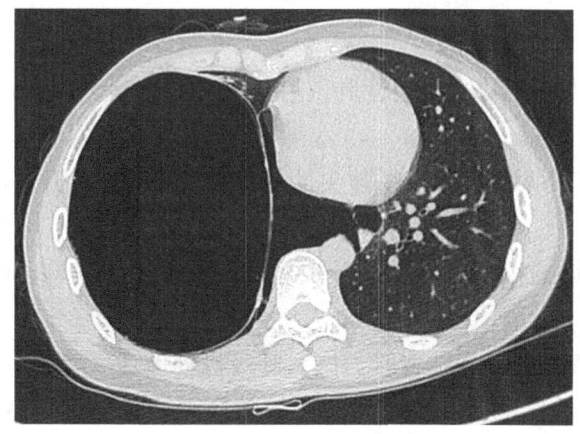 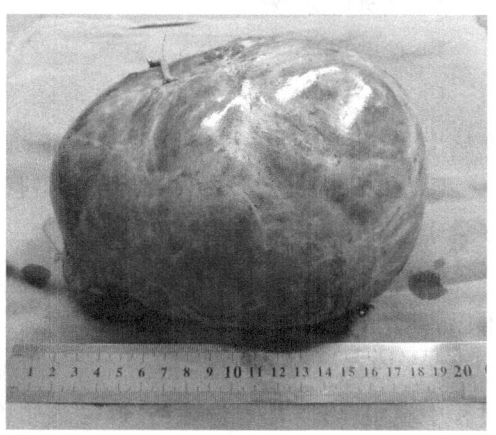

图5-4　巨型肺大疱的胸部CT(左)和组织标本(右)

2)急性心肌梗死:也会突发胸闷、胸痛,甚至呼吸困难、休克,需与气胸相鉴别。该病患者常有高血压、冠心病等基础疾病。体征、心电图和心肌酶测定有助鉴别。但是气胸多见于形体消瘦者,多伴有肺部疾病,或是因创伤导致气胸,胸部影像发现无肺纹理的透亮区,肺组织被压缩。

3)肺栓塞:表现为突然胸痛、呼吸困难等症状,与自发性气胸相似,但该病往往还有咯血和低热,并有下肢或盆腔静脉血栓、骨折、心房纤颤等高危因素,体格检查、心电图、超声心动图、D-二聚体测定、肺动脉CT造影、放射性核素肺通气/血流灌注显像等有助于鉴别。

5. 气胸并发症的判断方法

1)皮下气肿:指皮下组织有气体积存。继发于胸骨和(或)肋骨骨折伴气胸,尤其多见于多根多处肋骨骨折伴张力性气胸,也可并发于气管、支气管、肺及食管损伤,偶见于内镜检查损伤。表现为胸壁皮肤肿胀,用手按压皮下气肿的皮肤,可引起气体在皮下组织内移动,出现捻发感或握雪感。用听诊器按压皮下气肿部位时,可听到捻发音(图5-5)。

2) 纵隔气肿：指因各种原因导致空气进入纵隔胸膜内结缔组织间隙之间（图5-6），可以是自发性、胸部创伤、食管穿孔、医源性因素等导致。表现为胸闷、气短、咽部梗阻感，严重者会出现呼吸困难、烦躁不安，胸骨后疼痛向双肩、上肢放射。重症患者不及时治疗，会引发血压下降、脉搏频数。

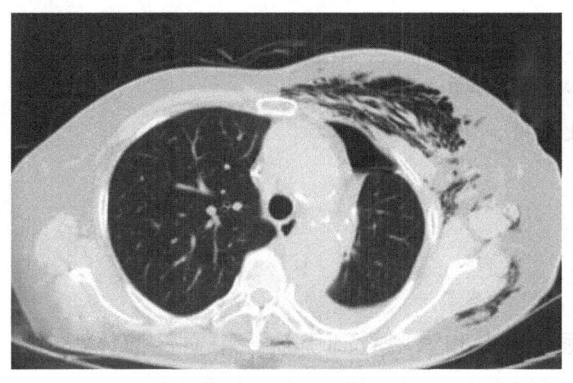

图5-5 左侧气胸并发皮下气肿、胸腔积液

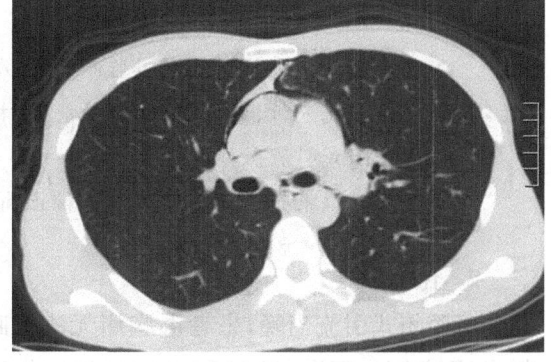

图5-6 纵隔气肿

3) 血气胸：指胸膜腔内积血、积气，是胸外科常见的重症急症。血气胸起病急，凶险，许多患者因在短期内得不到及时救治而死亡。典型症状为突发性针刺样或刀割样胸痛、胸闷、呼吸困难，并有因气体刺激胸膜所致的刺激性干咳，原有肺部基础病变者气促更明显。该病患者易发生失血性休克，如脸色苍白、血压下降、皮肤湿冷、脉搏细弱而快；中量以上的血胸可因胸腔内血液积存，压迫肺脏，使通气功能受到影响，造成呼吸功能障碍；同时胸膜腔内的大量出血可压迫纵隔，使纵隔移位，造成血液回流受阻，加重循环功能障碍，如不及时抢救，可危及生命。

第五节 治疗经过

一、概述

疾病治疗的基本原则为病因治疗和对症治疗。治疗疾病并非单纯的药物治疗，还须包括健康指导、心理疏导、人文关怀等更高层次的综合治疗。

二、学习目标

1. 掌握自发性气胸患者的治疗方案。
2. 掌握气胸的病因治疗。
3. 了解自发性气胸的治疗，除胸腔穿刺抽气和胸腔闭式引流外，内科胸腔镜治疗和外科手术亦非常重要,如果患者反复气胸,能及时调整治疗方案。

4. 能对自发性气胸患者进行合理的饮食、运动指导、心理建设。

三、案例情景

1. 入院医嘱

1) 呼吸内科一级护理,吸氧,监测血压、心率、指脉氧。
2) 完善血气分析、血常规、凝血功能、心梗三项、心电图等检查。
3) 胸腔闭式引流。
4) 必要时口服布洛芬缓释胶囊1粒止痛。

2. 住院经过

胸腔闭式引流当晚,患者诉胸痛无法入睡。患者和家属看到引流管中血性液体,都很紧张,围着医生问询,怎么呼吸时有疼痛,出血了怎么办? 多久能把引流管拔掉?

医生仔细检查,患者神志清楚,反应好,胸壁无皮下气肿,四肢温暖,血压 115/75 mmHg,心率 90 次/min,嘱患者咳嗽时水封瓶中可见气泡冒出提示引流管通畅。询问患者胸闷、心悸、气急感觉与入院前相比如何,患者觉得好转。

医生判断,胸痛与胸腔闭式引流有关,给予布洛芬缓释胶囊1粒口服止痛;引流管中血性液体非活动性出血,不过要密切观察,保持引流管通畅,避免引流管扭曲、受压或脱落;随访引流量和引流液颜色等。同时嘱患者好好休息,认真吸氧,白天可以由家属搀扶在病区走廊来回走动,促进肺复张。数日后患者引流瓶中无气泡冒出,予夹管后 24 h 复查胸部CT,已无气胸,予出院。

3. 出院医嘱

1) 多食粗纤维食物,如蔬菜、水果,保持大便通畅,防止排便用力引起胸痛或伤口疼痛。
2) 伤口敷料有分泌物渗湿或污染,应立即更换。
3) 1个月内避免剧烈运动,避免抬提重物,避免屏气等过度用力,以免增加胸腔内压。
4) 如有不适随时复诊。

四、案例思考

1. 自发性气胸患者的治疗方案

1) 维持生命体征平稳,卧床休息,吸氧,止痛,监测患者血压、心率、指脉氧,了解患者一般情况。

2) 不同类型的气胸处理原则不同,治疗方案要根据气胸的具体情况决定。当肺萎陷<20%时,患者休息,吸氧,密切观察即可;当肺萎陷>30%时,可行胸腔穿刺抽气;当肺萎陷>50%时，需要行胸腔闭式引流。

3) 胸腔闭式引流注意事项：①胸腔闭式引流主要靠重力引流，水封瓶液面应低于引流管胸腔出口平面60 cm，以免引流液倒流入胸膜腔造成感染。②鼓励患者进行有效的咳嗽和深呼吸，有利于肺复张、积液排出，恢复胸腔负压。③定期检查引流管是否通畅，观察引流管是否继续排出气体和液体，水柱是否随呼吸上下波动，必要时请患者深呼吸或咳嗽协助判断。若水柱无波动，患者出现胸闷气促，气管向健侧移位，疑为引流管堵塞，需设法挤捏或负压间断抽吸引流瓶，使其恢复通畅。④引流瓶（图5-7）保持密封，运送患者时双钳夹管，患者下床活动时引流瓶低于膝关节，以防空气进入胸膜腔。观察引流液的量、颜色、形状、水柱波动情况。

4) 国外也会采用如图5-8所示的胸壁植入排气装置，方便患者活动，缩短住院时间，或在门诊观察随访。

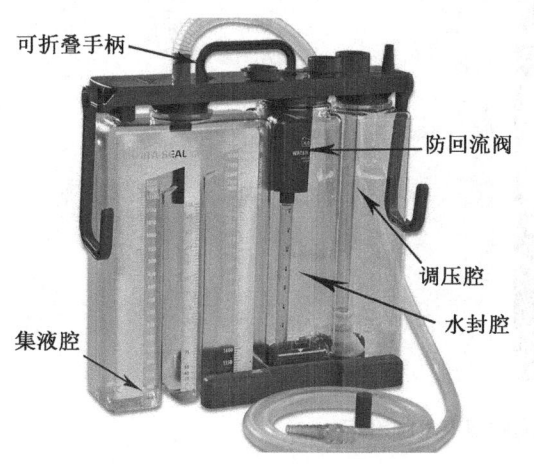

图5-7　胸腔闭式引流水封瓶（三腔）

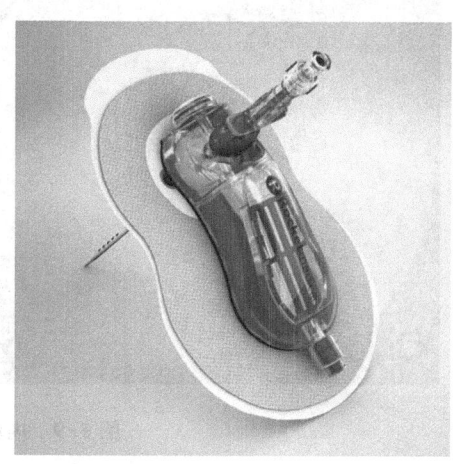

图5-8　胸壁植入排气装置

2. 胸腔闭式引流管的拔管指征

置管48～72 h后，引流量明显减少且颜色变淡，24 h引流液少于50 mL，脓液少于10 mL，X线胸片示肺膨胀良好，患者无呼吸困难等症状可以拔管。拔管方法：嘱患者先深吸一口气后屏气即可拔管，迅速用凡士林纱布覆盖，用宽胶布密封。

3. 气胸的病因治疗

1) 自发性气胸：若反复发作，建议行胸膜固定术或外科胸腔镜治疗。

2) 医源性气胸：如果在医疗操作过程中，患者突然出现咳嗽、胸闷、气促、面色苍白、皮下气肿，医生应立即停止操作，嘱患者平卧休息，吸氧，听诊呼吸音与术前比是否变化，行X线检查或诊断性穿刺。医生须熟练掌握胸腔闭式引流，常备胸穿包、水封瓶，必要时行胸腔镜手术治疗或开胸手术。

3) 外伤性气胸：用凡士林纱布加棉垫封盖伤口，变开放性气胸为闭合性气胸，胸膜腔穿刺抽气减压,解除呼吸困难。

4. 气胸的其他治疗

自发性气胸除胸腔穿刺抽气和胸腔闭式引流外,内科胸腔镜治疗和外科手术亦非常重要,如果患者反复气胸,应及时调整治疗。

1)内科胸腔镜下治疗(图5-9):经支气管镜放置单向活瓣;内科胸腔镜下均匀喷洒医用灭菌滑石粉闭锁胸膜腔、氩等离子体凝固/氩气刀(argon plasma coagulation,APC)烧灼(图5-9)后敷医用胶+乳状胸膜固化剂处理、钳子协助穿刺针穿刺大疱—吸瘪大疱—疱内注药—萎陷大疱(图5-9)—膨肺验证,治疗持续性漏气(>7 d)或复发性气胸患者,具有较好的长期疗效。

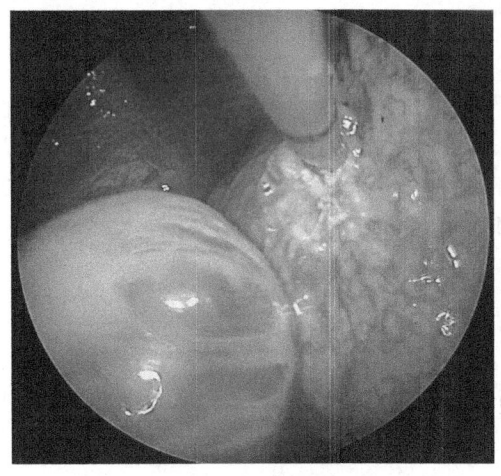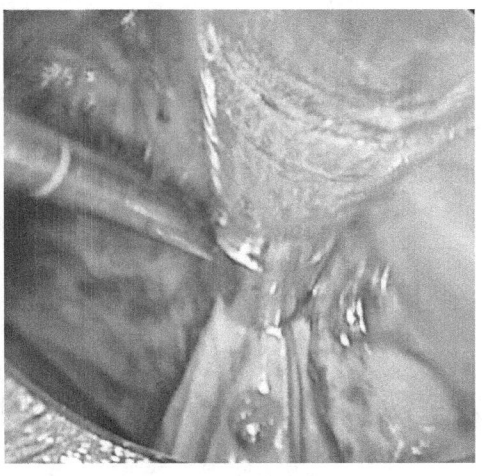

图5-9　内科胸腔镜下气胸治疗

2)胸外科手术治疗:内科保守治疗1周仍持续漏气;反复气胸2次或以上;双侧自发性气胸;血气胸患者,胸膜腔有活动性出血;气胸在治疗过程中出现并发症,如胸腔感染;引起气胸的疾病需要外科治疗,如肺大疱、肺癌、支气管扩张,手术可以同时处理气胸和原发病。胸外科手术时会将肺大疱连根楔形切除,视野比胸腔镜下更清晰,处理方式多样。

5. 饮食、运动、心理建设指导

1)摄入高质量的优质蛋白(蛋、奶、肉、鱼、大豆和坚果中的蛋白),促进伤口愈合。

2)摄入高纤维饮食,如蔬菜、水果,保持大便通畅,防止用力排便引起胸痛或伤口疼痛。

3)保持引流管通畅,避免扭曲、受压或脱落。

4)在家人帮助下,下床适当活动。

5)伤口敷料如有分泌物渗湿或污染,应立即更换。

6)痊愈后1个月内避免剧烈运动,避免拾提重物,避免屏气或过度用力等增加胸腔内压的行为。

7)保持心情愉快,减少压力,学会自我疏导。

第六节 案例总结及评估

该部分由案例学习者自行完成。

一、案例总结

主诉：

确诊诊断：

主要鉴别诊断及依据：

二、对该疾病认知的自我评估（如为部分掌握或掌握情况不理想请说明原因）

自我评估内容	完全掌握	部分掌握	掌握情况不理想
自发性气胸的问诊重点及方法			
自发性气胸的体格检查方法、关注点			
自发性气胸的诊断与鉴别诊断			
自发性气胸的类型及内镜下分期			
自发性气胸的治疗原则及用药			
自发性气胸的治疗方法及指征			
自发性气胸患者的出院随访内容及饮食指导			

（胡芸倩）

案例六 呼吸系统案例——肺结核

第一节 概 述

一、案例学习对象

临床医学 4 年级学生。

二、学习者角色

1. 临床医生角色
学习者首先须被定位为案例中患者的主诊医生。
2. 临床病例学习者角色
在具体案例中学习相关疾病的基础知识、临床知识,以及医患沟通技巧、人文关怀方法。

三、学习前准备

1. 复习肺结核相关的解剖知识。
2. 复习肺结核疾病相关的诊断学知识。
3. 复习肺结核的治疗等内科学知识。

四、学习目标

1. 基础知识
肺结核的解剖知识及影像学表现(掌握)。
2. 临床知识
1) 肺结核的问诊方法(掌握)。
2) 肺结核的临床表现及体格检查重点(掌握)。
3) 肺结核的诊断方法与鉴别诊断(掌握)。

4) 肺结核的病因(掌握)。

5) 咯血的急诊处理(掌握)。

6) 肺结核的分类(掌握)。

7) 肺结核的治疗(掌握)。

3. 人文关怀部分

学会与患者及家属沟通,保证全程督导化疗(掌握)。

第二节　首次接触患者

一、概述

1. 如何对待首次接诊的患者

进行自我介绍,初步了解患者基本情况,初步获得患者信任。

2. 如何采集病史信息

当我们接诊患者,采集病史时会获得很多信息,所以正确对待病史信息是判断疾病的第一步。我们需学会通过有条理的专业问诊,获取用于诊断的必要信息,追问患者未主动提供的必要信息,同时剔除对诊断治疗无帮助的信息。

3. 现病史所需信息

发病诱因,主要症状,相关症状,用于鉴别的症状,发病时间,发病一般情况,发病后就诊、治疗情况及治疗效果。

4. 其他信息

与疾病相关的既往疾病、烟酒史、家族史及生活习惯是重点。

二、学习目标

1. 对肺结核的患者能进行针对性的问诊。
2. 能判断患者提供的有效信息和无效信息,并根据相关信息做出初步诊断。

三、案例情景

患者入院后,医生首先对患者进行了详细的问诊,患者提供了自己发病的基本情况。

1. 基本资料

病案号:245589　　　　　　　　出生地:上海市

性　别:男　　　　　　　　　　职　业:棋牌室工作人员

年　龄:52岁　　　　　　　　　民　族:汉族

2. 患者提供病史部分

> 我是一名棋牌室工作人员,平时生活不规律。最近乏力、咳嗽、痰中带血丝。到门诊后,医生一听我痰中带血,就让我测了血沉、血常规、胸部CT检查。
> 我不抽烟,但是棋牌室很多人都抽烟。糖尿病病史3年。

四、案例思考

1. 如何对该患者提供的信息进行取舍

1) 已获得的必要信息:①诱因:生活不规律;②主要症状:乏力;③咳嗽痰中带血;④主要检查结果:血沉快;⑤既往糖尿病病史。

2) 须追问的必要信息:①有无发热病史,发热的时间,缓解的方式;②重要的阳性主诉:咳嗽起病时间,是否伴有咳痰、咳血,痰的颜色、量、气味;③重要伴随症状:如头晕、出冷汗,有无胸闷、心悸、气促,有无黑矇、晕厥;④可用于鉴别诊断的伴随症状:消瘦、消化道症状、大便颜色;⑤入院前用药及治疗效果;⑥既往有无肺结核病史,有无肿瘤家族史。

2. 初步诊断思路

痰中带血→呼吸系统还是消化系统→呼吸系统是否出血→明确原因。

3. 正确采集分析病史须掌握的知识点

除了呼吸系统出血还有哪些原因可以导致痰中带血:①消化系统:与呕血鉴别;②口、鼻、咽喉、齿龈出血;③心血管系统:二尖瓣狭窄;④血液系统疾病。

第三节 体格检查

一、概述

1. 如何对待体格检查

体格检查是疾病诊断与病情评估的重要一步,在对疾病有初步概念的情况下,进行针对性的体格检查能够帮助我们进一步明确诊断与评估病情,对下一步检查与治疗至关重要。

2. 体格检查中的人文关怀

在体格检查中,保护患者的隐私及注重患者的感受非常重要,注重这些细节可以帮助我们进一步取得患者的信任。

二、学习目标

1. 对肺结核的患者能进行有针对性的体格检查。

2. 能在体格检查中体现对患者的人文关怀。

三、案例情景

在完成了病史的询问后,医生对患者进行了详细的体格检查。

> T 37.5℃,BP 112/75 mmHg,无贫血貌,胸廓正常,触觉语颤正常,叩诊清音,听诊左肺可闻及细湿啰音,心率 83 次/min,律齐,各瓣膜区无杂音,腹部正常,全腹无压痛,无反跳痛,无肌紧张。

四、案例思考

1. 肺结核患者的体格检查及体征有助于判断病变性质和范围。
2. 一般情况:消瘦,有无贫血貌(舌、甲床情况,皮肤或结膜是否苍白)。
3. 测量血压、脉搏、呼吸频率。
4. 触诊淋巴结有无肿大(有助于鉴别诊断)。
5. 听诊心脏有无杂音(有助于鉴别诊断)。

第四节 初 步 诊 治

一、概述

1. 下一步检查的内容:根据疾病的诊断、鉴别诊断及病情严重程度选择。
2. 下一步检查的时机:根据患者的病情变化随时调整。
3. 行特殊检查时必须对患者能否耐受检查进行评估。
4. 所有检查与治疗均以维持患者稳定的生命体征为原则。

二、学习目标

1. 掌握肺结核的诊断标准。
2. 掌握不同类型肺结核的胸部影像学表现。

三、案例情景

入院以后,患者仍有痰中带血,无头晕、心悸,无腹痛腹泻、无恶心呕吐,进一步完善了肝肾功能、DIC 筛查、肿瘤标志物、糖化血红蛋白、心电图、心超、痰结核菌涂片、结核感染 T 细胞斑点试验(TSPOT)检查。

1. 实验室检查结果

2017-12-26　血浆抗凝血酶活性测定(AT-A)(仪器法)，DIC筛查：纤维蛋白(原)降解产物<2.5 μg/mL，凝血酶时间对照16.0 s，凝血酶原时间对照11.8 s，APTT对照27.0 s，APTT 28.2 s，凝血酶原时间13.5 s，INR 1.15，D-二聚体0.470 mg/L FEU，抗凝血酶Ⅲ活性100.10%，凝血酶时间17.3 s，纤维蛋白原4.540 g/L。

2017-12-27　糖化血红蛋白：糖化血红蛋白(高效液相法)7%。

2017-12-27　神经元特异性烯醇化酶12.51 ng/mL，糖类抗原125 11.00 U/mL，铁蛋白262.00 ng/mL，细胞角蛋白19片段1.36 ng/mL，癌胚抗原4.09 ng/mL；鳞状细胞癌相关抗原(SCC)：鳞状上皮细胞癌抗原1.9 ng/mL；天冬氨酸氨基转移酶同工酶3 U/L，白蛋白36 g/L，间接胆红素2.5 μmol/L，碱性磷酸酶59 U/L，总蛋白57 g/L，乳酸脱氢酶146 U/L，丙氨酸氨基转移酶<5 U/L，天门冬氨酸氨基转移酶11 U/L，直接胆红素2.9 μmol/L。

2017-12-28　痰涂片：抗酸杆菌阳性++。

2017-12-29　γ-干扰素释放实验：阳性。

2. 辅助检查结果

2017-12-27　心脏超声检查：心内结构及血流未见明显异常；左室收缩功能正常。左房内径正常，左室内径正常，室间隔厚度正常，左室壁厚度正常，静息状态下左室各节段收缩活动未见明显异常。

2017-12-28　电脑多导联心电图：正常心电图。

四、案例思考

1. 诊断肺结核需要完善的检查

1) 痰标本的收集：肺结核患者排菌具有间断性和不均匀性，所以需要多次查痰。
2) 痰涂片和痰培养常用，其中，痰培养是诊断肺结核的金标准。
3) 纤维支气管镜检查：常用于支气管结核和淋巴结支气管瘘的诊断。
4) 结核菌素试验：广泛应用于检出结核分枝杆菌的感染，而非检出结核病。
5) γ-干扰素释放试验：诊断结核感染的特异性明显高于PPD试验。

2. 肺结核的影像特征有哪些

病变多发生在肺上叶的尖后段、下叶的背段和后基底段，呈多态性，即浸润、增殖、干酪、纤维钙化病变可同时存在，密度不均匀、边缘较清楚和病变变化较慢，易形成空洞和播散病灶。

3. 肺结核的诊断思路

可疑症状患者的筛选→是否为肺结核→有无活动性→是否排菌→是否耐药→明确初、复治。

第五节 治疗经过

一、概述

肺结核的治疗基本原则为：早期规律、合理、适量、联合用药。肺结核的治疗并非单纯的药物治疗，还须包括健康指导、心理疏导、人文关怀等更高层次的综合治疗。

二、学习目标

1. 掌握化疗的原则。

2. 了解化疗的生物学机制。

3. 掌握标准化疗方案。

4. 熟悉其他治疗。

三、案例情景

1. 入院医嘱

1) 呼吸内科二级护理，监测血压、心率；完善血常规、肝肾功能、DIC 筛查、肿瘤标志物检查、痰涂片、痰培养、结核菌感染 T 细胞斑点试验(TSPOT)等检查。

2) 根据患者咯血量选用止血药物。

3) 控制血糖。

4) 适当补液。

2. 住院经过

入院第 2 天，痰菌阳性，咯血好转。

3. 出院医嘱

1) 注意休息。

2) 异烟肼 0.3 g qd；利福平 0.45 g qd；吡嗪酰胺 0.5 g tid；乙胺丁醇 0.75 g qd。

3) 1 个月后复查肝肾功能。

四、案例思考

1. 化疗的原则

早期、规律、全程、适量、联合。

2. 药物对不同代谢状态和不同部位的结核分枝杆菌群的作用

结核分枝杆菌根据其代谢状态分为 A、B、C、D 4 类菌群。①A 菌群：快速繁殖，大量的

A 菌群多位于巨噬细胞外和肺空洞干酪液化部分，占结核分枝杆菌群的大部分。由于细菌数量大，易产生耐药变异菌。②B 菌群：处于半静止状态，多位于巨噬细胞内酸性环境中和空洞壁坏死组织中。③C 菌群：处于半静止状态，可有突然间歇性短暂的生长繁殖，许多生物学特点尚不十分清楚。④D 菌群：处于休眠状态，不繁殖，数量很少。抗结核药物对不同菌群的作用各异。抗结核药物对 A 菌群作用的强弱依次为异烟肼＞链霉素＞利福平＞乙胺丁醇，对 B 菌群作用的强弱依次为吡嗪酰胺＞利福平＞异烟肼，对 C 菌群作用的强弱依次为利福平＞异烟肼。随着药物治疗作用的发挥和病情变化，各菌群之间也互相变化。通常大多数抗结核药物可以作用于 A 菌群，异烟肼和利福平具有早期杀菌作用，即在治疗的 48 h 内迅速杀菌，使菌群数量明显减少，传染性减弱或消失，痰结核菌检查转阴。这显然对防止获得性耐药的产生有重要作用。B 菌群和 C 菌群处于半静止状态，抗结核药物的作用相对较差，有"顽固菌"之称。杀灭 B 菌群和 C 菌群可以防止复发。抗结核药物对 D 菌群无作用。

3. 初治活动性肺结核治疗方案

（1）每日用药方案：①强化期：异烟肼、利福平、吡嗪酰胺和乙胺丁醇，顿服，2 个月（简写为 2HRZE）。②巩固期：异烟肼、利福平，顿服，4 个月（简写为 4HR）。

（2）间歇用药方案：①强化期：异烟肼、利福平、吡嗪酰胺和乙胺丁醇，隔日 1 次或每周 3 次，2 个月（简写为 $2H_3R_3Z_3E_3$）。②巩固期：异烟肼、利福平，隔日 1 次或每周 3 次，4 个月（简写为 $4H_3R_3$）。

4. 复治涂阳肺结核治疗方案

复治涂阳肺结核患者强烈推荐进行药物敏感性试验，敏感患者按下列方案治疗，耐药者选择耐药方案治疗。

复治涂阳敏感用药方案：①强化期：异烟肼、利福平、吡嗪酰胺、链霉素和乙胺丁醇，每日 1 次，2 个月。②巩固期：异烟肼、利福平和乙胺丁醇，每日 1 次，6～10 个月。巩固期治疗 4 个月时，痰结核菌检查未转阴，可继续延长治疗期 6～10 个月（简写为 6～10HRE）。

间歇用药方案：①强化期：异烟肼、利福平、吡嗪酰胺、链霉素和乙胺丁醇，隔日 1 次或每周 3 次，2 个月（$2H_3R_3Z_3S_3E_3$）。②巩固期：异烟肼、利福平和乙胺丁醇，隔日 1 次或每周 3 次，6 个月（简写为 $6H_3R_3E_3$）。

5. 糖皮质激素

糖皮质激素在治疗结核病中主要是利用其抗炎、抗毒作用，仅用于结核毒性症状严重者。必须确保在应用糖皮质激素治疗的同时使用有效抗结核药物治疗。

第六节　案例总结及评估

该部分由案例学习者自行完成。

一、案例总结

主诉：

确诊诊断：

主要鉴别诊断及依据：

二、对该疾病认知的自我评估（如为部分掌握或掌握情况不理想请说明原因）

自我评估内容	完全掌握	部分掌握	掌握情况不理想
肺结核的问诊重点及方法			
肺结核的体格检查方法、关注点			
肺结核的诊断与鉴别诊断			
肺结核的类型			
肺结核的治疗原则、用药			

（顾霞）

案例七 消化系统案例——上消化道出血

第一节 概 述

一、案例学习对象

临床医学 4 年级学生。

二、学习者角色

1. 临床医生角色

学习者首先须被定位为案例中患者的主诊医生。

2. 临床病例学习者角色

在具体案例中学习相关疾病的基础知识、临床知识,以及医患沟通技巧、人文关怀方法。

三、学习前准备

1. 复习消化道相关的解剖知识。
2. 复习消化道疾病相关的诊断学知识。
3. 复习消化道出血相关的内科学知识。

四、学习目标

1. 基础知识

1) 上消化道的解剖知识(掌握)。
2) 质子泵抑制剂(PPI)及非甾体类抗炎药(NSAIDs)的作用机制(了解)。

2. 临床知识

1) 上消化道出血的问诊方法(掌握)。
2) 上消化道出血的临床表现及体格检查重点(掌握)。

3）上消化道出血的诊断方法与鉴别诊断（掌握）。

4）上消化道出血的病因（掌握）。

5）上消化道出血的急诊处理及治疗（掌握）。

6）消化性溃疡的分类、内镜下分期与分级（熟悉）。

7）幽门螺杆菌及其与消化性溃疡的关系（掌握）。

8）消化性溃疡的并发症（掌握）。

3. 人文关怀部分

1）如何与患者及家属沟通（掌握）。

2）如何对消化性溃疡患者进行饮食及心理指导（熟悉）。

3）如何帮助酗酒患者进行心理建设（熟悉）。

第二节　首次接触患者

一、概述

1. 如何对待首次接诊的患者

进行自我介绍，初步了解患者基本情况，初步获得患者信任。

2. 如何采集病史信息

当我们接诊患者，采集病史时会获得很多信息，所以正确对待病史信息是判断疾病的第一步。我们需学会通过有条理的专业问诊，获取用于诊断的必要信息，追问患者未主动提供的必要信息，同时剔除对诊断治疗无帮助的信息。

3. 现病史所需信息

发病诱因，主要症状，相关症状，用于鉴别的症状，发病时间，发病一般情况，发病后就诊、治疗情况及治疗效果。

4. 其他信息

与疾病相关的既往疾病、烟酒史、家族史及生活习惯是重点。

二、学习目标

1. 对消化道出血的患者能进行针对性的问诊。

2. 能判断患者提供的有效信息和无效信息，并根据相关信息做出初步诊断。

三、案例情景

患者入院后，医生首先对患者进行了详细的问诊，患者提供了自己发病的基本情况。

1. 基本资料

病案号：249732	出生地：上海市
性　别：男	职　业：退休人员
年　龄：57 岁	民　族：汉族

2. 患者提供病史

我退休前是个机关干部，应酬比较多，每天能喝半斤白酒，退休后生活比较闲适，平时搓搓麻将，到公园里打打太极拳，应酬少了，白酒基本不喝了，有时还喝点黄酒，每顿喝3~4两，我觉得喝点黄酒胃里暖暖的，心情也变好了。但老伴不喜欢我喝酒，因为我一喝酒就吃饭吃得少了，她觉得伤身体。近3年，我平时经常有肚子隐痛的情况，但吃点东西就能好，自己有时候吃点胃药，也没去看医生。入院前两天晚上，我看球赛看得很晚，看得高兴了还喝了点小酒，后来就觉得肚子很痛，晚上和饿的时候明显，吃点东西就好了，入院前一天因为老觉得饿，所以上午10点吃了点黑芝麻糊当点心，结果大便颜色就成了黑的，不成形，呈糊状，开始觉得是吃东西的关系，就特意只喝了点粥，结果下午又解了次大便，还是黑的，老伴觉得我肯定是胃出血了，就来医院就诊了。

门诊医生一听我说大便黑色，就给我量了血压，血压还好，去验了血，验了大便，结果：粪便常规−，隐血＋＋＋；血常规提示：血小板计数 $272×10^9/L$，中性粒细胞百分率79.2%，白细胞计数 $16.36×10^9/L$，红细胞计数 $4.30×10^{12}/L$，血红蛋白 129.0 g/L。

有吸烟史20余年，20 支/d。黄酒 150~200 mL/d。

家里没有人有胃病。母亲有乙肝小三阳。

四、案例思考

1. 如何对该患者提供的信息进行取舍

1) 已获得的必要信息：①诱因：劳累，饮酒；②主要症状：腹痛，黑便；③主要检查结果：粪隐血＋＋＋；④既往无消化道症状及疾病史。

2) 须追问的必要信息：①有无其他诱因（如食用刺激性食物、非甾体类抗炎药等）；②重要的阳性主诉：黑便的量大概有多少（可用小碗比画），腹痛的部位、性质，与进食关系；③重要的阴性主诉：如有无呕吐、呕血；④重要的伴随症状：如头晕、乏力、出冷汗，有无胸闷、心悸、气促，有无黑矇、晕厥，尿量如何（可进一步判断患者出血量）；⑤可用于鉴别诊断的伴随症状：如皮肤有无发黄，有无咳嗽咳痰，近期体重有无减轻；⑥入院前用药及治疗效果；⑦既往有无发现肝功能异常，是否检测过乙肝两对半。

3) 须剔除的混淆信息：吃了黑芝麻糊。学生需掌握可能导致黑便的食物如动物血、黑芝麻等食物或服用铁剂、铋剂、碳粉等药物，可根据有无大便隐血区分。

2. 初步诊断思路

腹痛，黑便，大便隐血阳性→消化道出血→消化道出血定位（上消化道出血还是下消化道出血)→消化道出血病因(鉴别诊断)。

3. 正确采集分析病史须掌握的知识点

1) 除了消化道出血还有哪些原因可以导致黑便

(1) 需鉴别咯血与呕血。

(2) 口、鼻、咽喉、齿龈出血的吞入。

(3) 食物影响:如夏天吃大量西瓜和西红柿后可以使大便颜色变红,食用动物血、黑芝麻后大便颜色可发黑。

(4) 药物影响:服用铁剂、铋剂、炭粉等药物。

2) 如何区分上、下消化道出血

(1) 呕血:是上消化道出血的特征性表现。出血部位在幽门附近,出血量大者常有呕血,出血量少则可无呕血。出血速度慢,呕血多呈棕褐色或咖啡色;短期出血量大,血液未经胃酸充分混合即呕出,则为鲜红或有血块。

(2) 黑便:全消化道均有可能。多见于上消化道出血、高位小肠出血乃至右半结肠出血,如血在肠腔停留较久,大便亦可呈柏油样。

(3) 便血:多为中消化道出血或下消化道出血的临床表现。上消化道出血量>1 000 mL,可有便血,大便呈暗红色血便甚至鲜红色。

3) 上消化道出血常见的疾病(采集鉴别症状的思路)

(1) 消化性溃疡伴出血。

(2) 门静脉高压所致的食管胃底静脉曲张破裂出血。

(3) 急性胃黏膜病变伴出血。

(4) 胃癌伴出血。

(5) 食管下段-贲门黏膜撕裂综合征。

4) 出血严重程度的估计和周围循环状态的判断

每日出血量 5~10 mL,粪隐血(+);每日出血量 50~100 mL,可出现黑便。胃内储血量 250~300 mL,可引起呕血;一次出血量<400 mL,可不引起全身症状;一次出血量 400~500 mL,可出现全身症状;短期出血>1 000 mL,可出现周围循环衰竭表现(表 7-1)。

表 7-1 不同程度失血的表现

出血程度	症状	血压	脉搏/(次·min^{-1})	尿量	出血量/mL	占全身总血量
轻度	皮肤苍白、头晕畏寒	正常	正常或稍快	减少	<500	10%~15%
中度	冷汗、四肢湿冷、眩晕、口干、心悸	下降	100~110	明显减少	800~1 000	20%
重度	烦躁不安、出冷汗、四肢厥冷、呼吸急促、意识模糊	显著下降	>120	尿少或尿闭	>1 500	30%

第三节 体格检查

一、概述

1. 如何对待体格检查

体格检查是疾病诊断与病情评估的重要一步,在对疾病有初步概念的情况下,进行针对性的体格检查能够帮助我们进一步明确诊断与评估病情,对下一步检查与治疗至关重要。

2. 体格检查中的人文关怀

在体格检查中,保护患者的隐私及注重患者的感受非常重要,注重这些细节可以帮助我们进一步取得患者的信任。

二、学习目标

1. 对消化道出血的患者能进行针对性的体格检查。
2. 能在体格检查中体现对患者的人文关怀。

三、案例情景

在完成了病史的采集后,医生对患者进行了详细的体格检查。

> P 102次/min,BP 106/55 mmHg,无贫血貌,腹部正常,无胃肠型及蠕动波,腹部柔软,无液波震颤,无震水音,未触及腹部肿块。全腹无压痛,无反跳痛,无肌紧张。肝脏肋下未及。脾脏未及。移动性浊音阴性,肠鸣音正常。

四、案例思考

1. 一般体格检查

一般体格检查对消化道出血的患者非常重要,根据患者的一般情况及基本生命体征可评估患者的出血量及全身血容量情况。

1) 一般情况:神志是否清楚,对答是否切题,精神状态如何,个体发育情况(体型正常,或是消瘦/肥胖),有无贫血貌(舌、甲床情况,皮肤或结膜是否苍白),肢体温暖还是湿冷,瞳孔反射情况。

2) 测量血压、脉搏、呼吸频率。

3) 触诊淋巴结有无肿大,皮肤巩膜有无黄染,有无肝掌及蜘蛛痣,皮肤有无瘀点、瘀斑(有助于鉴别诊断)。

4) 肺部及心脏听诊。

2. 专科体格检查

专科体格检查有助于判断病情及鉴别诊断。

1）腹部视诊：腹部是否平坦，有无隆起或凹陷，有无胃肠型及蠕动波，腹壁有无静脉曲张。

2）腹部听诊：肠鸣音有无亢进或减弱（可用于判断是否有再次活动性出血可能），胃振水音是否阳性（可用于判断有无胃内积血）。

3）腹部触诊：能否扪及腹部包块，腹部有无局限性压痛（压痛部位多与溃疡位置基本相同），有无肌卫及反跳痛，肝脏有无肿大及质地（是否存在肝脏病变），脾脏有无肿大（是否存在门静脉高压可能）。

4）腹部叩诊：移动性浊音是否阳性。

第四节 初 步 诊 治

一、概述

1. 下一步检查的内容：根据疾病的诊断、鉴别诊断及病情严重程度选择。
2. 下一步检查的时机：根据患者的病情变化随时调整。
3. 行特殊检查前必须对患者能否耐受检查进行评估。
4. 所有检查与治疗均以维持患者稳定的生命体征为原则。

二、学习目标

1. 掌握急性消化道出血患者有哪些需要即刻检查的血液学指标。
2. 能合理安排急性消化道出血患者的特殊检查。能确定下一步明确诊断的方法，选择胃镜、肠镜还是血管造影。
3. 能有效判断患者是否存在活动性出血。
4. 能确定胃镜检查的合适时机。有效完善胃镜检查前的准备。
5. 了解胃镜下消化性溃疡的分期与分级。

三、案例情景

入院以后，患者又出现了反复解黑便，每次200～300 g，并有头晕、心悸，无腹痛，无呕吐、呕血，在予补液扩容，急查部分血液学指标，完善了心电图和B超检查后，当天即安排了胃镜检查，并在镜下做了相应治疗并取了活检，同时明确了诊断。

1. 实验室检查
2013-11-22 DIC筛查：凝血酶原时间测定11.8 s，凝血酶时间测定16.0 s，凝血酶时间对照16.0 s，纤维蛋白（原）降解产物0.9 μg/mL，APTT测定值20.6 s，凝血酶原时间对照 11.8 s,INR 1.03,抗凝血酶Ⅲ活性 84.20%,D-二聚体 0.380 mg/L FEU,APTT 对照 27.0 s,纤维蛋白原 3.200 g/L。

2013-11-22　中性粒细胞百分率 62.4%,C 反应蛋白 6 mg/L,红细胞计数 3.48×10^{12}/L,白细胞计数 11.70×10^9/L,血小板计数 222.0×10^9/L,血红蛋白 103.0 g/L,红细胞沉降率测定 10 mm/h,红细胞比积 30.5%。

2013-11-22　葡萄糖测定、电解质、肝功能、肾功能、血脂四项:总蛋白 51 g/L,甘油三酯 2.22 mmol/L,总胆固醇 3.38 mmol/L,总胆汁酸 0.4 μmol/L,前白蛋白 242 mg/L,磷 0.79 mmol/L,镁 0.96 mmol/L,低密度脂蛋白 2.07 mmol/L,乳酸脱氢酶 126 U/L,钾 4.33 mmol/L,高密度脂蛋白 0.76 mmol/L,葡萄糖 6.61 mmol/L,球蛋白 18 g/L,γ-谷氨酰转肽酶 18 U/L,铁 16.7 μmol/L,直接胆红素 3.3 μmol/L,肌酐 94 μmol/L,钠 139.0 mmol/L,二氧化碳 23.2 mmol/L,氯 106.6 mmol/L,钙 2.00 mmol/L,总胆红素 12.4 μmol/L,尿素氮 9.30 mmol/L,谷草转氨酶同工酶 4 U/L,谷草转氨酶 11 U/L,尿酸 317 μmol/L,谷丙转氨酶 10 U/L,碱性磷酸酶 46 U/L,白蛋白 33 g/L,白球比 1.8。

2013-11-22　乙肝两对半:乙肝表面抗体 阴性,乙肝 e 抗原 阴性,乙肝 e 抗体 阴性,乙肝核心抗体 阳性,乙肝表面抗原 阴性。

2013-11-22　肿瘤标志物:糖类抗原 2 426.84 IU/mL,糖类抗原 505.69 IU/mL;甲胎蛋白 3.61 ng/mL,癌胚抗原测定 7.55 ng/mL,FPSA/TPSA 29%,糖类抗原 72-4 1.38 U/mL,糖类抗原 19-9 6.85 U/mL,游离前列腺特异抗原 0.232 ng/mL,总前列腺特异抗原 0.789 ng/mL。

2. 辅助检查结果

2013-11-22　急诊胃镜:胃体上段溃疡,性质待定,十二指肠球部溃疡(A1),球腔畸形,幽门松弛,慢性浅表性胃窦炎伴糜烂(图 7-1)。

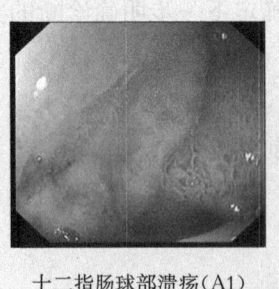
十二指肠球部溃疡(A1)

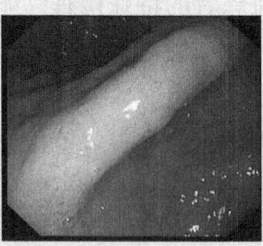
胃角

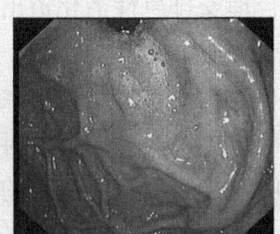
胃底

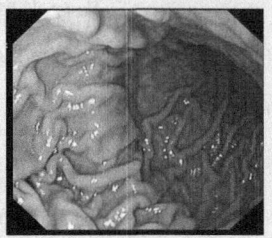
胃体

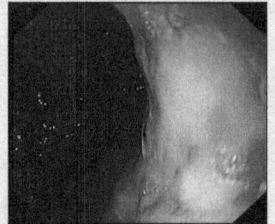
胃体溃疡

图 7-1　胃镜下表现

四、案例思考

1. 首次就诊的活动性消化道出血患者有哪些急诊检查项目

1）血液学检查：血常规、凝血时间可用于评估出血量及再出血风险，同时检测血常规可帮助判断有无活动性出血。同时血常规检查可排除部分血液系统疾病。

2）对有消化道大出血，病因不明的患者可行急诊 B 超，了解肝脏情况及门脉情况以排除静脉曲张破裂出血。

2. 消化道出血患者有哪些一般检查项目

1）肝肾功能、乙肝两对半检查：对鉴别肝脏及肾脏相关疾病出血有一定意义。

2）肿瘤标志物：用于排除胃肠道肿瘤导致的消化道出血。了解各肿瘤标志物的意义。

3）心肺相关检查：根据患者一般情况选择，以评估患者基本情况及耐受下一步检查可能性，同时行肺部检查（胸片或胸部 CT 可有效排除咯血所致黑便的相关疾病）。

4）腹部 B 超或腹部 CT：用于排除肝胆胰相关出血。

3. 引起上消化道出血的疾病有哪些

1）上消化道疾病

食管疾病：食管静脉曲张破裂、食管癌、食管异物、食管下段-贲门黏膜撕裂综合征（Mallory-Weiss syndrome）、食管裂孔疝等。

胃及十二指肠疾病：消化性溃疡；胃泌素瘤（Zollinger-Ellsion 综合征）；急性胃黏膜损伤；胃癌；胃血管异常[血管瘤、动静脉畸形、胃黏膜下恒径动脉破裂（Dieulafoy 病变）等]；其他肿瘤（平滑肌瘤、平滑肌肉瘤、息肉、淋巴瘤）。

2）门静脉高压引起的食管胃底静脉曲张破裂或门静脉高压性胃病

3）上消化道邻近器官或组织疾病

胆道出血；胰腺疾病累及十二指肠；动脉瘤破入食管、胃或十二指肠；纵隔肿瘤或脓肿破入食管。

4）全身性疾病

血管性疾病（过敏性紫癜、遗传性出血性毛细血管扩张等）；血液病（血友病、血小板减少性紫癜、DIC 等）；尿毒症（结缔组织病、结节性多动脉炎、系统性红斑狼疮等）；急性感染（流行性出血热、钩端螺旋体病等）；应激相关胃黏膜损伤。

4. 上消化道出血的病因诊断方法

1）胃镜：是上消化道出血首选的诊断方法，如患者有呕血或呕咖啡色液体多考虑为上消化道出血，首选胃镜检查。如患者有黑便，应结合患者伴随症状，如考虑上消化道出血可能性大者亦先行胃镜检查。像本例患者，有明确饥饿痛病史，故考虑溃疡伴出血可能性大，选择胃镜检查。

2）上消化道钡餐：主要适用于有胃镜检查禁忌证或不愿进行胃镜检查者，对经胃镜检查出血原因未明，怀疑病变在十二指肠降段以下小肠段患者，则有特殊诊断价值，检查一般在出血停止数天后进行。

3）其他：选择性动脉造影，放射性核素锝-99 m 标记红细胞扫描，胶囊内镜及小肠镜检查等。

4）须排除的疾病：呼吸道出血；口、鼻、咽喉部出血；进食引起的黑便（如动物血、炭粉、含铁剂、铋剂等）。如无消化道疾病可能，仍须进一步排除消化道邻近组织病变，如胆胰及全身疾病。

5. 如何选择胃镜检查时间，何时须行急诊胃镜检查

1）胃镜检查的时机由患者病情严重程度及耐受情况决定。

2）胃镜检查的前提条件为患者生命体征可耐受检查过程。

3）在患者一般条件允许的情况下，原则上应尽早完成胃镜检查，因为胃镜本身除了诊断病因，在内镜下亦可行止血治疗。

4）急诊胃镜指征：急性上消化道出血病因及出血部位不明，可在 24 h 内行内镜检查。

6. 患者出现哪些情况不适宜内镜检查

如心率>120 次/min，收缩压<90 mmHg 或较基础收缩压降低>30 mmHg、血红蛋白<50 g/L 等，应先迅速纠正循环衰竭，待血红蛋白上升至 70 g/L 后再行检查。危重患者行内镜检查时应进行血氧饱和度和心电、血压监护。

7. 了解内镜下溃疡分期与分级

内镜下溃疡可分为三个病期，每一病期又可分为两个阶段。

1）活动期（A 期）：为发病的初始阶段，溃疡边缘炎症、水肿明显，组织修复尚未发生。A1 期：溃疡基底部蒙有白色或黄白色厚苔，周边黏膜充血水肿；A2 期：周边黏膜充血水肿开始消退，四周出现再生上皮所形成的红晕（图 7-2）。

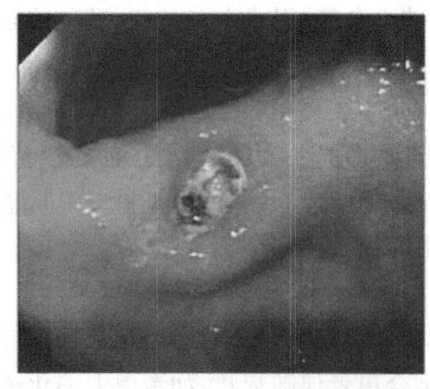 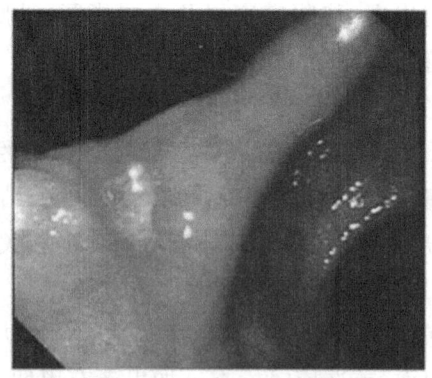

A1 期　　　　　　　　　　　A2 期

图 7-2　胃角溃疡

2）愈合期（H 期）：此期溃疡缩小，炎症消退，再生上皮及皱襞集中明显。H1 期：溃疡缩小变浅，苔变薄，四周再生上皮所形成的红晕向溃疡围拢；H2 期：溃疡面几乎被再生上皮覆盖,黏膜皱襞更加向溃疡集中(图7-3)。

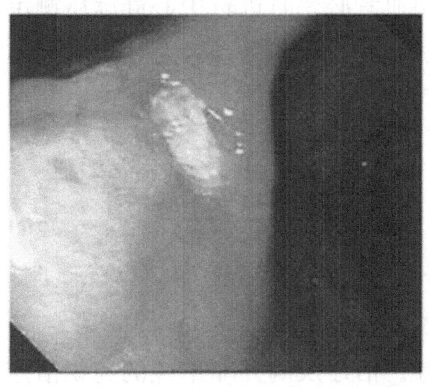
H1期

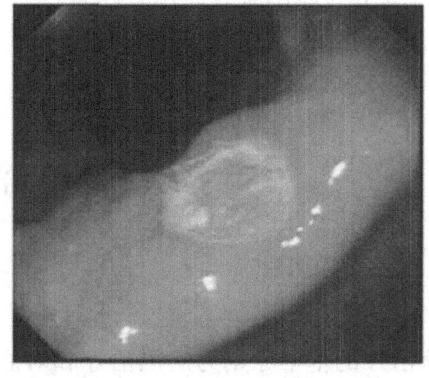
H2期

图7-3 胃角溃疡

3) 瘢痕期(S期):此期溃疡已完全修复。S1期:溃疡基底部的白苔消失,呈现红色瘢痕。S2期:再生上皮增厚,红色消失,转变为白色瘢痕(图7-4)。

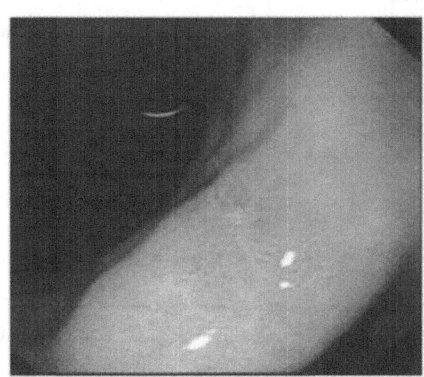
S1期

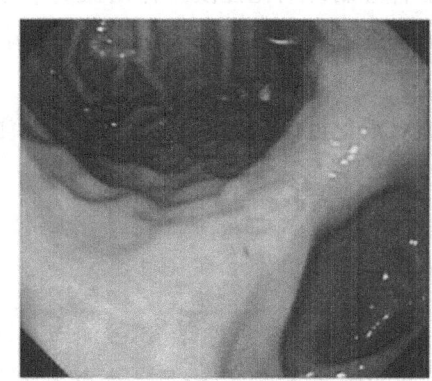
S2期

图7-4 胃角溃疡

Forrest分级法:Ⅰa级为溃疡底部动脉喷射性出血;Ⅰb级为溃疡底部和(或)周边渗血;Ⅱa级无活动性出血的血管显露;Ⅱb级血凝块形成而无活动性出血;Ⅲ级有溃疡而无出血征象。

8. 如何判断是否存在活动性出血

1) 记录呕血、黑便和便血的频率、颜色、性质、次数和总量,定期复查红细胞计数、血红蛋白、红细胞压积(hematocrit,HCT)与血尿素氮等,需要注意HCT在24~72 h后才能真实反映出血程度。推荐对活动性出血或重度急性非静脉曲张性上消化道出血患者应插入胃管,以观察出血是否停止。

2) 监测意识状态、脉搏和血压(注意排除服用β受体阻滞剂或抗胆碱能药物对脉搏和血压的影响)、肢体温度、皮肤和甲床色泽、周围静脉特别是颈静脉充盈情况、尿量、肠鸣音等,意识障碍和排尿困难者需留置尿管,危重大出血者必要时进行中心静脉压测定,老年患者常需心电、血氧饱和度、呼吸监护。

第五节 治疗经过

一、概述

疾病治疗的基本原则为病因治疗和对症治疗。治疗疾病并非单纯的药物治疗,还须包括健康指导、心理疏导,及人文关怀等更高层次的综合治疗。

二、学习目标

1. 能正确评估患者出血是否停止。

2. 能合理制订消化性溃疡伴出血的治疗方案。

3. 如果患者仍有活动性出血,能及时调整治疗方案,包括合适的内镜下治疗或外科介入治疗。

4. 能对消化道出血患者进行合理的饮食、心理指导。

三、案例情景

1. 入院医嘱

> 1) 胃肠内科二级护理,禁食,监测血压、心率;完善胃镜、腹部 B 超、凝血时间、^{13}C 呼气试验、肝肾功能、肿瘤标志物检查,查血清铁、铁蛋白、叶酸、维生素 B_{12} 评估贫血情况。
> 2) 抑酸护胃:注射用埃索美拉唑钠 40 mg 静滴 bid。
> 3) 补充造血原料:蔗糖铁注射液 100 mL 静滴 qd(慢)。
> 4) 止血:凝血酶冻干粉 400 u 口服 q8 h,蛇毒血凝酶(速乐涓)1 u q6h 静推。
> 5) 补液支持治疗:氯化钾、葡萄糖、氨基酸、维生素。

2. 住院经过

入院第 4 d,患者解糊状黑便 2 次,量约 300 g,家属很紧张,围着医生问询,是不是血还没止住?是不是没有用最好的药啊?医生仔细检查,患者神志清楚,反应良好,四肢温暖,血压 115/75 mmHg,心率 90 次/min,腹部无压痛,肠鸣音 3 次/min。医生问患者有什么不舒服,患者也没觉着哪里不好。医生判断,患者所解黑便应该是肠道内的宿便,而非活动性出血,不过要密切观察,随访血常规、粪隐血等。之后患者大便逐步转黄,粪隐血阴性,平稳出院。

3. 出院医嘱

1) 饮食清淡，忌油腻刺激食物，分餐，注意休息，观察大便情况及腹部症状，门诊复查血常规、粪常规+粪隐血，1个月后复查胃镜。

2) 制酸：埃索美拉唑(耐信)20 mg bid 口服，铝碳酸镁咀嚼片(达喜)1 g tid 嚼服(抗 HP 治疗后连续服用 1 个月)。

3) 患者呼气试验阳性，予三联抗幽门螺杆菌(HP)1 周，方案：埃索美拉唑(耐信)20 mg bid 口服，左氧氟沙星 0.2 g bid 口服，克拉霉素 0.5 g bid 口服。

4) 抗 HP 治疗 1 个月后复查呼气试验。

四、案例思考

1. 消化道出血患者的对症治疗关键

为维持生命体征平稳，应根据患者血压、心率、中心静脉压、血红蛋白情况进行补液扩容，改善循环，纠正贫血。

2. 消化性溃疡的病因治疗

消化性溃疡的治疗关键为制酸，治疗幽门螺杆菌感染。

1) 抑酸治疗

目前推荐的方法是：质子泵抑制剂(proton pump inhibitor, PPI)"80+8"方法。以耐信为例，具体方法是：耐信 80 mg 加生理盐水 100 mL 快速静滴(30 min 内滴完)，并以 8 mg/h 维持 24～48 h。"80+8"的方法能可靠地控制胃内 pH 值，延长胃内 pH>6 的时间，可显著降低溃疡黏膜中的纤维蛋白溶解活性，稳定血凝块，使消化性溃疡并发出血时能及时止血，还可以降低患者的再出血率及手术率。PPI"80+8"给药法维持胃内 pH>6 的持续时间和恒定性优于间断给药法。

2) 抗 HP 治疗

治疗方案的选择原则是：①采用联合用药方法；②幽门螺杆菌的根除率>80%，最好在 90% 以上；③无明显副作用，患者耐受性好；④患者经济上可承受。

目前国内外常用的抗幽门螺杆菌方案是四联疗法：即一种质子泵抑制剂或铋剂加上两种抗生素，疗程一般 2 周。常用的抗生素为阿莫西林、克拉霉素、甲硝唑、左氧氟沙星、替硝唑、四环素等。判断幽门螺杆菌感染的治疗效果应根据幽门螺杆菌的根除率，而不是清除率。根除是指治疗终止后至少在 1 个月后，通过细菌学、病理组织学或同位素示踪方法证实无细菌生长。

3. 内镜治疗和外科治疗

消化性溃疡除内科治疗外，内镜治疗和外科治疗亦非常重要。

1) 内镜治疗：包括药物喷洒，内镜下局部药物注射，机械止血法，热凝固法。

2) 外科治疗：内科保守治疗无效或病理证实为恶性溃疡可考虑行外科治疗。

4. 及时调整治疗方案

治疗过程并非一成不变，须根据患者的病情变化及时调整治疗方案，须学会有效判断消化道出血是否停止的方法。

估计上消化道出血是否停止，是确立诊断后需要解决的问题，它可以证实内科治疗是否有效。下列情况提示出血可能停止：①经数小时观察，无新的呕血与便血，且血压、脉搏平稳者提示出血停止；②一次上消化道出血后48 h之内未再有新的出血，出血可能停止；③自然状态良好者。

有下列迹象，应认为有继续出血或再出血：①反复呕血或黑便次数增多，粪质稀薄，甚至呕血转为鲜红色、黑便呈暗红色，伴有肠鸣音亢进；②有周围循环衰竭的表现，如经补液输血而血容量未见明显改善或虽有好转而又恶化，经快速补液输血，中心静脉压仍有波动，稍稳定又再下降；③红细胞计数、血红蛋白测定与红细胞压积继续下降，网织红细胞计数持续增高；④补液与尿量足够的情况下，血尿素氮持续或再次增高。如果出现以上情况，考虑消化道出血在持续，应该及时予以处理。

5. 其他治疗

消化道疾病与患者的生活习惯、精神因素密切相关，学会与患者沟通，疏导心理问题，给予正确的健康生活方式指导和饮食指导是治疗的重要一环。

1）不吃刺激性大的食物：应告知患者戒烟戒酒，禁吃过甜、过酸、过咸、过热、生、冷、硬的食物。甜食可增加胃酸分泌，刺激溃疡面加重病情；过热食物也会刺激溃疡面，引起疼痛，甚至使溃疡面血管扩张而引起出血；辛辣食物会刺激溃疡面，使胃酸分泌增加；过冷、过硬的食物不易消化，可加重病情。

2）加强营养：应选用易消化，含足够热量、蛋白质的食物，如稀饭、细面条、牛奶、软米饭、豆浆、鸡蛋、瘦肉、豆腐和豆制品；以及富含A、B族维生素、维生素C的食物，如新鲜蔬菜和水果等。这些食物可以增强机体抵抗力，有助于修复受损的组织和促进溃疡愈合。

3）限制多渣食物：应避免吃油炸食物以及含粗纤维较多的芹菜、韭菜、豆芽、火腿、腊肉、鱼干及各种粗粮。这些食物不仅粗糙不易消化，还会引起胃液大量分泌，加重胃的负担，但经过加工制成菜泥等易消化的食物后则可以食用。

4）制订合理的饮食制度：吃饭定时定量，细嚼慢咽，少说话，不看书报，不看电视，保持精神愉快。在溃疡活动期，以进食流质或半流质、易消化、富有营养的食物为好。

5）保持心情愉快，减少自我压力，学会自我疏导。

第六节 案例总结及评估

该部分由案例学习者自行完成

一、案例总结

主诉：

确诊诊断：

主要鉴别诊断及依据：

二、对该疾病认知的自我评估（如为部分掌握或掌握情况不理想请说明原因）

自我评估内容	完全掌握	部分掌握	掌握情况不理想
消化道出血问诊重点及方法			
消化道出血体格检查方法、关注点			
消化道出血的诊断与鉴别诊断			
消化性溃疡的类型及内镜下分期			
上消化道出血的治疗原则、用药			
消化性溃疡的治疗原则及用药			
幽门螺杆菌感染的治疗方法及指征			
消化性溃疡患者的出院随访内容及饮食指导			

（徐斐）

案例八 消化系统案例——胃癌

第一节 概述

一、案例学习对象

临床医学4年级学生。

二、学习者角色

1. 临床医生角色
学习者首先须被定位为案例中患者的主诊医生。

2. 临床病例学习者角色
在具体案例中学习相关疾病的基础知识,临床知识及医患沟通技巧,人文关怀方法。

三、学习前准备

1. 复习胃的解剖知识。
2. 复习胃癌相关的诊断学知识。
3. 复习胃癌的外科学和细胞生物学知识。

四、学习目标

1. 基础知识
1) 胃的解剖情况(掌握)。
2) 胃癌转移途径及其机制(了解)。

2. 临床知识
1) 胃癌的问诊方法(掌握)。
2) 胃癌的临床表现及体格检查重点(掌握)。

3）胃癌的诊断方法与鉴别诊断（掌握）。
4）胃癌的病因和流行病学（掌握）。
5）胃癌的外科治疗与综合治疗（掌握）。
6）胃癌的临床与病理分期，内镜下表现（熟悉）。
7）胃大部切除术后并发症（掌握）。
8）胃癌的生物学治疗现状和进展（了解）。

3. 人文关怀部分

1）如何与患者及家属沟通（掌握）。
2）如何对胃癌患者进行心理指导（熟悉）。
3）如何帮助胃癌手术后患者进行心理建设（熟悉）。

第二节　首次接触患者

一、概述

1. 如何对待首次接诊的患者

进行自我介绍，初步了解患者基本情况，初步获得患者信任。

2. 如何采集病史信息

当我们接诊患者，采集病史时会获得很多信息，所以正确对待病史信息是判断疾病的第一步。我们需学会通过有条理的专业问诊，获取用于诊断的必要信息，追问患者未主动提供的必要信息，同时剔除对诊断治疗无帮助的信息。

3. 现病史所需信息

发病诱因，主要症状，相关症状，用于鉴别的症状，发病时间，发病一般情况，发病后就诊、治疗情况及治疗效果。

4. 其他信息

与疾病相关的既往疾病、烟酒史、家族史及生活习惯是重点。

二、学习目标

1. 对胃癌患者能进行针对性的问诊。
2. 能判断患者提供的有效信息和无效信息，并根据相关信息做出初步诊断。

三、案例情景

患者入院后，医生首先对患者进行了详细的问诊，患者提供了自己发病的基本情况。

1. 基本资料

病案号：5205112　　　　　　　　出生地：四川省
性　别：男　　　　　　　　　　　职　业：快递员
年　龄：46 岁　　　　　　　　　 民　族：汉族

2. 患者病史

我因为工作的原因,每天白天比较忙,没有节假日,早饭吃豆浆馒头,中午和晚上基本上不按时吃饭,喜欢吃腌制品和泡菜。休息的时候和同事们抽几根烟,一天大概半包,偶尔也喝点白酒,量不固定,每次 2～3 两。近 3 月来经常有胃隐痛,大便有时候发黑,没有注意,也没去看医生。瘦了 10 斤。最近一周胃痛频繁,吃东西以后也没有明显减轻,一起合租的同事就劝我来医院检查下。

门诊医生了解了下情况,给我量了血压,基本正常,病历上有记录,去验了血,验了大便,结果：粪便隐血++,血常规提示：血小板计数 $250\times10^9/L$,中性粒细胞百分率 68.7%,白细胞计数 $9.95\times10^9/L$,红细胞计数 $3.45\times10^{12}/L$,血红蛋白 100 g/L。做了个没打麻醉的胃镜,结果是胃角溃疡,性质待定。

有吸烟史 10 余年,10 支/d。偶尔喝酒,量不多。

父亲 5 年前因胃癌去世。母亲在四川老家,身体好。

四、案例思考

1. 如何对该患者提供的信息进行取舍

1）已获得的必要信息：①诱因：劳累、饮食习惯、喝酒、吸烟；②主要症状：胃痛；③主要检查结果：粪便隐血++,胃镜提示胃角溃疡；④既往无消化道疾病史,父亲因胃癌去世。

2）须追问的必要信息：①有无其余诱因（如刺激性食物等）；②重要的阳性主诉：胃痛的性质、持续时间、与进食关系,第一次黑便的具体时间、黑便的次数、每次量大概有多少及阴性主诉（如有无呕吐,呕血）；③重要伴随症状：如腹胀、腹泻、头晕、乏力,有无胸闷、心悸、气促,有无黑矇、晕厥；④可用于鉴别诊断的伴随症状,如皮肤有无发黄,有无咳嗽咳痰；⑤入院前用药及治疗效果；⑥既往有无外伤、手术等病史,有无肿瘤病史。

2. 初步诊断思路

中年男性,黑便,腹痛,消瘦→粪便隐血++,贫血,胃癌家族史→消化道出血,胃镜显示胃角溃疡→结合一般情况、家族史、鉴别诊断,胃恶性溃疡合并出血可能大。

3. 正确采集分析病史须掌握的知识点

1）除了消化道出血还有哪些原因可以导致黑便：①呼吸道的出血：与咯血鉴别；②口、鼻、咽喉、齿龈出血的吞入；③食物影响：如夏天吃大量西瓜和西红柿后大便颜色会变红,食用动物血、黑芝麻后大便颜色可发黑；④药物影响：服用铁剂、铋剂、炭粉等。

2) 上消化道出血常见的疾病：①消化性溃疡伴出血；②急性胃黏膜病变伴出血；③胃癌伴出血；④食管下段-贲门黏膜撕裂综合征。

3) 上腹痛：①腹痛的起病情况，有无诱因、加重或者缓解的因素；②腹痛的性质与疼痛的严重程度；③腹痛的时间：空腹疼痛，进食有无改变等；④腹痛的伴随症状：有无伴随发热、寒战，有无伴随黄疸，有无休克等。

第三节 体格检查

一、概述

1. 如何对待体格检查

体格检查是疾病诊断与病情评估的重要一步，在对疾病有初步概念的情况下，进行针对性的体格检查能够帮助我们进一步明确诊断与评估病情，对下一步检查与治疗至关重要。

2. 体格检查中的人文关怀

在体格检查中，保护患者的隐私及注重患者的感受非常重要，注重这些细节可以帮助我们进一步取得患者的信任。

二、学习目标

1. 对胃癌患者能进行针对性的体格检查。

2. 能在体格检查中体现对患者的人文关怀。

三、案例情景

在完成了病史的采集后，医生对患者进行了详细的体格检查。

1. 体格检查

> P 90次/min，BP 105/65 mmHg，贫血貌，皮肤巩膜无黄染，锁骨上淋巴结未及肿大，腹部平，无胃肠型及蠕动波，腹部柔软，无液波震颤，无震水音，未触及腹部肿块。全腹无压痛，无反跳痛，无肌紧张。肝脏肋下未及。脾脏未及。移动性浊音阴性。肠鸣音正常。肛门指检无异常。

四、案例思考

1. 一般体格检查非常重要，有助于判断肿瘤患者的精神、营养等一般状态

1) 一般情况：神志是否清楚，对答是否切题，精神状态如何，个体发育情况（体型正常，或是消瘦/肥胖),有无贫血貌(舌,甲床情况,皮肤或结膜是否苍白),肢体温暖还是湿冷,瞳孔反射情况。

2) 测量血压、脉搏、呼吸频率。

3) 触诊淋巴结有无肿大,皮肤巩膜有无黄染,有无肝掌及蜘蛛痣,皮肤有无瘀点瘀斑(有助于鉴别诊断)。

4) 肺部及心脏听诊。

2. 专科体格检查有助于判断疾病活动度及鉴别诊断

1) 腹部视诊:腹部是否平坦,有无隆起或凹陷,有无胃肠型及蠕动波,腹壁有无静脉曲张。

2) 腹部听诊:肠鸣音有无亢进或减弱(可判断是否有再次活动性出血可能),胃振水音是否阳性(可判断有无胃内积血)。

3) 腹部触诊:能否扪及腹部包块,腹部有无局限性压痛(压痛部位多与溃疡位置基本相同),有无肌卫及反跳痛,肝脏质地及有无肿大(是否存在肝脏病变),脾脏有无肿大(是否存在门静脉高压可能)。

4) 腹部叩诊:移动性浊音是否阳性。

第四节 初步诊治

一、概述

1. 下一步检查的内容:根据疾病的诊断、鉴别诊断及病情严重程度进行选择。

2. 下一步检查的时机:根据患者的病情变化随时调整。

3. 行特殊检查时必须对患者能否耐受检查进行评估。

4. 所有检查与治疗均以维持患者稳定的生命体征为原则。

二、学习目标

1. 掌握胃癌患者有哪些需要即刻检查的血液学指标。

2. 能对胃癌患者合理安排特殊检查。能正确决定下一步诊断的方法:CT、MRI还是PET-CT。

3. 胃镜下判断良恶性溃疡。

三、案例情景

入院以后,患者限期进行了胃癌根治术,术后患者恢复顺利。

1. 实验室检查结果

2020-04-22　血细胞分析：血小板计数 $250×10^9$/L，中性粒细胞百分率 68.7%，白细胞计数 $9.95×10^9$/L，红细胞计数 $3.45×10^{12}$/L，血红蛋白 100 g/L；粪便隐血＋＋；尿常规正常。

2020-04-22　总蛋白 65 g/L，前白蛋白 129 mg/L，白蛋白 39 g/L，钾 4.02 mmol/L，葡萄糖 6.05 mmol/L，γ-谷氨酰转肽酶 22 U/L，直接胆红素 2.7 μmol/L，肌酐 77 μmol/L，钠 143.0 mmol/L，二氧化碳 23.2 mmol/L，氯 106.1 mmol/L，总胆红素 4.8 μmol/L，尿素氮 5.20 mmol/L，谷丙转氨酶 10 U/L，碱性磷酸酶 78 U/L。

2020-04-22　肿瘤标志物：甲胎蛋白 3.61 ng/mL，癌胚抗原测定 5.55 ng/mL，糖类抗原 19-9 6.85 U/mL，游离前列腺特异抗原 0.232 ng/mL。

2020-04-22　凝血酶原时间测定 11.8 s，凝血酶时间测定 16.0 s，凝血酶时间对照 16.0 s，纤维蛋白(原)降解产物 2.8 μg/mL，APTT 测定值 27.6 s，凝血酶原时间对照 11.8 s，INR 1.03，抗凝血酶Ⅲ活性 84.20%，D-二聚体 0.380 mg/L FEU，APTT 对照 27.0 s，纤维蛋白原 3.200 g/L。

2020-04-22　乙肝两对半：乙肝表面抗体 阴性，乙肝 e 抗原 阴性，乙肝 e 抗体 阴性，乙肝核心抗体 阴性，乙肝表面抗原 阴性。

2. 辅助检查结果

2020-04-23　胃镜：胃角溃疡，性质待定，慢性胃炎伴糜烂。

四、案例思考

1. 首次就诊的上腹痛伴黑便患者需要做哪些检查项目

1) 检验指标：血常规可用于评估感染和出血情况；尿常规可以了解尿比重，间接了解体内循环情况；粪常规了解黑便情况；生化指标判断肝肾功能和营养；凝血时间评估凝血功能；必要时定时复查血常规可帮助判断有无活动性出血。

2) 辅助检查：B 超用于了解肝脏、胆囊胆道和胰腺情况，排除其他可能疾病导致的上腹痛，如胆囊炎、胆管炎和胰腺炎等，以及其他可能疾病导致的黑便，如胆道出血。

2. 胃癌患者有哪些一般检查项目

1) 腹部 CT（平扫＋增强）：对于确定胃癌临床分期有帮助，能够了解胃周围和淋巴结有无肿大，并可以排除腹部其他疾病导致的出血。

2) 肿瘤标志物：一定程度上可以用于排除胃肠道其他肿瘤导致的黑便。需要临床医生了解各肿瘤标志物的意义。

3) 心肺相关检查：根据患者一般情况选择，以评估患者基本情况及耐受下一步检查的可能性。

4) 乙肝两对半和输血前病毒指标检查：对鉴别肝脏相关疾病出血有一定意义。便于紧急输血。还对手术的准备有帮助。

3. 黑便的病因诊断方法

首先排除消化道疾病。

1）胃镜：是上消化道出血首选的诊断方法，如患者有呕血或呕咖啡色液体多考虑为上消化道出血，首选胃镜检查。如为黑便患者，结合患者伴随症状，如考虑上消化道出血可能大者亦先行胃镜检查。像本例患者，有明确饥饿痛病史故考虑溃疡伴出血可能大，选择胃镜检查。

2）上消化道钡餐：主要适用于有胃镜检查禁忌证或不愿进行胃镜检查者，对经胃镜检查出血原因未明，病变疑在十二指肠降段以下小肠段，则有特殊诊断价值，检查一般在出血停止数天后进行。

3）其他：选择性动脉造影，放射性核素锝-99 m 标记红细胞扫描，胶囊内镜及小肠镜检查等。

4）须排除：呼吸道出血；口、鼻、咽喉部出血；进食引起的黑便（如动物血、炭粉、含铁剂、铋剂等）。

如无消化道疾病可能，进一步排除消化道邻近组织如胆胰及全身疾病。

4. 患者出现哪些情况不适宜内镜检查

消化道出血量较大的患者，如心率＞120 次/min，收缩压＜90 mmHg 或较基础收缩压降低＞30 mmHg，血红蛋白＜50 g/L 等，应先迅速纠正循环衰竭，血红蛋白上升至 70 g/L 后再行检查，必要时可以边纠正、边检查，并行内镜下治疗。危重患者内镜检查时应进行血氧饱和度、心电和血压监护。

5. 了解内镜下良恶性溃疡的鉴别

内镜下恶性溃疡：外形近似火山口或者不规则，一般较大，深度较浅，边缘不整齐，周围隆起，活检质地较硬（图 8-1）。

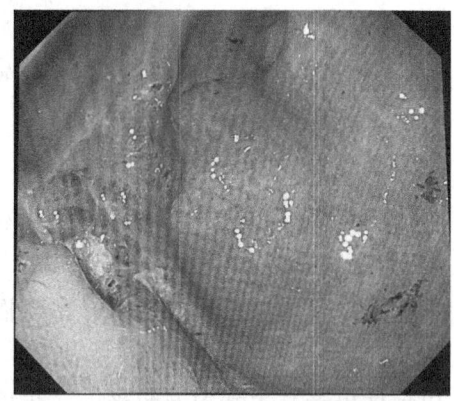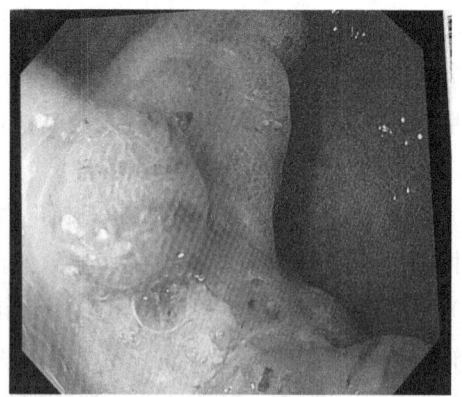

图 8-1　恶性溃疡的内镜表现

内镜下良性溃疡：呈圆形或者椭圆形，一般小于 2 cm，较深，边缘整齐，没有隆起，活检质地较软（图 8-2）。

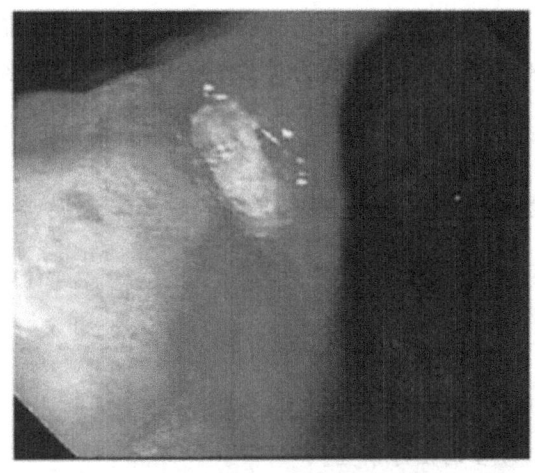

图8-2 良性溃疡的内镜表现

第五节 治疗经过

一、概述

疾病治疗的基本原则为病因治疗和对症治疗。治疗疾病并非单纯的临床治疗，还须包括健康指导、心理疏导，及人文关怀等更高层次的综合治疗。

二、学习目标

1. 能正确评估患者胃癌临床分期。
2. 能合理制订胃癌的治疗方案。
3. 能对胃癌患者进行合理的饮食、心理指导。

三、案例情景

1. 入院医嘱

1）普外科二级护理，软食。
2）监测血压、心率。
3）完善三大常规、凝血时间、肝肾功能、电解质、输血前指标、肿瘤标志物检查。
4）完善胸片、腹部彩超、增强CT、肺功能、心脏彩超检查。

2. 住院经过

入院后完善相关检查后，入院后第5天行胃癌根治术（全胃切除＋淋巴结清扫＋空肠食管吻合口），病理提示：（全胃）溃疡型低分化腺癌，侵及全层及周围脂肪组织，多处神经束见癌累及，部分脉管内见癌栓；两侧切缘未见癌累及；检出大弯侧淋巴结 9 枚，其中 4 枚见癌转移(4/9)，另检出大小不一结节 65 枚为癌结节；检出小弯侧淋巴结 12 枚，其中 4 枚见癌转移(4/12)。

术后恢复可，术后第 7 d 拔除胃管，逐步进食流质至半流质，患者无明显不适，术后第 10 d 予出院。

3. 出院医嘱

1) 注意休息。
2) 饮食清淡，以半流质和软食为主，忌油腻刺激性食物。
3) 出院后化疗科门诊咨询化疗事宜。

四、案例思考

1. 胃癌的临床表现

早期胃癌无明显症状，有时候出现一些非典型的上消化道症状，易被忽视。恶性溃疡表现类似溃疡症状，按照胃炎或者溃疡治疗后症状可以暂时缓解，直至发生消化道出血或梗阻。对于 40 岁以上患者出现上腹疼痛不适或恶心呕吐等症状，服药缓解，但短期内症状反复发展，应进一步检查。

2. 胃癌的分期

1) 胃癌的 pTNM 分期，T 代表浸润深度，N 代表淋巴结转移状况，M 代表远处转移。

原发肿瘤(T)		区域淋巴结(N)	
T_X	原发肿瘤无法评估	N_X	区域淋巴结无法评估
T_0	无原发肿瘤的证据	N_0	区域淋巴结无转移
T_{is}	原位癌：上皮内肿瘤，未侵及固有层，高度不典型增生	N_1	1～2 个区域淋巴结有转移
		N_2	3～6 个区域淋巴结有转移
T_1	肿瘤侵犯固有层、黏膜肌层或黏膜下层	N_3	7 个或 7 个以上区域淋巴结有转移
T_{1a}	肿瘤侵犯固有层或黏膜肌层	N_{3a}	7～15 个区域淋巴结有转移
T_{1b}	肿瘤侵犯黏膜下层	N_{3b}	16 个或 16 个以上区域淋巴结有转移
T_2	肿瘤侵犯固有肌层	远处转移(M)	
T_3	肿瘤穿透浆膜下结缔组织，而尚未侵犯脏层腹膜或邻近结构	M_0	无远处转移
		M_1	有远处转移
		组织学分级(G)	
T_4	肿瘤侵犯浆膜(脏层腹膜)或邻近结构	G_X	分级无法评估
T_{4a}	肿瘤侵犯浆膜(脏层腹膜)	G_1	高分化
		G_2	中分化
T_{4b}	肿瘤侵犯邻近结构	G_3	低分化，未分化

2）病理分期

	N_0	N_1	N_2	N_{3a}	N_{3b}	任何 N、M_1
T_1	ⅠA	ⅠB	ⅡA	ⅡB	ⅢB	Ⅳ
T_2	ⅠB	ⅡA	ⅡB	ⅢA	ⅢB	Ⅳ
T_3	ⅡA	ⅡB	ⅢA	ⅢB	ⅢC	Ⅳ
T_{4a}	ⅡB	ⅢA	ⅢA	ⅢB	ⅢC	Ⅳ
T_{4b}	ⅢA	ⅢB	ⅢB	ⅢC	ⅢC	Ⅳ
任何 T、M_1	Ⅳ	Ⅳ	Ⅳ	Ⅳ	Ⅳ	Ⅳ

图 8-3 胃癌的 pTNM 分期

3. 胃癌的治疗

1）外科治疗：胃切除手术的方式包括近端胃切除、远端胃切除和全胃切除，加上淋巴结清扫。胃癌淋巴结清扫的范围应超越已有淋巴结转移的站别，确保胃切缘 1 cm 内无癌细胞浸润。

2）新辅助治疗：胃癌新辅助化疗是指在胃癌手术之前进行的化疗，新辅助化疗一般需要进行四到八个疗程，通过新辅助化疗，能够缩小胃癌病灶。如果有转移也可能使转移的淋巴结缩小或消失，降低胃癌的分期，能够使一些原来不能够手术根治的胃癌变成可以手术根治的胃癌。

4. 胃癌术后并发症

胃癌常见术后并发症包括胃癌术后出血、吻合口瘘、肠梗阻、胃瘫、倾倒综合征、反流性食管炎等。

5. 胃癌术后化疗指征

1）早期胃癌不需要化疗，进展期胃癌需要化疗。

2）对于 $T_2N_0M_0$ 的ⅠB期患者，如果是年轻、分化差的患者，并且有淋巴脉管浸润等高危因素者仍建议化疗。

第六节 案例总结及评估

该部分由案例学习者自行完成。

一、案例总结

主诉：

确诊诊断：

主要鉴别诊断及依据：

二、对该疾病认知的自我评估（如为部分掌握或掌握情况不理想请说明原因）

自我评估内容	完全掌握	部分掌握	掌握情况不理想
上腹痛伴黑便问诊重点及方法			
胃癌体格检查方法、关注点			
胃癌的诊断与鉴别诊断			
胃溃疡良、恶性的内镜鉴别			
胃癌的分期			
胃癌的播散和转移途径			
胃癌的治疗			
胃癌的并发症			

（陈涛）

案例九 消化系统案例——急性胰腺炎

第一节 概 述

一、案例学习对象

临床医学 4 年级学生。

二、学习者角色

1. 临床医生角色

学习者首先须被定位为案例中患者的主诊医生。

2. 临床病例学习者角色

在具体案例中学习相关疾病的基础知识、临床知识、医患沟通技巧,及人文关怀方法。

三、学习前准备

1. 复习胰腺相关的解剖知识。
2. 复习急性胰腺炎(acute pancreatitis,AP)相关的诊断学知识。
3. 复习急性胰腺炎的内科学知识。

四、学习目标

1. 基础知识

1)胆胰解剖(掌握)。
2)生长抑素及抑制胰酶药物的作用机制(了解)。

2. 临床知识

1)急腹痛问诊方法(掌握)。
2)急性胰腺炎临床表现及体格检查重点(掌握)。

3）急性胰腺炎的诊断方法与鉴别诊断（掌握）。

4）急性胰腺炎的病因（掌握）。

5）急性胰腺炎的急诊处理及治疗（掌握）。

6）急性胰腺炎的分类、CT 分期与分级（熟悉）。

7）经内镜逆行胰胆管造影（endoscopic retrograde cholangio pancreatography，ERCP）干预及急性胰腺炎指征（掌握）。

8）急性胰腺炎的并发症（掌握）。

3. 人文关怀部分

1）如何与患者及家属沟通（掌握）。

2）如何对急性胰腺炎患者进行饮食及心理指导（熟悉）。

3）如何帮助急性胰腺炎患者进行心理建设（熟悉）。

第二节　首次接触患者

一、概述

1. 如何对待首次接诊的患者

进行自我介绍，初步了解患者基本情况，初步获得患者信任。

2. 如何采集病史信息

当我们接诊患者，采集病史时会获得很多信息，所以正确对待病史信息是判断疾病的第一步。我们需学会通过有条理的专业问诊，获取用于诊断的必要信息，追问患者未主动提供的必要信息，同时剔除对诊断治疗无帮助的信息。

3. 现病史所需信息

发病诱因，主要症状，相关症状，用于鉴别的症状，发病时间，发病一般情况，发病后就诊、治疗情况及治疗效果。

4. 其他信息

与疾病相关的既往疾病、烟酒史、家族史及生活习惯是重点。

二、学习目标

1. 对急腹痛患者能进行针对性的问诊。

2. 能判断患者提供的有效信息和无效信息，并根据相关信息做出初步诊断。

三、案例情景

患者入院后，医生首先对患者进行了详细的问诊，患者提供了自己发病的基本情况。

1. 基本资料

病案号：23743　　　　　　　　出生地：上海市
性　别：女　　　　　　　　　　职　业：退休工人
年　龄：79岁　　　　　　　　　民　族：汉族

2. 患者口述病史

我是一名退休工人，以前有胆囊炎、胆结石的病史，平时生活比较注意，不太吃油腻的食物，但这次入院前1天晚上吃了两块烤鸭，夜里突然就出现中上腹剧烈的疼痛，主要在中上腹，左边、右边都痛，整个上面肚子这一圈都疼，并且有腰背部不舒服，有点恶心，没有吐出来，有放屁，没有解大便，没有拉肚子，感觉有些怕冷、发热。没有明显胸闷、胸痛，没有咳嗽、咳痰，没有咯血。

昨天到了急诊，医生给我急查了血常规、生化指标及心电图、腹部B超、腹部立卧位平片。结果如下。

血常规：白细胞 17.7×10^9/L，中性粒细胞百分率89.2%，红细胞 4.82×10^{12}/L，血红蛋白126 g/L，血小板 345×10^{12}/L，CRP 28 mg/L。

肝功能：白蛋白42 g/L，总胆红素108 μmol/L，非结合胆红素19 μmol/L，结合胆红素57 μmol/L，谷丙转氨酶147 U/L，谷草转氨酶287 U/L，γ-谷氨酰转肽酶483 U/L，碱性磷酸酶291 U/L，乳酸脱氢酶924 U/L。

血淀粉：1 160 U/L。

肾功能：肌酐68 μmol/L，尿素3.8 mmol/L，尿酸296 μmol/L。

电解质（钾、钠、氯）：正常。

心梗三项：正常。

上腹部B超：胆囊炎，胆囊结石，肝内外胆管扩张。

心电图：窦性心动过速，ST-T波改变。

腹部平片：无明显异常。

四、案例思考

1. 如何对该患者提供的信息进行取舍

（1）已获得的必要信息：诱因：吃油腻食物（烤鸭）；主要症状：突发左中上腹痛，伴腰背部放射痛；主要检查结果：白细胞 17.7×10^9/L，中性粒细胞百分比89.2%，红细胞 4.82×10^{12}/L，血小板 345×10^{12}/L，血红蛋白126 g/L，CRP 28 mg/L。肝功能：白蛋白42 g/L，总胆红素108 μmol/L，非结合胆红素19 μmol/L，结合胆红素57 μmol/L，谷丙转氨酶147 U/L，谷草转氨酶287 U/L，γ-谷氨酰转肽酶483 U/L，碱性磷酸酶291 U/L，乳酸脱氢酶924 U/L；血淀粉酶1 160 U/L。上腹部B超：胆囊炎，胆囊结石，肝内外胆管扩张。既往有胆囊炎、胆囊结石等病史。

(2) 须追问的必要信息：①有无诱因（如有无胆囊结石，血脂尤其是低密度脂蛋白是否有升高，吃了多少食物，是否为暴饮暴食，喝了多少酒，以前有没有发过胰腺炎）；②重要的阳性主诉：腹痛的部位、性质，与进食关系，是否突然剧痛，放射痛在什么部位；③阴性主诉：有无呕吐、呕血，有无黏液脓血便，体温的情况，皮肤巩膜有无黄染，血压多少，有无低血压；④重要伴随症状：如有无胸闷、心悸、气促[了解有无急性呼吸窘迫综合征（acute respiratory distress syndrome, ARDS）]，有无呕血、黑便（是否并发消化道出血），尿量如何（可判断肾功能），评估有无多器官功能障碍综合征（multiple organ dysfunction syndrome, MODS）。观察患者的神志情况，有无烦躁或淡漠；⑤可用于鉴别诊断的伴随症状：如有无胸闷、胸痛，有无咳嗽、咳痰、咯血，有无停止排便排气，腹部是否呈板状腹等；⑥入院前用药及治疗效果。

(3) 须剔除的混淆信息：排除心肌梗死、肺炎、消化性溃疡并发穿孔、急性肠梗阻、急性胆囊炎发作等疾病。

(4) 初步诊断思路：见图 9-1。

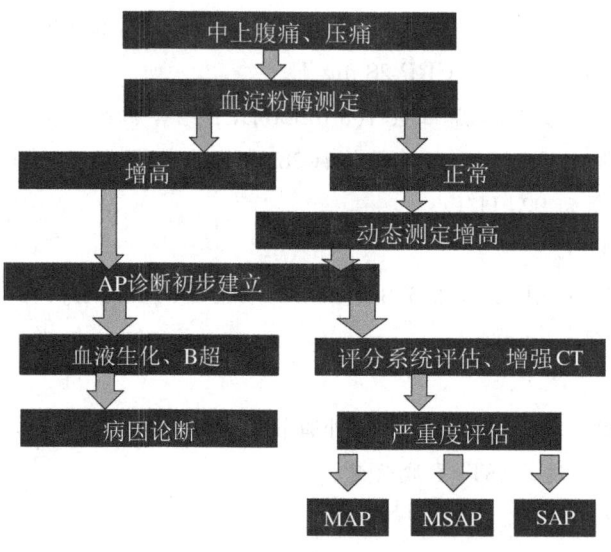

图 9-1 急性胰腺炎的诊断流程

2. 正确采集分析病史须掌握的知识点

(1) 腹痛的分诊要点

腹痛的问诊要点可用英语字母 PQRST 表示，分别代表询问腹痛的诱因和缓解因素（provocative-palliative factors）、腹痛的性质（quality）、腹痛的部位（region）、腹痛严重度（severity）及时间特点（temporal characteristics）。

(2) 急性腹痛的鉴别

① 腹部疾病：腹腔器官急性炎症，如急性胃肠炎、急性胰腺炎、急性胆囊炎、急性出血

坏死性肠炎等。空腔脏器阻塞或扩张：如肠梗阻、肠套叠、胆道结石、泌尿系结石梗阻等。脏器扭转或破裂：如肠扭转、肠系膜或大网膜扭转、卵巢扭转、肝破裂、脾破裂等。腹膜炎症：多由胃肠穿孔引起，少部分为自发性腹膜炎。腹腔内血管阻塞：如缺血性肠病、夹层腹主动脉瘤和门静脉血栓形成。

② 腹壁疾病：如腹壁挫伤、脓肿及腹壁皮肤带状疱疹。

③ 胸腔疾病所致的腹部牵涉性痛：如肺炎、肺栓塞、心绞痛、急性心肌梗死、胸膜炎、心包炎、食管裂孔疝。

④ 全身性疾病所致的腹痛：如腹型过敏性紫癜、糖尿病酸中毒、尿毒症、铅中毒、血卟啉病。

(3) 急性腹痛症的分诊技巧

① 急性胃肠炎：患者腹痛集中在胃区和脐周，呈阵发性，腹部有声响，伴恶心、呕吐和腹泻，呕吐物一般为胃内容物，大便多呈稀水样。

② 急性心肌梗死临床表现为腹痛、胸痛，伴有胸闷和肩、背部放射痛，下壁心梗时腹部症状较明显，可伴有恶心呕吐，问诊时应询问是否有冠心病史，是否伴有心前区不适等症状。急查心电图及心肌酶谱可确诊。

③ 泌尿系统结石患者会有严重腹痛症状，且伴有小便疼痛，严重时尿血，患者常难以忍受疼痛，表情痛苦，面色苍白。查尿常规、泌尿系统B超多可明确诊断。

④ 急性阑尾炎的典型症状是转移性右下腹疼痛，即先表现为中上腹痛或全腹痛，后转移至麦氏点压痛、反跳痛。血常规检查白细胞升高，确诊依赖右下腹部B超、CT，或钡剂灌肠检查。

⑤ 急性胆囊炎患者表现为右上腹饱满，胆囊区腹肌紧张、明显压痛、反跳痛。

⑥ 肠道及消化道疾病的主要表现为腹痛、呕吐、腹胀、停止排气排便等症状，应根据患者情况加以区分。急诊可行腹部立卧位平片检查排除肠梗阻和穿孔。

⑦ 妇科急性腹痛多发生在小腹部，即两髂骨最高点连线以下，若为宫外孕，则有停经史、脉搏微弱、血压较低、全身无力的情况出现。

(4) 急性胰腺炎的病因

表 9-1 急性胰腺炎的病因

常见病因	胆石症（包括胆道微结石）、酗酒、高脂血症（甘油三酯≥11.3 mmol/L）
少见病因	代谢性疾病，如甲状旁腺功能亢进、高钙血症 胆总管探查、括约肌成形术、十二指肠手术、远端胃切除术后 使用硫唑嘌呤、磺胺类、噻嗪类利尿剂、呋塞米、四环素等药物 乳头及周围疾病，如Oddi括约肌功能不良，壶腹部肿瘤，憩室、十二指肠梗阻、输入襻综合征 自身免疫性疾病，如系统性红斑狼疮、类风湿性关节炎、坏死性血管炎 腮腺炎病毒、柯萨奇病毒、支原体、埃可病毒、蛔虫、HIV感染 其他，如ERCP后、胰腺分裂、创伤、α1-抗胰蛋白酶缺乏症、遗传性胰腺炎、金属中毒、肾衰竭末期、妊娠

(5) 急性胰腺炎的病因调查

① 详细询问病史：包括家族史、既往病史、酒精摄入史、药物服用史等。计算身体质量指数。

② 基本检查：包括体格检查，血清淀粉酶、血清脂肪酶、肝功能、血脂、血糖及血钙测定，腹部超声检查。

③ 进一步检查：病毒、自身免疫标志物、肿瘤标志物（CEA、CA19-9）测定；增强 CT、ERCP 或磁共振胰胆管成像术、超声内镜检查、壶腹乳头括约肌测压（必要时）、胰腺外分泌功能检测等。

第三节　体格检查

一、概述

1. 如何对待体格检查

体格检查是疾病诊断与病情评估的重要一步，在对疾病有初步概念的情况下，进行针对性的体格检查能够帮助我们进一步明确诊断与评估病情，对下一步检查与治疗至关重要。

2. 体格检查中的人文关怀

在体格检查中，保护患者的隐私及注重患者的感受非常重要，注重这些细节可以帮助我们进一步取得患者的信任。

二、学习目标

1. 对腹痛患者能进行针对性的体格检查。
2. 能在体格检查中体现对患者的人文关怀。

三、案例情景

在完成了病史的采集后，医生对患者进行了详细的体格检查。

> 患者面色苍白，精神差，焦虑面容，呼吸急促，表情痛苦，皮肤巩膜轻度黄染，喜欢弯腰侧睡，血压 110/60 mmHg，心率 105 次/min，心率齐，无心脏杂音，肺部呼吸音正常，无水泡音，无哮鸣音，腹部平坦，无皮疹，无静脉曲张，Grey-Turner 征、Cullen 征阴性，腹软，肝脾肋下未及，无板状腹，剑突下偏左及左中上腹拒按，压痛、反跳痛阳性，肝区叩击痛阳性，右上腹有肌卫、肌紧张，Murphy's 征阴性，其余腹部无压痛，腰背部无叩击痛，右下腹无压痛、反跳痛，无血管杂音，肠鸣音减弱，1~2 次/min。四肢活动好，无肌力减弱，双下肢无水肿。

四、案例思考

1. 一般体格检查对急性胰腺炎的患者非常重要

患者的一般情况及基本生命体征可用于评估急性胰腺炎的轻重程度。

（1）一般情况：神志是否清楚，对答是否切题，精神状态如何，是否表现为急性腹痛面容，有无烦躁，喜欢什么体位，个体发育情况（体型正常，或是消瘦/肥胖），皮肤巩膜有无黄染，有无呼吸困难，肢体温暖还是湿冷，瞳孔反射情况。

（2）测量血压、心律、呼吸频率、血氧饱和度。记录尿量。

（3）肺部及心脏听诊。

2. 专科体格检查有助于判断疾病活动度及鉴别诊断

（1）腹部视诊：腹型（腹部是否平坦，有无隆起或凹陷），呼吸类型（腹式呼吸或胸式呼吸），有无胃肠型及蠕动波，腹壁有无静脉曲张，有无皮疹、Grey-Turner 征或 Cullen 征。

（2）腹部触诊：是否表现为板状腹（排除穿孔）、能否扪及腹部包块，有无肌卫、肌紧张（腹膜炎的症状）、腹部有无局限性压痛（压痛部位多与病变部位基本相同），肝脏有无肿大及质地（是否存在肝脏病变），Murphy's 征是否阳性（排除急性胆囊炎），麦氏点有无压痛、反跳痛（排除急性阑尾炎）。

（3）腹部叩诊：肝浊音界大小（排除穿孔），肝区、肾区有无叩击痛（排除肝、肾疾病），移动性浊音是否阳性（了解有无腹水）。

（4）腹部听诊：胃振水音是否阳性（可判断有无胃潴留），肠鸣音有无亢进或减弱（可判断有无麻痹性肠梗阻），有无血管杂音（判断有无腹主动脉瘤）。

第四节　初步诊治

一、概述

1. 下一步检查的内容：根据疾病的诊断、鉴别诊断及病情严重程度选择。

2. 下一步检查的时机：根据患者的病情变化随时调整。

3. 行特殊检查时必须对患者能否耐受检查进行评估。

4. 所有检查与治疗均以维持患者稳定的生命体征为原则。

二、学习目标

1. 掌握急性胰腺炎患者有哪些需要即刻检查的血液学指标。掌握急性胰腺炎的酶学检查的意义。

2. 能合理安排急性胰腺炎患者的特殊检查。能正确决定下一步明确诊断的方法：上腹部增强 CT、MRI 检查、胸片、心电图、心超、腹水等检查。

3. 能尽快判断急性胰腺炎的病因，胆源性、暴饮暴食、大量饮酒、术后还是高脂血症性？并针对病因进行下一步处理，如胆源性胰腺炎需掌握 ERCP 的指征。

4. 能有效评估急性胰腺炎的轻重程度。掌握急性胰腺炎的 Rason 评分、CT 分级，了解 APACHE-Ⅱ评分、BISAP 评分。

三、案例情景

患者入院以后,接诊医生按照急性胰腺炎诊断,给予患者相应处理,患者腹痛较前好转,但黄疸指标较前升高,于是予完善上腹部增强 CT、MRCP 检查,进一步了解肝外胆管扩张、结石的情况,评估下一步是否行 ERCP 治疗,以解除胆道梗阻。

2014-12-2 肝功能:总蛋白 63.8 g/L,白蛋白 31.0 g/L,球蛋白 32.8 g/L,总胆红素 30.7 μmol/L,直接胆红素 24.5 μmol/L,谷丙转氨酶 48 U/L,谷草转氨酶 21 U/L,碱性磷酸酶 80 U/L,γ-谷氨酰转肽酶 281 U/L,乳酸脱氢酶 216 U/L。

2014-12-2 肾功能:尿素 7.10 mmol/L,肌酐 86 μmol/L,尿酸 299 μmol/L。

2014-12-2 血脂:甘油三脂 1.04 mmol/L,总胆固醇 3.7 mmol/L,高密度脂蛋白 0.84 mmol/L,低密度脂蛋白 2.05 mmol/L。

2014-12-2 电解质:钾 4.32 mmol/L,钠 132 mmol/L,氯 98 mmol/L,二氧化碳结合力 20.5 mmol/L,钙 2.02 mmol/L,磷 0.43 mmol/L,铁 5.50 μmol/L,镁 0.73 mmol/L。

2014-12-2 血常规:白细胞 20.86×10^9/L,中性粒细胞百分比 84.1%,血红蛋白 108 g/L,红细胞压积 33.5%,血小板计数 278×10^9/L,C 反应蛋白 231.24 mg/L。

2014-12-2 凝血功能筛查:凝血酶原时间 12.9 s,凝血酶原时间对照 11.8 s,部分凝血酶原时间 38.1 s,部分凝血酶原时间对照 27.0 s,凝血酶时间 24.2 s。

2014-12-2 血淀粉酶:36 U/L。

2014-12-2 心梗三项:肌酸磷酸激酶同工酶 0.454 ng/mL,肌红蛋白 30.53 ng/mL,肌钙蛋白-T 0.009 ng/mL。

2014-12-2 尿液分析:尿葡萄糖-,尿酮体-,尿蛋白++,尿隐血++,镜检白细胞 0~1 个/HP,镜检红细胞 5~6 个/HP。

2014-12-2 心电图:1. 异位心律;2. 房颤。

2014-12-2 中上腹部增强 CT(图 9-2):急性胰腺炎,慢性胆囊炎,肝内外胆管及胆总管扩张。

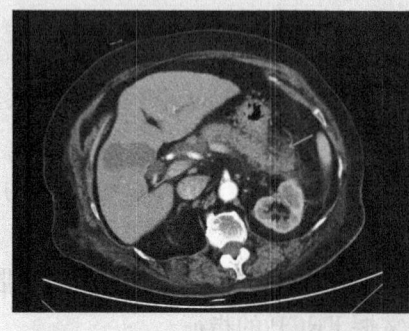 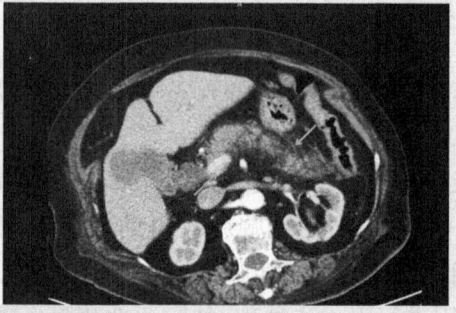

图 9-2 增强 CT 可见胰周渗出,胆总管扩张

2014-12-2 胸片：双肺纹理增多，右下肺钙化灶，右侧壁胸膜增厚。

四、案例思考

1. 急性胰腺炎入院后需进行的检查

1）急性胰腺炎的血液学指标检查及意义

急性胰腺炎血液学指标变化及意义见表9-2。

表9-2 急性胰腺炎血液学指标变化及意义

血液学指标	变化	意义	血液学指标	变化	意义
血淀粉酶	起病后6~12 h升高，起病后48 h开始下降，持续48 h	强调血清淀粉酶测定的临床意义；高低与病情严重程度不成相关性；是否开放饮食不能单纯凭借血清淀粉酶是否降至正常判断；血清淀粉酶持续增高要注意病情反复、并发假性囊肿或脓肿、疑有结石或肿瘤、肾功能不全、高淀粉酶血症等	血钙	<1.75 mmol/L	提示预后不良，低血钙程度与病情严重程度成正相关
			血糖	>11 mmol/L	评估病情严重程度，提示预后不良
			甘油三酯	TG>11.30 mmol/L，或TG为5.65~11.30 mmol/L，但血清呈乳状	排除引发胰腺炎的其他因素后，可诊断为高脂血症性胰腺炎
尿淀粉酶	起病后12~14 h升高，下降较慢，持续1~2周	尿淀粉酶变化仅作参考			
血脂肪酶	起病后24~72 h开始升高，持续7~10 d	当血清淀粉酶活性已经下降至正常，或其他原因引起血清淀粉酶活性增高时，血清脂肪酶活性测定能够起到互补作用	血气分析	PO_2<60 mmhg	注意并发ARDS
			总胆红素、LDH、AST	升高	评估病情严重程度
CRP	发病72 h后CRP>150 mmol/L	提示胰腺坏死			
IL-6		动态监测IL-6变化提示预后不良	白蛋白	降低	病死率高

2）影像学检查

（1）腹部立卧位平片：可用于排除胃肠穿孔，肠梗阻等急腹症，同时为诊断急性胰腺炎提供间接证据。

（2）胸片：可发现胸腔积液、膈肌抬高、肺不张、肺间质炎、心衰等。

（3）超声检查：发病初期（24~48 h）行B超检查，可以初步判断胰腺组织形态学变化，同时有助于判断有无胆道疾病,但受 AP 时胃肠道积气的影响,对 AP 不能做出准确判断。

(4) 推荐 CT 扫描作为诊断 AP 的标准影像学方法。且发病 1 周左右的增强 CT 诊断价值更高,可有效区分液体积聚和坏死范围。

2. AP 相关术语及定义

根据入院后检查指标,该患者目前考虑为急性胰腺炎(胆源性),需对病情进行评估,首先我们先了解 AP 相关的术语和定义(2013 指南):新版指南不再使用"暴发性胰腺炎(fluminant acute pancreatitis, FAP)"概念。

AP 是多种病因造成胰酶激活后所致的胰腺组织的局部炎症反应,可伴有其他器官功能改变。根据 2012 年美国亚特兰大国际 AP 专题研讨会最新修订的 AP 分级和分类系统,结合我国的具体情况,规范该领域的学术用词(2013 上海)。

1) 临床分级术语

(1) 轻度 AP(mild acute pancreatitis,MAP):具备 AP 的临床表现和生物化学改变,不伴有器官功能衰竭及局部或全身并发症,通常在 1~2 周内恢复,病死率极低。

(2) 中度 AP(moderately severe acute pancreatitis,MSAP):具备 AP 的临床表现和生物化学改变,伴有一过性的器官功能衰竭(48 h 内可自行恢复),或伴有局部或全身并发症而不存在持续性的器官功能衰竭(48 h 内不能自行恢复)。对于有重症倾向的 AP 患者,要定期监测各项生命体征并持续评估。

(3) 重度 AP(severe acute pancreatitis,SAP):具备 AP 的临床表现和生物化学改变,须伴有持续的器官功能衰竭(持续 48 h 以上不能自行恢复的呼吸系统、心血管或肾脏功能衰竭,可累及一个或多个脏器)。SAP 病死率较高,为 36%~50%,如后期合并感染则病死率极高。

2) 影像学术语

(1) 间质水肿性胰腺炎(interstitial edematous pancreatitis):大多数 AP 患者由于炎性水肿引起弥漫性胰腺肿大,偶有局限性肿大。CT 表现为胰腺实质均匀强化,但胰周脂肪间隙模糊,也可伴有胰周积液。

(2) 坏死性胰腺炎(necrotizing pancreatitis):5%~10% 的 AP 患者伴有胰腺实质坏死或胰周组织坏死,或二者兼有。早期增强 CT 有可能低估胰腺及胰周坏死的程度,起病 1 周之后的增强 CT 更有价值,胰腺实质坏死表现为无增强区域。

3) 其他术语

(1) 急性胰周液体积聚(acute peripancreatic fluid collection,APFC):发生于病程早期,表现为胰腺内、胰周或胰腺远隔间隙液体积聚,并缺乏完整包膜,可单发或多发。

(2) 急性坏死物积聚(acute necrotic collection,ANC):发生于病程早期,表现为液体内容物,包含混合的液体和坏死组织,坏死物包括胰腺实质或胰周组织的坏死。

(3) 胰腺假性囊肿(pancreatic pseudocyst):有完整非上皮性包膜包裹的液体积聚,内含胰腺分泌物、肉芽组织、纤维组织等,多发生于 AP 起病 4 周后。

（4）包裹性坏死（walled-off necrosis，WON）：是一种成熟的、包含胰腺和（或）胰周坏死组织、具有界限分明炎性包膜的囊实性结构，多发生于 AP 起病 4 周后。

（5）胰腺脓肿（pancreatic abscess）：胰腺内或胰周的脓液积聚，外周为纤维囊壁，增强 CT 提示气泡征，细针穿刺检查细菌或真菌培养阳性。

3. 病情评估

急性胰腺炎患者入院后需对其病情轻重度进行评估，接诊医生需掌握急性胰腺炎的 Rason 评分、CT 分级，了解 APACHE-Ⅱ 评分、BISAP 评分。

1) 中华医学会颁布的重症标准

定义：重症是指急性胰腺炎伴有脏器功能障碍，或出现坏死、脓肿或假性囊肿等局部并发症，或二者兼有。

临床表现：重症急性胰腺炎的腹部体征包括明显的压痛、反跳痛、肌紧张、腹胀、肠鸣音减弱或消失。可有腹部包块，偶有胁腹部瘀斑征（Grey-Turner 征）或脐周瘀斑征（Cullen 征）。可并发一个或多个脏器功能障碍，也可伴有严重代谢紊乱，包括低钙血症，血钙低于 1.87 mmol/L。局部并发症有坏死、脓肿和假性囊肿。重症急性胰腺炎的 APACHE Ⅱ 评分在 8 分或以上。

病理特点：大多数情况下，重症急性胰腺炎是胰腺坏死的临床表现，但在少数情况下，间质（水肿）性胰腺炎也可表现为重症胰腺炎。

2) 体征

①MAP：上腹压痛，多无肌紧张、反跳痛，可有腹胀和肠鸣音减少。②SAP：腹部压痛、肌紧张，明显的腹胀、肠鸣音减弱或消失。腹膜炎体征。移动性浊音。腹部肿块。Grey-Turner 征（图 9-3）或 Cullen 征（图 9-4）。全身表现。

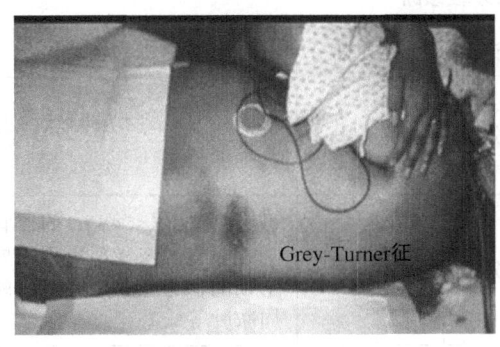

图 9-3　Grey-Turner 征

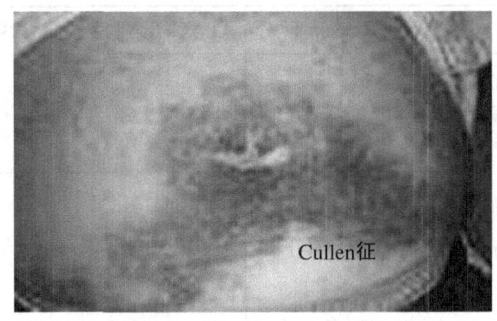

图 9-4　Cullen 征

3) 并发症

① 局部并发症（非判断 AP 严重程度的依据）：急性液体积聚、急性坏死物积聚、胰腺假性囊肿、包裹性坏死和胰腺脓肿，其他局部并发症包括胸腔积液、胃流出道梗阻、消化道瘘、腹腔出血、假性囊肿出血、脾静脉或门静脉血栓形成、坏死性结肠炎等。

② 全身并发症：器官功能衰竭、全身炎症反应综合征（systemic inflammatory response

syndrome，SIRS)、全身感染、腹腔内高压(intra-abdominal hypertension，IAH)和腹腔间隔室综合征(abdominal compartment syndrome，ACS)、胰性脑病(pancreatic encephalopathy，PE)。

表 9-3　急性胰腺炎的全身并发症

器官功能衰竭	器官功能衰竭的出现及持续时间(是否超过 48 h)； 出现 2 个以上器官功能衰竭称为多器官功能衰竭(multiple organ failure，MOF)； 呼吸衰竭主要包括急性呼吸窘迫综合征(ARDS)； 循环衰竭主要包括心动过速、低血压或休克； 肾功能衰竭主要包括少尿、无尿和血清肌酐升高
SIRS	符合以下临床表现中的 2 项及以上，可以诊断为 SIRS。 (1) 心率>90 次/min； (2) 体温<36℃或>38℃； (3) WBC 计数<4×10^9/L 或>12×10^9/L； (4) 呼吸频率>20 次/min 或 P$_{CO_2}$<32 mmHg
全身感染	SAP 患者若合并脓毒症(sepsis)，病死率可升高至 50%～80%。主要以革兰阴性杆菌感染为主，也可有真菌感染
IAH 和 ACS	IAH 和 ACS 的发生率分别约为 40%和 10%，IAH 已作为判定 SAP 预后的重要指标之一，容易导致 MODS。膀胱压(urinary bladder pressure，UBP)测定是诊断 ACS 的重要指标，UBP≥20 mmHg，伴有少尿、无尿、呼吸困难、吸气压增高、血压降低时应考虑出现 ACS
胰性脑病	PE 是 AP 的严重并发症之一，可表现为耳鸣、复视、谵妄、语言障碍及肢体僵硬、昏迷等，多发生于 AP 早期，但具体机制不明

4）AP 的分级诊断

表 9-4　AP 的分级诊断

分级	Ranson 评分	APACHE-Ⅱ评分	BISAP 评分	MCTSI 评分	脏器损伤情况
MAP (满足以下情况之一)	<3 分	<8 分	<3 分	<4 分	无脏器衰竭、无局部或全身并发症
MSAP (满足以下情况之一)	>3 分	≥8 分	≥3 分	≥4 分	可有一过性(<48 h)的器官功能障碍。恢复期出现需要干预的假性囊肿、胰瘘或胰周脓肿等
SAP					伴有持续性(>48 h)器官功能障碍(单器官/多器官)，改良 Marshall 评分≥2 分

5）Rason 评分

Ranson 评分系统(表 9-5)：20 世纪 70 年代初，Ranson 在研究了 100 名急性胰腺炎患者入院 48 h 的情况后，提出了 Ranson 评分系统。其评分系统被认为是急性胰腺炎严重程度估计指标的里程碑,但由于其评分是根据患者入院至 48 h 的病情的变化,不能动态观察并估计严重度,而且评分无患者的以往健康状况,并且对比 CT 等影像学检查发现其特异性、敏感性均较差。

表 9-5　Rason 评分系统

入院时	入院后 48 h
年龄>55 岁	血细胞比容下降>10%
血糖>11 mmol/L	尿素氮上升>1 mmol/L
白细胞>$16×10^9$/L	PaO_2<60 mmHg
AST>250 U/L	血钙<2 mmol/L
LDH>350 U/L	碱缺乏>4 mmol/L
	液体丢失>6 L

6) APACHE-Ⅱ 评分

长久以来,APACHE-Ⅱ 评分系统以其精确性在评估 AP 严重程度过程中被临床医生广泛认可,然而其最大的缺陷在于所需参考信息项目繁多、不便于掌握,大量参考指标在一般医院不能即时获取,影响了疾病严重程度的评测。

7) BISAP 评分

BISAP 评分,也称为急性胰腺炎严重程度床边评分,于 2008 年提出。该评分系统旨在通过简单易行的临床和实验室参数,帮助医生迅速判断患者的病情严重程度。BISAP 评分包括以下五个指标:血尿素氮、意识障碍、全身炎症反应综合征(systemic inflammatory response syndrome,SIRS)、年龄和胸膜渗出。每个指标的得分为 0 或 1 分,总分为 0~5 分。评分越高,表示急性胰腺炎的严重程度可能越高。具体评分见表 9-6。

表 9-6　急性胰腺炎严重程度床边指数(BISAP)

参数	结果	评分
血尿素氮	≤25 mg/dL	0
	>25 mg/dL	1
意识障碍[格拉斯哥(Glasgow)昏迷量表评分]	15 分	0
	<15 分	1
SIRS	无	0
	有	1
年龄	≤60 岁	0
	>60 岁	1
胸膜渗出	无	0
	有	1

注:以上 5 项,24 h 内出现 1 项记 1 分,BISAP 总分为 5 项参数得分之和。

8) CT 严重程度指数(CT severity index,CTSI):CT 分级+坏死范围评分

CTSI 评分系统以直观的影像学指标反映了胰腺的病变情况,其在评估胰腺坏死的发

生、坏死范围等方面较其他评分系统更具优势。但必须注意的是,CTSI 评分体系仅仅基于局部影像学做出判断,并不能反映患者的全身炎症反应状态。

(1) CT 分级:①A 级:正常胰腺;②B 级:胰腺肿大;③C 级:B 级+胰腺周围炎症;④D 级:C 级+单区液体积聚;⑤E 级:多区液体积聚。A~E 级得分依次为 0~4 分。

(2) 坏死范围评分:①无坏死,0 分;②<1/3,2 分;③1/3~2/3,4 分;④>1/2,6 分。

9) Glasgow-Imrie 急性胰腺炎预后评分系统

年龄>55 岁;白细胞计数>$15\times10^9/L$;尿素氮>16 mmol/L;空腹血糖>10 mmol/L(除外糖尿病);PaO_2<8 kPa;血钙<2 mmol/L;血清白蛋白<32 g/L;乳酸脱氢酶>600 U/L;谷草转氨酶>100 U/L。

出现三项及以上为重症,提示预后不良。

10) 急性胰腺炎入院后 48 h 如何进一步评估病情

(1) 临床上完整的 AP 诊断应包括疾病诊断、病因诊断、分级诊断、并发症诊断,例如 AP(胆源性、重度、ARDS)。

(2) 对病情必须作动态观察。包括 Ranson 评分、APACHE-Ⅱ评分、BISAP 评分、CT 分级,其他有价值的判断指标如 BMI>28 kg/m^2、胸膜渗出(尤其是双侧胸腔积液)、72 h 后 CRP>150 mg/L 并持续增高等均为临床上有价值的严重度评估指标。

第五节 治疗经过

一、概述

疾病治疗的基本原则为病因治疗和对症治疗。治疗疾病并非单纯的药物治疗,还须包括健康指导、心理疏导,及人文关怀等更高层次的综合治疗。

二、学习目标

1. 能正确评估患者的病情变化,有无并发症。
2. 能合理制定急性胰腺炎的治疗方案。
3. 该患者考虑为胆源性胰腺炎,评估后进行 ERCP 术。
4. 能对急性胰腺炎患者进行合理的饮食、心理指导。

三、案例情景

1. 入院医嘱

1) 胃肠内科一级护理,禁食,监测血压,心率;记录尿量;观察神志情况,监测体温;复查血常规、CRP、肝肾功能、电解质、血糖、血脂、血气分析,了解感染情况、肝功能、肾功能、黄疸、血糖、血钙、血氧饱和度等,了解病情演变、有无急性肺损伤、急性肾功能不全等并发症,指导预后;完善上腹部CT、磁共振检查,了解胰腺炎性渗出的情况,有无坏死,有无腹腔积液,了解肝外胆管、胆总管有无梗阻;完善胸部X线检查,了解有无并发肺部感染,胸腔积液;完善心电图、心超检查,了解有无并发心功能不全。

2) 抑酸:注射用奥美拉唑40 mg静滴bid。

3) 抑制胰腺的分泌:奥曲肽(善宁)0.3 mg q12 h维持;抑制胰酶的活性:加贝酯0.3 mg qd静滴。

4) 改善胰腺的循环:前列地尔20 ug qd静滴。

5) 抗感染:选用胆道浓度高的抗生素,头孢哌酮舒巴坦(舒普深)3 g bid静滴;甲硝唑100 ml bid静滴。

6) 保肝降酶:异甘草酸镁注射液(天晴甘美)150 mg qd静滴,或多烯磷脂酰胆碱4支qd静滴。

7) 抗炎止痛:吲哚美辛栓(消炎痛栓)50 mg bid肛塞。

8) 解痉:硫酸镁5 g静滴。

2. 住院经过

入院第3 d,患者腹痛、黄疸均较前好转,2014年12月5日完善上腹部MRI检查,提示急性胰腺炎,胆总管结石(图9-5),故予行ERCP术。

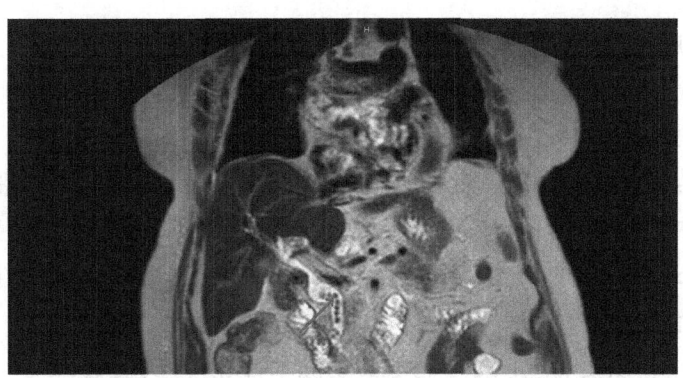

图9-5　见胆总管结石

3. 术前准备

结合患者病史及临床辅助检查,现患者急性胰腺炎、胆总管结石诊断明确,有手术指征,排除手术禁忌,完善术前准备。带入头孢哌酮(舒普深)3 g术前0.5 h使用,术中哌替啶(杜冷丁)100 mg止痛,地西泮(安定)10 mg镇静。

4. 手术记录

胆总管结石,十二指肠镜逆行胆胰管造影(ERCP) + 内镜下乳头括约肌切开术(EST) + 内镜下乳头柱状气囊扩张术(EPBD) + 取石 + 鼻胆管引流术(ENBD) + 内窥镜下胰管内引流术(ERPD)。

食管、胃腔通过顺利,于十二指肠降段见一巨大憩室,乳头见于憩室边缘,切开刀带导丝插管进入胰管,导丝留置。切开刀带导丝插管进入胆总管,造影见胆总管内多发充盈缺损影,以高频电刀切开乳头约 0.6 cm,柱状气囊扩张乳头开口,未见活动性出血,取石网篮及气囊取出数枚黑色结石及泥沙样结石,导丝引导下放置胰管支架,再在导丝引导下放置鼻胆管于胆总管,引流通畅,见黄色胆汁流出。

5. 术后情况及处理

术后观察胆汁引流量,复查淀粉酶、血常规、CRP、肝功能等指标,均提示明显好转,予拔除鼻胆管,嘱患者 3 个月后置换胆管支架。

6. 出院医嘱

1) 饮食清淡,忌油腻饮食,注意休息,观察腹部症状和体征,门诊复查血常规、CRP、肝功能、淀粉酶,1 个月后复查空腹 B 超。

2) 制酸:奥美拉唑 20 mg bid 口服;利胆:熊去氧胆酸 250 mg tid 口服;补充胰酶:胰酶肠溶胶囊(得每通)300 mg tid 口服。

3) 3 个月后来院置换胆管支架。

四、案例思考

1. 胆源性胰腺炎的治疗策略

1) 常规 AP 治疗:抗生素选择胆道浓度高的抗生素,如三代头孢(或喹诺酮类)加抗厌氧菌药物(甲硝唑或奥硝唑)。

2) 内镜治疗:胆源性 SAP 患者,和(或)有胆管炎、黄疸、胆总管扩张,或最初判断是 MAP、但在治疗中病情恶化者,应行鼻胆管引流或内镜下十二指肠乳头括约肌切开术(EST)。胆源性 SAP 发病的 48~72 h 内为行 ERCP 的最佳时机。胆源性 MAP 于住院期间均可行 ERCP 治疗。

3) 在胆源性 AP 恢复后应该尽早行胆囊切除术,以防再次发生 AP。

4) 中药治疗:口服或胃管内注入生大黄、清胰汤、柴芍承气汤等;外敷:芒硝、皮硝。

2. 了解急性胰腺炎的并发症及处理

1) 局部并发症

① 急性胰周液体聚集和急性坏死物积聚可在发病后数周内自行消失,无须干预,仅在合并感染时有穿刺引流的指征。

② 无菌的假性囊肿及包裹性坏死大多数可自行吸收,少数直径>6 cm 且有压迫现象等临床表现,或持续观察见直径增大,或出现感染症状时可予以微创引流治疗。

③ 胰周脓肿和(或)感染首选穿刺引流,引流效果差则进一步行外科手术。建议有条件的单位开展内镜下穿刺引流术或内镜下坏死组织清除术。

2) 全身并发症

① 全身炎症反应综合征(systemic inflammatory response syndrome, SIRS), 早期应用乌司他丁或糖皮质激素。连续肾脏替代治疗能很好地清除血液中的炎性介质, 同时调节体液、电解质平衡, 因此推荐用于 AP 并发的早期 SIRS, 并有逐渐取代腹腔灌洗治疗的趋势。菌血症或脓毒症者应根据药敏结果调整抗生素, 要由广谱抗生素开始, 逐步过渡至窄谱抗生素, 要足量足疗程使用。

② SAP 合并腹腔间隔室综合征者应采取积极的救治措施, 除合理的液体治疗、抗炎药物的使用之外, 还可使用血液滤过、微创减压及开腹减压术等。

3. 其他治疗

消化道疾病与患者的生活习惯, 精神因素密切相关, 学会与患者沟通, 疏导心理问题, 给予正确的健康生活方式指导和饮食指导是治疗的重要一环。

1) 胰腺炎患者的饮食调理

① 出院前进食为米汤、白粥、瘦肉粥、不油腻的蔬菜汤, 逐步过渡。

② 出院后可进食富含营养的食物, 补充蛋白质, 鱼、牛奶、豆浆、瘦肉、一般肉类都能吃, 可吃蛋白, 不吃蛋黄。

③ 米、面等碳水化合物以及新鲜蔬菜宜适当多吃; 由于水果多生冷, 刚恢复进食的患者每次应少量吃, 出院后逐渐加量。

④ 辛辣刺激性、油腻、油炸、高脂肪、高胆固醇的食物不能吃, 如酒、辣椒、肥肉、扣肉(东坡肉)、烧烤类、香肠、蛋黄等都不能吃。

⑤ 饮食中宜少吃煎炒食物, 多吃蒸炖食物, 以利消化吸收。

⑥ 一日多餐, 禁暴饮暴食, 防止病情复发。

2) AP 患者的门诊随访

① 炎性渗出物往往需要 3~6 个月才能完全被吸收。在此期间, 有一些患者可能会出现胰腺囊肿、包裹性坏死、胰腺脓肿等并发症。如果患者发现腹部肿块不断增大, 并出现腹痛、腹胀、呕血、呕吐、发热等症状, 则需及时就医。门诊随访 B 超、CT、淀粉酶、血常规和 CRP 等。

② 注意患者内、外分泌功能的随访, 有营养不良、脂肪泻时采用胰酶替代治疗, 需长期消化内科门诊随访, 指导饮食; 合并糖尿病的患者, 需随访胰腺的内分泌功能, 如内分泌功能逐渐恢复, 可将胰岛素改为口服降糖药物控制血糖。

第六节　案例总结及评估

该部分由案例学习者自行完成。

一、案例总结

主诉：

确诊诊断：

主要鉴别诊断及依据：

二、对该疾病认知的自我评估（如为部分掌握或掌握情况不理想请说明原因）

自我评估内容	完全掌握	部分掌握	掌握情况不理想
急性胰腺炎的问诊重点及方法			
急性胰腺炎的体格检查方法及关注点			
急性胰腺炎的诊断与鉴别诊断			
急性胰腺炎的分型			
急性胰腺炎的治疗原则及具体用药			

（刘雁冰）

案例十 消化系统案例——炎症性肠病

第一节 概 述

一、案例学习对象

临床医学 4 年级学生。

二、学习者角色

1. 临床医生角色

学习者首先须被定位为案例中患者的主诊医生。

2. 临床病例学习者角色

在具体案例中学习相关疾病的基础知识,临床知识及医患沟通技巧,人文关怀方法。

三、学习前准备

1. 复习消化道相关的解剖知识。
2. 复习消化道疾病相关的诊断学知识。
3. 复习炎症性肠病的内科学知识。

四、学习目标

1. 基础知识

消化道的解剖情况(掌握)。

2. 临床知识

1) 炎症性肠病(inflammatory bowel disease,IBD)的定义及问诊方法(掌握)。
2) 炎症性肠病的临床表现及体格检查重点(掌握)。
3) 炎症性肠病的诊断方法与鉴别诊断(掌握)。

4）炎症性肠病的病因及发病机制（了解）。

5）炎症性肠病的药物治疗（掌握）。

6）炎症性肠病的病理改变及手术指征（熟悉）。

7）炎症性肠病的并发症（熟悉）。

3. 人文关怀部分

1）如何与患者及家属沟通（掌握）。

2）如何对炎症性肠病患者进行饮食及心理指导（熟悉）。

3）如何帮助慢性病患者进行心理建设（熟悉）。

第二节　首次接触患者

一、概述

1. 如何对待首次接诊的患者

进行自我介绍，初步了解患者基本情况，初步获得患者信任。

2. 如何采集病史信息

当我们接诊患者，采集病史时会获得很多信息，所以正确对待病史信息是判断疾病的第一步。我们需学会通过有条理的专业问诊，获取用于诊断的必要信息，追问患者未主动提供的必要信息，同时剔除对诊断治疗无帮助的信息。

3. 现病史所需信息

发病诱因，主要症状，相关症状，用于鉴别的症状，发病时间，发病一般情况，发病后就诊、治疗情况及治疗效果。

4. 其他信息

与疾病相关的既往疾病、烟酒史、家族史及生活习惯是重点。

二、学习目标

1. 对炎症性肠病的患者能进行针对性的问诊。

2. 能有效判断患者提供的有效信息和无效信息，并根据相关信息做出初步诊断。

三、案例情景

患者入院后，医生首先对患者进行了详细的问诊，患者提供了自己发病的基本情况。

1. 基本资料

病案号：249081	出生地：上海市
性　别：男	职　业：职员
年　龄：30岁	民　族：汉族

2. 患者提供病史

我平时在办公室上班,作息还算规律,晚上睡得比较晚,夜里就睡6h左右。平时不能吃辣的,不能喝咖啡,一吃就要肚子痛然后开始拉肚子,拉完就舒服了,读大学到现在一直这样。4个月之前我参加完同学聚会回家的时候突然觉得肚子不舒服,右下腹很痛,聚会上我就稍微喝了两口红酒,平时我吃东西其实也挺注意的。去医院看了急诊,急诊医生给我查了血常规:CRP 26 mg/L,WBC 12.38×10^9/L,N 73.1%,RBC 5.26×10^{12}/L,HB 104 g/L,PLT 258×10^9/L;给我吊了一些消炎药,腹痛就好了,后来也就没在意。但是2个月前我又一次出现腹痛了,还是右下腹,当时就到东方医院就诊,外科医生说我是慢性阑尾炎急性发作,给我吊了消炎药之后肚子痛又好了。但我这半个月来腹痛反复发作,有时候右下腹痛,有时候脐周痛,我以前大便规律的,基本上每天1次,最近半个月我一天要大便3~4次,大便不成形,有时候还有低热,所以就来内科看了。

门诊医生看了之后,叫我做了肠镜,然后说我这病需要住院就进来了。最近我胃口一般,半年里体重减轻了二十斤。

我以前身体挺好的,就是有时候胃有点隐隐不舒服,其他没什么病。

四、案例思考

1. 如何对该患者所提供的信息进行取舍

1) 已获得的必要信息:诱因:劳累,饮酒;主要症状:腹痛,大便习惯改变;主要检查结果:血常规 CRP 26 mg/L,WBC 12.38×10^9/L,N 73.1%,RBC 5.26×10^{12}/L,HB 104 g/L,PLT 258×10^9/L;既往有时候胃部不适,无消化道疾病史。

2) 须追问的必要信息:①有无其余诱因(如不洁食物史、疫区及疫水接触史等);②重要的阳性主诉:腹痛的部位、性质及程度,与进食及排便、体位之间的关系;③重要的阴性主诉:有无恶心、呕吐、便血等;④重要的伴随症状:如腹胀、食欲不振、发热盗汗、口腔溃疡等;⑤可用于鉴别诊断的伴随症状:如有无肝脾大,有无咳嗽咳痰,近期体重有无减轻;⑥入院前用药及治疗效果;⑦既往有无类似发病病史。

3) 须剔除的混淆信息:平时不能吃辣的或者咖啡,一吃就要肚子痛然后开始拉肚子,拉完就舒服了,读大学到现在一直这样。

2. 初步诊断思路

下腹痛,大便习惯改变→肠道疾病/其他急腹症?→病变定位(中消化道?下消化道?)→腹痛、腹泻病因(鉴别诊断)。

3. 正确采集分析病史须掌握的知识点

1) 除了炎症性肠病还有哪些原因可以导致腹痛腹泻

(1) 感染性疾病:①慢性细菌性痢疾:有急性细菌性痢疾病史;粪便检查中可分离出痢疾杆菌;结肠镜检查时取黏液脓性分泌物培养的阳性率较高;抗菌药物治疗有效。②阿米巴肠炎：病变主要侵犯右侧结肠，也可累及左侧结肠，溃疡较深，边缘潜行，溃疡间的黏膜多属正常；粪便或结肠镜取溃疡渗出物可找到溶组织阿米巴滋养体或包囊；抗阿米巴治疗有效。③血吸虫病：有疫水接触史，常有肝脾大；粪便检查可见血吸虫卵，孵化毛蚴阳性；直肠镜检查在急性期可见黏膜黄褐色颗粒，活检黏膜压片或组织病理检查可见血吸虫卵。

（2）大肠癌：多见于中年以后，直肠指检有时可以触到肿块，结肠镜与X线钡剂灌肠检查有助于鉴别诊断。

（3）肠易激综合征：粪便有黏液但无脓血，结肠镜检查无器质性病变证据，显微镜检查正常。

（4）肠结核：多继发于开放性肺结核，病变好发于回盲部，有时累及邻近结肠，但不呈节段性分布；瘘管及肛门直肠周围病变少见；结核菌素试验阳性；鉴别有困难者建议先行诊断性抗结核治疗；有手术适应证者可行剖腹探查，病变肠段与肠系膜淋巴结组织病理学检查发现干酪样肉芽肿可确诊。

（5）小肠恶性淋巴瘤：可较长时间局限在小肠，部分患者肿瘤可呈多灶性分布；如X线检查见一肠段内广泛侵蚀、呈较大的指压痕或充盈缺损，B超或CT检查肠壁明显增厚、肠腔淋巴结肿大，多支持小肠恶性淋巴瘤诊断；进展一般较快，必要时行手术探查可获病理确诊。

（6）急性阑尾炎：腹泻少见，常有转移性右下腹痛，压痛局限于麦氏点；血常规白细胞计数增高更为明显；有时需剖腹探查才能明确诊断。

2）炎症性肠病定义

病因不十分清楚的慢性非特异性肠道炎性疾病。包括溃疡性结肠炎（ulcerative colitis，UC）和克罗恩病（Crohn's disease，CD）。

3）炎症性肠病的发病特点

年轻人多见，发病年龄多在15～40岁。性别无差异，终生复发倾向。

4）炎症性肠病的病因

（1）环境因素：近几十年来IBD的发病率持续增加，可能是饮食、吸烟或其他因素的变化。地理位置不同发病率不同（北美、北欧＞西欧、南欧＞日本、南美）。

（2）遗传因素：IBD既是多基因疾病，也是遗传异质性疾病。IBD具有以下特点：①家庭聚集现象：亲属发病率高于普通人群。②单卵双胞同患率高于双卵双胞。③某些患者常伴发与遗传基因相关的疾病。④种族不同发病率不同。

（3）感染因素：有研究认为CD与副结核杆菌及麻疹病毒有关，但证据不充分。IBD患者针对自身正常肠道菌丛可能产生异常免疫反应。抗生素或微生态制剂对某些IBD有益。

5）如何区分克罗恩病和溃疡性结肠炎

表10-1 克罗恩病和溃疡性结肠炎区别

项目	溃疡性结肠炎	克罗恩病
症状	脓血便多见	有腹泻但脓血便少见
病变分布	连续	节段性

(续表)

项目	溃疡性结肠炎	克罗恩病
直肠受累	绝大多数受累	少见
末端回肠受累	罕见	多见
肠腔狭窄	少见	多见
瘘管形成	罕见	多见
内镜表现	溃疡浅,黏膜弥漫性充血水肿、颗粒状脆性增加	纵行溃疡,周围黏膜正常或鹅卵石样改变
活检特征	固有膜全层弥漫性炎症,隐窝脓肿结构异常,杯状细胞减少	裂隙状溃疡、局部炎症,非干酪坏死性肉芽肿,黏膜下层淋巴细胞聚集

第三节 体格检查

一、概述

1. 如何对待体格检查

体格检查是疾病诊断与病情评估的重要一步,在对疾病有初步概念的情况下,进行针对性的体格检查能够帮助我们进一步明确诊断与评估病情,对下一步检查与治疗至关重要。

2. 体格检查中的人文关怀

在体格检查中,保护患者的隐私及注重患者的感受非常重要,注重这些细节可以帮助我们进一步取得患者的信任。

二、学习目标

1. 对炎症性肠病的患者能进行针对性的体格检查。
2. 能在体格检查中体现对患者的人文关怀。

三、案例情景

在完成了病史的采集后,医生对患者进行了详细的体格检查。

> T 38℃,P 102 次/min,BP 106/55 mmHg,贫血貌,体型偏瘦,腹部正常,无胃肠型及蠕动波,腹部柔软,无液波震颤,无震水音,未触及腹部肿块。右下腹压痛(+),余腹无压痛,无反跳痛,无肌紧张。肝脏肋下未及。脾脏未及。移动性浊音阴性,肠鸣音正常。

四、案例思考

1. 一般体格检查可用于评估患者疾病情况

1) 一般情况:个体发育情况(体型正常,或是消瘦/肥胖),有无贫血貌(舌,甲床情况,皮肤或结膜是否苍白），青春期前发病患者常有生长发育迟滞等。

2）测量体温、血压、脉搏、呼吸频率：炎症性肠病患者活动期（尤其中重度患者）常伴有发热和贫血，这类患者查体时可发现体温高于正常，且心率快。

3）可有全身多个系统损害，包括杵状指（趾）、关节炎、结节性红斑、坏疽性脓皮病、口腔黏膜溃疡、虹膜睫状体炎、葡萄膜炎、小胆管周围炎、硬化性胆管炎、慢性活动性肝炎等。

4）肺部及心脏听诊。

2. 专科体格检查有助于判断疾病活动度及鉴别诊断

1）腹部视诊：腹部是否平坦，有无隆起或凹陷，有无胃肠型及蠕动波。

2）腹部听诊：肠鸣音有无亢进或减弱。

3）腹部触诊：能否扪及腹部包块，腹部有无压痛，有无肌卫及反跳痛。

拓展内容——CD临床表现

腹痛：为最常见症状。多位于右下腹或脐周，间歇性发作，常为痉挛性阵痛、腹鸣。常于进餐后加重，排便或肛门排气后缓解。腹痛的发生可能与肠内容物通过炎症、狭窄肠段，引起局部肠痉挛有关。亦可由部分或完全性肠梗阻引起，此时伴有肠梗阻症状。出现持续性腹痛和明显压痛，提示炎症波及腹膜或腹腔内肿胀形成。全腹剧痛和腹肌紧张，可能是病变肠段急性穿孔所致。

腹泻：亦为本病常见症状之一，主要由病变肠段炎症渗出、蠕动增加及继发性吸收不良引起。先是间歇发作，病程后期可转为持续性。粪便多为糊状，一般无脓血和黏液。病变涉及下段肠段或肛门直肠者，可有黏液血便及里急后重。

腹部包块：见于10%～20%的患者，由肠粘连、肠壁增厚、肠系膜淋巴结肿大、内瘘或局部脓肿形成所致。多位于右下腹与脐周。固定的腹块有粘连，多有内瘘形成。

瘘管形成：因透壁性炎性病变穿透壁全层肠外组织或器官而成。往往作为与溃疡性结肠炎鉴别的依据。内瘘可通向其他肠段、肠系膜、膀胱、输尿管、阴道、腹膜后等处，肠段之间内瘘可致腹泻加重及营养不良。肠瘘通向的组织与器官因粪便污染可致继发性感染。外瘘通向腹壁或肛周皮肤。

肛门直肠周围病变：包括瘘管、脓肿形成及肛裂等病变，见于部分患者，有结肠受累者较多见。有时这些病变可为CD的首发或突出的临床表现。

发热：是常见的全身表现之一，与肠道炎症活动及继发感染有关。常为间歇性低热或中度热，少数呈弛张高热伴毒血症。少数患者以发热为主要症状，甚至较长时间不明原因发热之后才出现消化道症状。

营养障碍：由慢性腹泻、食欲减退及慢性消耗等因素所致。表现为消瘦、贫血、低蛋白血症和维生素缺乏等。青春期患者常有生长发育迟滞。

肠外表现：可有全身多个系统损害，包括杵状指（趾）、关节炎、结节性红斑、坏疽性脓皮病、口腔黏膜溃疡、虹膜睫状体炎、葡萄膜炎、小胆管周围炎、硬化性胆管炎、慢性活动性肝炎等。淀粉样变性或血栓栓塞性疾病亦偶有所见。

第四节 初步诊治

一、概述

1. 下一步检查的内容：根据疾病的诊断、鉴别诊断及病情严重程度选择。
2. 下一步检查的时机：根据患者的病情变化随时调整。
3. 行特殊检查时必须对患者能否耐受检查进行评估。
4. 所有检查与治疗均以维持患者稳定的生命体征为原则。

二、学习目标

1. 掌握炎症性肠病患者有哪些需要了解的血液学指标。
2. 能正确选择下一步明确诊断的方法。
3. 能正确选择内镜检查的合适时机。有效完善内镜检查前的准备。

三、案例情景

入院以后，患者又出现了反复发热，体温 38.6℃，并有纳差，仍有右下腹腹痛，急查部分血液学指标，完善了心电图和 B 超检查后，安排了肠镜检查，并在镜下取了组织活检以明确诊断。

1. 实验室检查结果

（1）门诊

2014-08-02　血常规：CRP 26 mg/L，WBC 12.38×10^9/L，N 73.1%，RBC 5.26×10^{12}/L，HB 104 g/L，PLT 258×10^9/L。

2014-03-21　心电图：窦性心律，正常范围心电图。

2014-07-17　腹部超声：右下腹阑尾区可见多发增大淋巴结，结合临床。

（2）入院后

2014-08-26　隐血试验（粪便），粪便常规：颜色，黄；油滴，未见；性状，糊；夏科莱登结晶，未见；白细胞，0~1 个/HP；食物残渣，未见；红细胞，0 个/HP；黏液，未见；霉菌，未见；寄生虫卵，未见；生长型痢疾变形虫，未见；粪便隐血，阴性；阿米巴囊胞型痢疾变形虫，未见。

2014-08-26　DIC 筛查：抗凝血酶Ⅲ活性80.40%，APTT 测定值36.2 s，凝血酶时间对照 16.0 s，D-二聚体 0.150 mg/L FEU，纤维蛋白（原）降解产物 0.7 μg/mL，凝血酶原时间测定 13.6 s，凝血酶原时间对照 11.8 s，纤维蛋白原 3.740 g/L，凝血酶时间测定 17.1 s，INR 1.15，APTT 对照 27.0 s。

2014-08-26 心梗三项：肌红蛋白（急诊）21.00 ng/mL，高敏肌钙蛋白（急诊）0.006 ng/mL，肌酸激酶同工酶（急诊）0.54 ng/mL。

2014-08-26 游离前列腺特异抗原 0.291 ng/mL，癌胚抗原 0.50 ng/mL，糖类抗原 19-9 13.78 U/mL，甲胎蛋白 1.56 ng/mL，总前列腺特异抗原 0.532 ng/mL，FPSA/TPSA 55%。

2014-08-26 总胆固醇 3.55 mmol/L，直接胆红素 6.0 μmol/L，超氧化物歧化酶 167 U/mL，球蛋白 43 g/L，肌酐 73 μmol/L，磷 1.26 mmol/L，二氧化碳 25.6 mmol/L，谷草转氨酶 12 U/L，乳酸脱氢酶 123 U/L，镁 0.88 mmol/L，氯 102.4 mmol/L，总胆红素 17.1 μmol/L，总胆汁酸 1.3 μmol/L，高密度脂蛋白 1.04 mmol/L，尿素氮 4.30 mmol/L，铁 6.8 μmol/L，前白蛋白 159 mg/L，谷丙转氨酶 7 U/L，γ-谷氨酰转肽酶 17 U/L，甘油三酯 0.69 mmol/L，钠 138.0 mmol/L，碱性磷酸酶 79 U/L，尿酸 371 μmol/L，胱抑素 C 0.93 mg/L，视黄醇结合蛋白 34 mg/L，钾 4.24 mmol/L，白蛋白 45 g/L，总蛋白 88 g/L，补体C1q 207 mg/L，低密度脂蛋白 2.28 mmol/L，白球比 1.1，钙 2.40 mmol/L，谷草转氨酶同工酶 3 U/L。

2014-08-26 抗 PR3-ANCA 抗体 阴性，抗 MPO-ANCA 抗体 弱阳性，pANCA 弱阳性，cANCA 阴性，抗肾小球基底膜抗体 弱阳性。

2014-08-26 血细胞分析（三分类以上），红细胞沉降率测定（ESR）：白细胞计数 9.30×10^9/L，血小板计数 297.0×10^9/L，中性粒细胞百分率 71.2%，中性粒细胞绝对值 6.62×10^9/L，平均红细胞体积 79.0 fL，平均血红蛋白含量 25.2 pg，淋巴细胞百分率 18.9%，淋巴细胞绝对数 1.76×10^9/L，血红蛋白 100.0 g/L，红细胞比积 45.1%，红细胞沉降率测定 92 mm/h，红细胞计数 5.71×10^{12}/L，嗜酸性粒细胞百分率 1.3%，嗜酸性粒细胞绝对值 0.12×10^9/L。

2014-08-26 超敏C反应蛋白测定（免疫散射）：超敏C反应蛋白 40.60 mg/L。

2014-08-26 尿液分析（尿9联及以上）：镜检白细胞 0~1 个/HPF，尿白细胞 阴性，尿比重 1.020，尿蛋白 阴性，pH值 6.0，亚硝酸盐 阴性，尿酮体 阴性，尿葡萄糖 阴性，上皮细胞 阴性，镜检红细胞 0个/HPF，尿隐血 阴性，尿胆红素 阴性，透明度 清，尿胆原 阴性，磺柳酸法蛋白定性 阴性，颜色 黄色。

2014-08-27 降钙素原检测：降钙素原 0.040 ng/mL。

2014-08-27 体液免疫：免疫球蛋白 M 1.17 g/L，免疫球蛋白 G 23.80 g/L，免疫球蛋白 E 30.20 IU/mL，免疫球蛋白 A 2.89 g/L，补体 C4 0.28 g/L，补体 C3 1.34 g/L。

2014-08-27 细菌抗体测定（结核抗菌抗体 IGG），细菌抗体测定（结核抗菌抗体 IGM）：结核分枝杆菌 IgG 抗体 阴性，结核分枝杆菌 IgM 抗体 阴性。

2014-08-27 丁型肝炎抗体测定（Anti-HDV），庚型肝炎 IgG 抗体测定（Anti-HGV）：庚型肝炎抗体 阴性，丁型肝炎抗体 阴性。

2014-08-27 丙型肝炎抗体测定（Anti-HCV），乙肝两对半：乙肝e抗原 阴性，乙肝核心抗体 阴性，乙肝表面抗体 阳性，乙肝e抗体 阴性，丙肝抗体 0.03S/CO，乙肝表面抗原 阴性。

2014-08-27　抗双链 DNA 测定(定量)：双链 DNA(定量) <10 IU/mL。

2014-08-27　戊型肝炎抗体测定(HEV)(IgM)，甲型肝炎抗体 IgM 测定(Anti-HAV)，戊型肝炎抗体测定(HEV)(IgG)：戊肝抗体 IgG 阴性，甲型肝炎 IgM 抗体 阴性，戊肝抗体 IgM 阴性。

2014-08-26　T-SPOT：阴性。

2014-08-28　霍乱弧菌、副溶血弧菌、O157、志贺菌、沙门菌未检出。

2014-08-30　单纯疱疹病毒Ⅰ型抗体(HSVⅠ-IgG)，单纯疱疹病毒Ⅱ型抗体(HSVⅡ-IgG)，巨细胞病毒抗体测定(化学发光法 IGG)，巨细胞：巨细胞病毒抗体 IgM 阴性，HSV-Ⅱ 抗体 IgG 阴性，巨细胞病毒抗体 IgG 阳性，HSV-Ⅰ 抗体 IgG 阳性。

2014-08-30　梅毒螺旋体特异性抗体测定：梅毒 TRUST 试验 阴性，人免疫缺陷病毒抗体 阴性，梅毒螺旋体特异性抗体 阴性。

2014-08-30　九项呼吸道感染病原体抗体：肺炎衣原体抗体 阴性，乙型流感 阴性，立克次体 阴性，腺病毒抗体 阴性，副流感病毒 阴性，肺炎支原体(荧光法) 阴性，呼吸道合胞病毒抗体 阴性，甲型流感病毒 阴性，军团菌 阴性。

2014-09-01　粪培养：O157、志贺菌、沙门菌未检出。

2014-09-03　铁蛋白测定(化学发光法)：铁蛋白 199.80 ng/mL。

2014-09-03　叶酸测定，血清维生素 B_{12} 测定：维生素 B_{12} 316 pg/mL，叶酸 1.7 ng/mL。

2014-09-03　血清总铁结合力测定：不饱和铁结合力 26.4 μmol/L，总铁结合力 39.10 μmol/L，血清铁离子 12.7 μmol/L，血清铁饱和度 32.5%。

2014-09-03　铁测定：铁 9.5 μmol/L。

2014-09-03　血清转铁蛋白测定：转铁蛋白 1.54 g/L。

2014-09-09　电解质，肝功能，肾功能：直接胆红素 2.4 μmol/L，谷丙转氨酶 11 U/L，前白蛋白 256 mg/L，尿素氮 3.80 mmol/L，谷草转氨酶同工酶 3 U/L，肌酐 66 μmol/L，超氧化物歧化酶 161 U/mL，谷草转氨酶 11 U/L，补体 C1q 203 mg/L，碱性磷酸酶 63 U/L，钾 3.90 mmol/L，球蛋白 36 g/L，γ-谷氨酰转肽酶 18 U/L，视黄醇结合蛋白 50 mg/L，白球比 1.1，乳酸脱氢酶 231 U/L，二氧化碳 28.7 mmol/L，白蛋白 41 g/L，氯 102.6 mmol/L，总胆汁酸 2.0 μmol/L，钠 146.0 mmol/L，总胆红素 6.2 μmol/L，总蛋白 77 g/L，尿酸 335 μmol/L，胱抑素 C 1.05 mg/L。

2014-09-09　超敏 C 反应蛋白测定(免疫散射)：超敏 C 反应蛋白 2.20 mg/L。

2014-08-26　小肠增强 CT：回肠末端、回盲部及升结肠近段异常改变，考虑炎症性肠病可能性大，克罗恩病概率大，建议肠镜检查。左肾结石。盆腔少量积液。

2014-08-27　腹部超声：右侧肾强回声，考虑结晶可能，建议定期检查；脾大。

2014-08-26　心脏超声检查：心内结构及血流未见明显异常，左室收缩功能正常，LVEF 64%。

2014-09-02　胸部 CT 平扫：未见异常。

2. 其他辅助检查结果

2014-03-24　胃镜：慢性浅表性胃窦炎(图 10-1)。

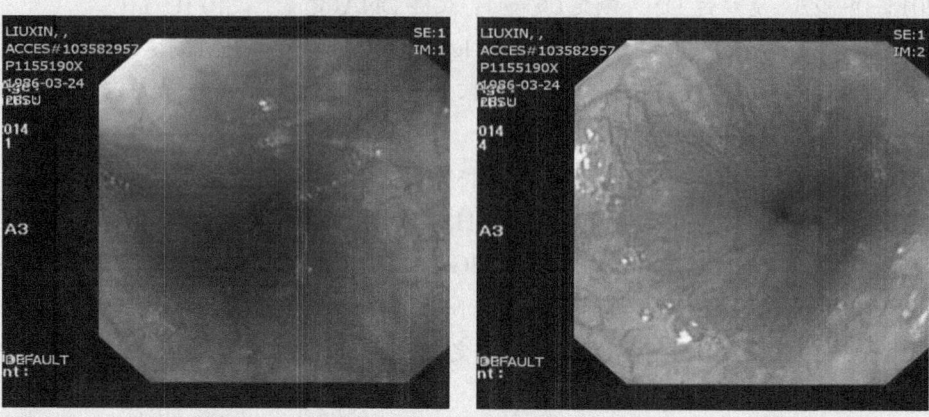

图 10-1 食管齿状线胃镜下表现

2014-08-12 肠镜：升结肠近回盲部见肠腔环周结节状隆起，中间裂隙样溃疡，覆白苔，肠腔狭窄（图 10-2）。诊断：克罗恩病？活检：升结肠组织×2。一周后门诊大厅取病理报告：黏膜慢性炎，伴糜烂。

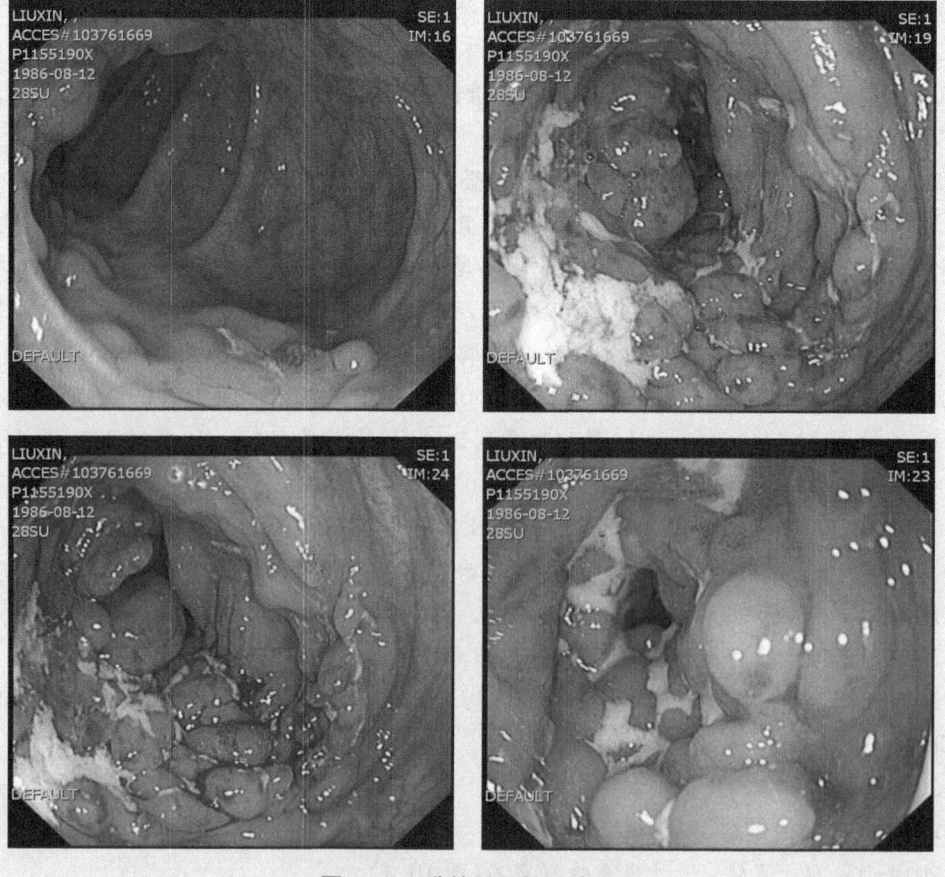

图 10-2 升结肠肠镜下表现

2014-08-28 经肛小肠镜(图10-3)：小肠镜插至约升结肠近回盲部，可见肠腔片状溃疡形成，黏膜水肿明显，呈铺路石样，腔道狭窄，小肠镜无法通过。右半结肠黏膜节段性增生，溃疡形成；所见左半结肠黏膜大致正常；肛缘黏膜充血水肿。诊断：克罗恩病累及右半结肠伴局部肠腔狭窄，建议治疗后内镜复查。

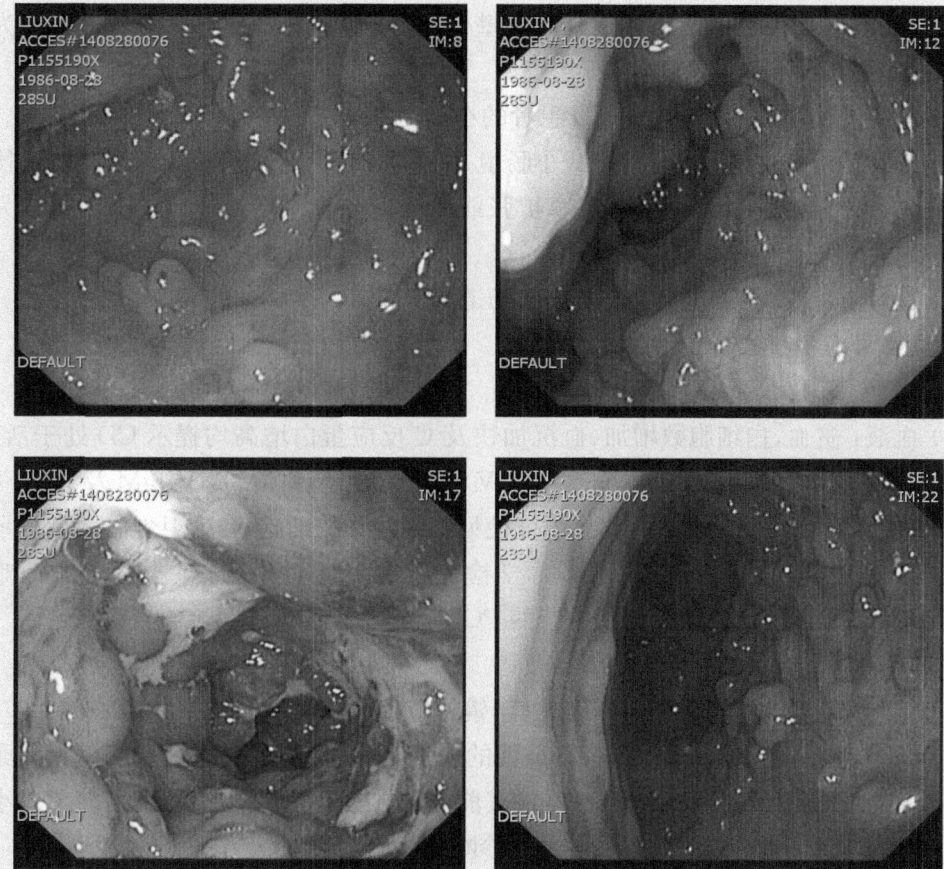

图 10-3 升结肠近回盲部

四、案例思考

1. 首次就诊的考虑炎症性肠病的患者有哪些检查项目

1) 克罗恩病患者需要做的一般检查项目

(1) 血常规、血沉、CRP、肝功能、维生素 B_{12}、叶酸：用于判断疾病严重程度及是否处于活动期。

(2) 各项肝炎、血管炎检查指标、结核抗体、T-SPOT、各种病毒相关检测、肿瘤指标、粪培养：用于鉴别诊断。

(3) 各肿瘤标志物检测。

(4) 心肺相关检查：根据患者一般情况选择，以评估患者基本情况及耐受下一步检查的可能性，肺部检查包括胸片或胸部 CT 等。

2）克罗恩病患者有哪些特殊检查

(1) 结肠镜检查＋多点活检（首选）：肠镜下一般表现为节段性、非对称性的黏膜炎症、纵行或鹅卵石样改变，也可见肠腔狭窄和肠壁僵硬等，其中最具特征性的内镜表现为非连续性病变、纵行溃疡和鹅卵石样改变。

(2) 胶囊内镜：主要用于明确 CD 患者的小肠受累情况。

(3) 小肠镜检查：包括传统推进式小肠镜、气囊辅助式小肠镜和螺旋小肠镜，可协助小肠病变的诊断、小肠病变组织活检、狭窄扩张或取滞留胶囊。气囊辅助式小肠镜分为经口和经肛两种途径。

(4) 影像学检查：钡剂检查、腹部 CT、肠道 MRI 等。

2. 克罗恩病各项检查有什么特点？

1）实验室检查

(1) 血液：贫血、白细胞数增加、血沉加快及 C 反应蛋白增高均提示 CD 处于活动期。怀疑合并巨细胞病毒（cytomegalovirus，CMV）感染时，可行血清 CMV IgM 及 DNA 检测。

(2) 粪便隐血试验常呈阳性，或显微镜检见红细胞和脓细胞，粪钙卫蛋白增高提示肠黏膜炎症处于活动期。应注意通过粪便病原学检查，排除感染性结肠炎。怀疑合并艰难梭状杆菌感染时可通过培养、毒素检测及核苷酸 PCR 等方法证实。

2）内镜检查

(1) 结肠镜应作为 CD 的常规首选检查，镜检应达回肠末端。镜下一般表现为节段性、非对称性的各种黏膜炎症。其中具有特征性的表现为非连续性病变、纵行溃疡和鹅卵石样外观。胶囊内镜适用于怀疑小肠 CD 者，检查前应先排除肠腔狭窄，避免胶囊滞留。小肠镜适用于病变局限于小肠，其他检查手段无法诊断，特别是需要取组织学活检者。

(2) 多部位深凿活检有时可在黏膜固有层发现非干酪样坏死肉芽肿或大量淋巴细胞聚集。

3）影像学检查

(1) CT 或磁共振肠道显像（CTE/MRE）可反映肠壁的炎症改变、病变分布的部位和范围、狭窄的存在、肠腔外并发症如瘘管形成、腹腔脓肿或蜂窝织炎等，可作为小肠 CD 的常规检查。

(2) 活动期 CD 典型的 CTE/MRE 表现为肠壁明显增厚、肠黏膜明显强化伴有肠壁分层改变，黏膜内环和浆膜外环明显强化，呈"靶征"或"双晕征"；肠系膜血管增多、扩张、扭曲，呈"梳样征"；相应系膜脂肪密度增高、模糊；肠系膜淋巴结肿大等。

(3) 胃肠钡剂造影及钡剂灌肠检查阳性率较低，已被内镜及 CTE/MRE 所代替。

(4) 腹部超声检查方便价廉，对判断病变肠段炎症程度，发现瘘管、脓肿和炎性包块有一定价值，可用于疾病随访过程的监测及引导腹腔脓肿的穿刺引流。

3. 如何判断克罗恩病活动期/维持期

表 10-2 简化克罗恩病活动指数计算法

项目	分数
一般情况	0：良好；1：稍差；2：差；3：不良；4：极差
腹痛	0：无；1：轻；2：中；3：重
腹泻	稀便每天 1 次记 1 分
腹块	0：无；1：可以；2：确定；3：伴触痛
伴随疾病(关节痛、虹膜炎、结节性红斑、坏疽性脓皮病、新瘘管及脓肿等)	每种症状记 1 分

注：≤4 分为缓解期；5~8 分为中度活动期；≥9 分为重度活动期。

表 10-3 克罗恩病活动指数 Best 计算法

变量	权重
稀便次数(1 周)	2
腹痛天数(1 周总评,0~3 分)	5
一般情况(1 周总评,0~4 分)	7
肠外表现与并发症(1 项 1 分)	20
阿片类止泻药(否 0 分,是 1 分)	30
腹部包块(可疑 2 分；肯定 5 分)	10
血细胞比容降低值(正常值：男 47,女 42)	6
100×(1－体重/标准体重)	1
总分	

注：各项得分乘以规定的权重,求得分值,8 项分值之和为总分。血细胞比容可参照国人标准：男 42,女 37。

4. 克罗恩病有哪些特点

1) 病理

病变同时累及回肠末段与邻近右侧结肠者最多见,略超过半数；只涉及小肠者占其次,主要在回肠,少数见于空肠；局限在结肠者约占 20%,以右半结肠多见。病变可涉及阑尾、直肠、肛门。病变在口腔、食管、胃、十二指肠者少见。

2) 大体形态

(1) 病变呈节段性或跳跃性,不呈连续性。

(2) 黏膜溃疡的特点为早期呈鹅口疮样溃疡,随后溃疡增大,形成纵行溃疡和裂隙溃疡,将黏膜分割,呈鹅卵石样外观。

(3) 累及肠壁全层,肠壁增厚变硬,肠腔狭窄。

3) 组织学特点

(1) 非干酪坏死性肉芽肿,由类上皮细胞和多核巨细胞构成,可发生在肠壁各层和局部淋巴结。

(2) 裂隙溃疡可深达黏膜下层甚至肌层。

(3) 肠壁各层炎症,伴充血、水肿、淋巴管扩张、淋巴组织增生和纤维组织增生。

第五节 治疗经过

一、概述

疾病治疗的基本原则为病因治疗和对症治疗。治疗疾病并非单纯的药物治疗，还须包括健康指导、心理疏导、人文关怀等更高层次的综合治疗。

二、学习目标

1. 能正确评估患者病情严重程度，掌握炎症性肠病的治疗原则。
2. 能合理制定炎症性肠病的治疗方案。
3. 能对炎症性肠病患者进行合理的饮食、心理指导。

三、案例情景

1. 入院医嘱

1) 消化内科二级护理，禁食，监测血压、心率、监测血糖；完善血常规、血沉、CRP、降钙素原(PCT)、肝肾功能、电解质、血脂、骨质疏松相关检查、贫血组套（叶酸、维生素 B_{12}、转铁蛋白、铁蛋白、抗内因子、网织红计数）、抗中性粒细胞抗体、食入物过敏原检测、吸入物过敏原检测、甲乙丙丁戊型肝炎检查、HIV 及梅毒检测、病毒性心肌炎指标、EB 病毒、结核抗体、T-SPOT、巨细胞病毒(CMV)DNA、HBV-DNA、EBV-DNA、肿瘤指标、尿常规、粪培养等检查，完善胸部 CT、小肠镜、小肠 CT 等检查了解病变范围、严重程度。

2) 抑酸护胃：奥美拉唑 20 mg，bid 口服。

3) 抗炎：美沙拉嗪 1.0 g qid 口服。

4) 调节肠道菌群：酪酸梭菌活菌片 2 片 tid 口服。

5) 补液支持治疗：氯化钾、葡萄糖、氨基酸、维生素。

6) 抗感染：甲硝唑 0.5 g bid 静滴 + 左氧氟沙星 0.2 g bid 静滴。

7) 纠正贫血：补充叶酸、维生素 B_{12}、蔗糖铁。

2. 住院经过

入院第 7 d，患者诉腹泻较前好转，无腹痛，饮食逐渐开放，从流质到半流质少渣饮食，复查血常规、CRP、血沉等均较前好转，予出院。

3. 出院医嘱

1) 饮食原则：高热量、高蛋白、高维生素、少油少渣饮食。少食多餐，注意休息，观察大便情况及腹部症状，门诊复查血常规、血沉、CRP、粪便检查，1 个月后复查肠镜。

2) 抗炎：美沙拉嗪 1.0 g qid 口服。

3) 调节肠道菌群：酪酸梭菌活菌片 2 片 tid 口服。

4) 补充叶酸、维生素 B_{12}。

四、案例思考

1. CD 治疗原则

CD 治疗目标为诱导和维持缓解,预防并发症,改善生活质量。治疗的关键目标是黏膜愈合。通常需要药物维持治疗以预防复发。

2. 经典药物治疗

炎症性肠病经典药物治疗,主要作用为控制炎症反应

1) 氨基水杨酸制剂

(1) 5-氨基水杨酸(5-ASA):用于轻、中度的诱导缓解及维持治疗。诱导治疗期治疗量:3~4 g/d,症状缓解后相同剂量或减量维持治疗。

(2) 柳氮磺吡啶(SASP):同样用于轻、中度 UC 的诱导缓解及维持治疗。但不良反应较 5-ASA 多见,不良反应包括恶心、呕吐、皮疹、粒细胞减少、溶血性贫血、再生障碍性贫血。

2) 糖皮质激素

(1) 用法:用于 5-ASA 疗效不佳的中重度患者的治疗,对控制疾病活动有较好疗效,适用于活动期 CD 患者的症状缓解,剂量为泼尼松 0.75~1 mg/(kg·d)。病变局限在回肠末端、回盲部或升结肠的轻至中度患者可考虑使用局部作用的激素布地奈德,口服剂量每次 3 mg,3 次/d。

(2) 激素抵抗与激素依赖

① 激素抵抗:指相当于泼尼松 0.75 mg/(kg·d)治疗超过 4 周,疾病仍处于活动期。

② 激素依赖:指虽能维持缓解,但激素治疗 3 个月后,泼尼松仍不能减量至 10 mg/d;停用激素 3 个月内复发。

(3) 糖皮质激素副作用:胃肠道反应、骨质疏松、糖尿病、感染、皮肤病变、白内障、青光眼等。

3) 免疫抑制剂

(1) 适应证:硫唑嘌呤或巯嘌呤适用于激素治疗无效或依赖的患者。

(2) 用法:剂量为硫唑嘌呤 1.5~2.5 mg/(kg·d)或巯嘌呤 0.75~1.5 mg/(kg·d),该类药起效慢,约需 3~4 个月才能达到最大治疗效果。

(3) 不良反应:嘌呤类药物的不良反应主要是白细胞减少等骨髓抑制表现,应用时应严密监测。对硫唑嘌呤或巯嘌呤不耐受者可换用氨甲蝶呤。

4) 生物制剂及口服小分子药物

(1) 生物制剂

① 抗 TNF-α 单克隆抗体:如英夫利昔单抗(infliximab)及阿达木单抗(adalimumab)

② 抗人 α4β7 整合素单抗:维得利珠单抗(vedolizumab)

③ 抗 IL-12/IL-23 单抗:乌司奴单抗(ustekinumab)

(2) 小分子药物

① 非受体型酪氨酸蛋白激酶（Janus kinase，JAK）抑制剂：如乌帕替尼（upadacitinib）

上述药物均被证实对传统治疗无效的活动性 CD 有效，可用于 CD 的诱导缓解与维持治疗。

5）全肠内营养

对于常规药物治疗效果欠佳或不能耐受者，特别是青少年患者，全肠内要素饮食对控制症状、降低炎症反应有帮助。

抗菌药物：主要用于并发感染的治疗，如合并腹腔脓肿或肛周脓肿，在充分引流的前提下使用抗生素。常用的有硝基咪唑类及喹诺酮类药物，也可根据药敏试验选用抗生素。

3. 什么时候需要外科治疗

因手术后复发率高，故手术适应证主要是针对并发症，包括肠梗阻、腹腔脓肿、急性穿孔、不能控制的大量出血及癌变。

对于病变局限且已经切除者，术后可定期随访。大多数患者需使用药物预防复发，免疫抑制剂、生物制剂及 JAK 抑制剂均可用于术后复发的预防。

4. 生活方式指导

消化道疾病与患者的生活习惯、精神因素密切相关，学会与患者沟通，疏导心理问题，给予正确的健康生活方式指导和饮食指导是治疗的重要一环。

饮食原则：高热量、高蛋白质、高维生素、少油少渣膳食。

1）不吃刺激性大的食物：应戒烟戒酒，禁吃过甜、过酸、过咸、过热、生、冷、硬的食物。将食物切碎煮烂。

2）加强营养：应选用易消化，含足够热量、蛋白质和维生素的食物。高热量，高蛋白质以补偿长期腹泻导致的营养消耗，可根据患者消化吸收耐受情况，循序渐进地供给热量，一般热量按照每日每公斤体重 40 kcal 供给，蛋白质每日每公斤体重 1.5 g 供给，其中优质蛋白占 50% 为宜。维生素、无机盐的供给要充足，以补偿腹泻引起的营养丢失。如稀饭、细面条、奶、软米饭、豆浆、鸡蛋、瘦肉、豆腐和豆制品；富含维生素 A、B 族维生素、维生素 C 食物，如新鲜蔬菜和水果等。这些食物可以增强机体抵抗力，有助于修复受损的组织和促进溃疡面愈合。

3）限制多渣食物：限制脂肪和膳食纤维摄入，腹泻常伴有脂肪吸收不良，严重者伴有脂肪泻，因此膳食中的脂肪量要限制，应采用少油的食物和少油的烹调方法，对于脂肪泻者可采用中链脂肪酸油脂，避免使用含刺激性和纤维高的食物，应避免吃油炸食物以及含粗纤维较多的芹菜、韭菜、豆芽、火腿、腊肉、鱼干及各种粗粮。带刺激性的葱、姜、蒜也少食。

4）制订合理的饮食制度：吃饭定时定量，细嚼慢咽，少说话，不看书报，不看电视，保持精神愉快。少食多餐，减轻肠道负担。

5）保持心情愉快，减少自我压力，学会自我疏导。

第六节 案例总结及评估

该部分由案例学习者自行完成。

一、案例总结

主诉：

确诊诊断：

主要鉴别诊断及依据：

二、对该疾病认知的自我评估（如为部分掌握或掌握情况不理想请说明原因）

自我评估内容	完全掌握	部分掌握	掌握情况不理想
CD的问诊重点及方法			
CD的体格检查方法、关注点			
CD的诊断与鉴别诊断			
CD的病理特点			
CD的治疗原则、用药			
消化性溃疡患者的出院随访内容及饮食指导			

（孙燕）

案例十一　内分泌系统案例——糖尿病

第一节　概　述

一、案例学习对象

临床医学4年级学生。

二、学习者角色

1. 临床医生角色

学习者首先须被定位为案例中患者的主诊医生。

2. 临床病例学习者角色

在具体案例中学习相关疾病的基础知识、临床知识、医患沟通技巧，及人文关怀方法。

三、学习前准备

1. 复习葡萄糖代谢的相关生理和生化知识。
2. 复习内分泌疾病相关的诊断学知识。
3. 复习糖尿病的内科学知识。

四、学习目标

1. 基础知识

糖尿病的病理生理改变（掌握）。

2. 临床知识

1）糖尿病的问诊方法（掌握）。
2）糖尿病的临床表现及体检重点（掌握）。
3）糖尿病的病因及发病机制（了解）。

4）糖尿病的诊断方法与鉴别诊断（掌握）。

5）糖尿病的分型（掌握）。

6）糖尿病的综合治疗（掌握）。

7）糖尿病的慢性并发症（熟悉）。

3. 人文关怀部分

1）如何与患者及家属沟通（掌握）。

2）如何对糖尿病患者进行生活方式及心理指导（熟悉）。

第二节 首次接触患者

一、概述

1. 如何对待首次接诊的患者

进行自我介绍，初步了解患者基本情况，初步获得患者信任。

2. 如何采集病史信息

当我们接诊患者，采集病史时会获得很多信息，所以正确对待病史信息是判断疾病的第一步。我们需学会通过有条理的专业问诊，获取用于诊断的必要信息，追问患者未主动提供的必要信息，同时剔除对诊断治疗无帮助的信息。

3. 现病史所需信息

发病诱因，主要症状，相关症状，用于鉴别的症状，发病时间，发病一般情况，发病后就诊、治疗情况及治疗效果。

4. 其他信息

与疾病相关的既往疾病、烟酒史、家族史及生活习惯是重点。

二、学习目标

1. 对糖尿病患者能进行针对性的问诊。
2. 能判断患者提供的有效信息和无效信息，并根据相关信息做出初步诊断。

三、案例情景

患者入院后，医生首先对患者进行了详细的问诊，患者提供了自己发病的基本情况。

1. 基本资料

病案号：481573　　　　　　　　出生地：上海市
性　别：男　　　　　　　　　　职　业：职员
年　龄：61岁　　　　　　　　　民　族：汉族

2. 患者口述病史

最近1个月,我明显感觉到口干,尤其是早晨醒来,感觉舌头和嘴巴好像干得粘在一起,喝水量明显增多,而且小便次数也变多了。最近这半个月,大家都说我看起来明显瘦了。6天前,我去口腔科拔牙,口腔科医生让我先检查一下血糖,结果早晨没吃早饭的血糖是16.69 mmol/L,当时口腔科医生就和我说,不能拔牙,让我先去内分泌科门诊看一下,说我的血糖有问题,可能是糖尿病。我和医生说,最近一段时间新鲜水果上市,我的水果吃得比较多,有可能是这个关系。回到家里后,我就自己吃了我妈妈的二甲双胍,因为我妈妈也是糖尿病,可是用快速血糖仪测血糖还是非常高。

昨天我就去内分泌科门诊看了,门诊医生了解了我的情况后,问我当时是不是空腹,我说是的,门诊医生又让我去抽血化验了一些指标,结果空腹血糖14 mmol/L,糖化血红蛋白11.8%,门诊医生对我说,血糖非常高,最好能够住院治疗,于是我就入院了。

有吸烟史30余年,1包/d。无饮酒史。母亲有糖尿病病史。

四、案例思考

1. 如何对该患者提供的信息进行取舍

1)已获得的必要信息:①主要症状:口干,多饮,多尿,消瘦;②主要检查结果:空腹血糖14 mmol/L,糖化血红蛋白11.8%。

2)须追问的必要信息:①重要的阳性主诉需进一步追问细节:每日饮水量(以500 mL的水杯作为参照可以喝几杯);夜尿次数;体重减轻的具体数值。②重要伴随症状:有无乏力、恶心、呕吐、腹痛、呼吸困难、意识改变等(有助于排除是否伴随急性并发症);有无视物模糊、手足麻木、小便泡沫增多、胸闷胸痛、头晕头痛、视物旋转、间歇性跛行等(有助于排除是否已经出现慢性并发症表现)。③可用于鉴别诊断的伴随症状:有无心悸、怕热、多汗等症状。④入院前用药的具体剂量及血糖控制水平。⑤既往有无胰腺炎病史、胰腺手术史、内分泌系统疾病史、糖皮质激素服用史等(排除特殊类型糖尿病)。

3)须剔除的混淆信息:患者最近水果吃得比较多,认为血糖升高与此相关。要认识到糖尿病的病因主要为胰岛β细胞功能减退和胰岛素抵抗,并非摄入甜食过多。

2. 初步诊断思路

典型"三多一少"症状,2次静脉空腹血糖≥7.0 mmol/L→糖尿病→分型(1型?2型?特殊类型?)→是否合并急、慢性并发症。

3. 正确采集分析病史须掌握的知识点

1)糖尿病的诊断标准(WHO 1999诊断标准)

空腹血糖≥7.0 mmol/L;或OGTT服糖后2 h血糖≥11.1 mmol/L;或随机血糖≥11.1 mmol/L。

2）糖尿病的分型

可分为 1 型糖尿病、2 型糖尿病、特殊类型糖尿病和妊娠糖尿病。

3）1 型糖尿病和 2 型糖尿病的主要鉴别

1 型糖尿病与 2 型糖尿病的鉴别诊断见表 11-1。

表 11-1　1 型糖尿病和 2 型糖尿病的鉴别诊断

	1 型糖尿病（T1DM）	2 型糖尿病（T2DM）
发病机制	胰岛 β 细胞破坏及功能衰竭	胰岛素抵抗及胰岛 β 细胞功能缺陷
起病年龄	多青少年起病	多成人起病
起病急缓	多起病急	多起病隐匿
症状轻重	多症状明显	多症状较轻甚至无症状
家族史	多无	多有
有无蜜月期	多有	多无
自发酮症倾向	多有	多无
初期胰岛素水平	多低于正常	多处于正常范围或升高
合并疾病	可合并其他自身免疫性疾病	可合并其他代谢性疾病
胰岛自身抗体	多阳性	多阴性
治疗	多需依赖胰岛素治疗	多口服药物可长期治疗有效

4）糖尿病的并发症

糖尿病的并发症包括酮症酸中毒、高渗高血糖综合征、低血糖昏迷、糖尿病视网膜病变、糖尿病周围神经病变、糖尿病肾病、糖尿病周围血管病变、糖尿病合并心脑血管疾病、糖尿病足等。

第三节　体格检查

一、概述

1. 如何对待体格检查

体格检查是疾病诊断与病情评估的重要一步，在对疾病有初步概念的情况下，进行针对性的体格检查能够帮助我们进一步明确诊断与评估病情，对下一步检查与治疗至关重要。

2. 体格检查中的人文关怀

在体格检查中，保护患者的隐私及注重患者的感受非常重要，注重这些细节可以帮助我们进一步取得患者的信任。

二、学习目标

1. 对糖尿病患者能进行针对性的体格检查。

2. 能在体格检查中体现对患者的人文关怀。

三、案例情景

在完成了病史的询问后,医生对患者进行了详细的体格检查。

1. 体格检查

P 80次/min,R 18次/min,BP 140/95 mmHg,心律齐,各瓣膜区未及杂音。两肺呼吸音清,未及干湿啰音。腹软,无压痛、反跳痛。肝脾肋下未及。膝反射、腱反射正常。

四、案例思考

1. 一般体格检查对消化道出血的患者非常重要

患者的一般情况及基本生命体征可直接用于评估患者的出血量及全身血容量情况。

1) 一般情况:神志是否清楚,对答是否切题,精神状态如何,个体发育情况(体型正常,或是消瘦/肥胖),甲状腺有无肿大、结节、震颤等,神经反射情况。

2) 测量血压、脉搏、呼吸频率。

3) 肺部及心脏听诊。

4) 腹部体检有无异常。

2. 专科体格检查有助于判断疾病活动度及鉴别诊断

1) 足背动脉搏动:正常、减弱或消失,可帮助我们判断患者周围血管情况。

2) 10 g尼龙丝试验:触觉正常、减退或消失,可以帮助判断患者有无周围神经病变。

3) 音叉试验:振动觉正常、减退或消失,可以帮助判断患者有无周围神经病变。

第四节 初步诊治

一、概述

1. 下一步检查的内容:根据疾病的诊断、鉴别诊断及病情严重程度选择。

2. 下一步检查的时机:根据患者的病情变化随时调整。

3. 行特殊检查时必须对患者能否耐受检查进行评估。

4. 所有检查与治疗均以维持患者稳定的生命体征为原则。

二、学习目标

1. 确诊糖尿病且血糖较高的患者有哪些需要即刻了解的血液学指标。

2. 为了解患者一般情况,需完善哪些检查。

3. 为明确糖尿病分型,可进一步完善哪些检查。
4. 为了解患者目前存在的慢性并发症,需进行哪些检查。

三、案例情景

入院以后,患者仍有口干、多饮、多尿等症状,无腹痛,无恶心,无呕吐,予急查部分血液学指标,同时完善了肝肾功能、血脂、心电图、肺部 CT 和上腹部 B 超等检查,明确诊断。

1. 实验室检查结果

2020-04-28　CRP,血细胞分析:中性粒细胞百分率 71.2%,C 反应蛋白 76.3 mg/L,红细胞计数 4.34×10^{12}/L,白细胞计数 4.23×10^9/L,血小板计数 187.0×10^9/L,血红蛋白 128.0 g/L。

2020-04-28　尿常规:尿糖 4+,尿酮体 2+,尿蛋白(-)。

2020-04-28　电解质:钾 3.57 mmol/L,钠 141 mmol/L,氯 100.5 mmol/L,CO_2-CP 23.5 mmol/L。

2020-04-28　血气分析:pH 7.411,BE 5.2 mmol/L,标准碳酸氢盐 20.1 mmol/L。

2020-04-29　肝功能,肾功能,血脂四项:总蛋白 59 g/L,甘油三酯 3.5 mmol/L,总胆固醇 6.25 mmol/L,低密度脂蛋白 4.32 mmol/L,乳酸脱氢酶 195 U/L,高密度脂蛋白 1.05 mmol/L,球蛋白 25.4 g/L,γ-谷氨酰转肽酶 396 U/L,直接胆红素 19.5 μmol/L,肌酐 68 μmol/L,总胆红素 27.4 μmol/L,谷草转氨酶 29 U/L,尿酸 239 μmol/L,谷丙转氨酶 90 U/L,碱性磷酸酶 377 U/L,白蛋白 33.6 g/L。

2020-04-29　糖化血清白蛋白:33.86%。

2020-04-29　精氨酸刺激试验:血清胰岛素 0 min 10.82 μg/L;2 min 20.15 μg/L;3 min 34.17 μg/L;4 min 30.18 μg/L;5 min 25.06 μg/L。

2020-04-30　糖尿病自身抗体:阴性。

2020-04-29　尿白蛋白/肌酐:63.8 mg/g。

2. 辅助检查结果

2020-04-28　心电图:Ⅰ度房室传导阻滞。

2020-04-28　胸部 CT:肺部微小结节,建议随访。

2020-04-29　上腹部 B 超:脂肪肝,胆囊炎合并胆囊结石。

2020-04-29　颈动脉 B 超:双侧颈动脉粥样硬化斑块形成;双侧下肢动脉粥样硬化伴左侧斑块形成。

2020-04-29　眼底检查:双眼老年性白内障。

四、案例思考

1. 确诊糖尿病且血糖较高的患者有哪些需要即刻了解的血液学指标

1）尿常规或血酮体检测：有助于了解有无合并酮症，如有必要，可进一步检查血气分析，排除糖尿病酮症酸中毒。

2）电解质：有助于了解有无高血糖及酸碱失衡引起的电解质紊乱。

3）血常规：是否合并潜在的感染或贫血等疾病。

2. 为了解患者一般情况，需完善哪些检查

1）肝肾功能检查：了解患者一般情况，并对治疗药物选择进行指导。

2）血脂：了解患者有无合并心血管疾病的危险因素。

3）糖化血红蛋白及糖化血清白蛋白：了解患者血糖控制情况，两个指标分别代表近3个月平均血糖及近3周平均血糖。

4）心肺相关检查：根据患者一般情况选择，常见为心电图及胸部CT（或胸部平片）。

5）上腹部B超：了解主要脏器情况，排除合并疾病或潜在感染灶。

3. 为明确糖尿病分型，可进一步完善哪些检查

1）胰岛功能评估：精氨酸刺激试验。

2）糖尿病自身抗体检查。

4. 为了解患者目前存在的慢性并发症，需进行哪些检查

1）尿微量白蛋白/尿肌酐比值：筛查糖尿病肾病。

2）眼底检查：筛查糖尿病视网膜病变。

3）肌电图：筛查糖尿病周围神经病变。

4）血管B超：筛查糖尿病周围血管病变。

第五节 治疗经过

一、概述

疾病治疗的基本原则为病因治疗和对症治疗。治疗疾病并非单纯的药物治疗，还须包括健康指导、心理疏导、人文关怀等更高层次的综合治疗。

二、学习目标

1. 能够对糖尿病患者提出合适的饮食、运动及血糖监测建议。
2. 能够针对患者情况制定出合理的个体化降糖治疗方案。
3. 能够全面、综合地控制多种危险因素。

4. 能够兼顾并发症治疗。

三、案例情景

1. 入院医嘱

1) 内分泌二级护理，监测血压、心率；每天监测7点血糖，完善肝肾功能、血脂、血糖、糖化白蛋白、尿微量白蛋白、胸部CT、心电图、上腹部及血管B超等检查。

2) 糖尿病饮食。

3) 降糖治疗：胰岛素泵持续皮下注射降糖治疗，基础量20.4 U，餐前量早7 U－中5 U－晚7 U，餐前皮下注射。

4) 补液支持治疗：5％葡萄糖液对冲胰岛素（诺和灵R），促进酮体消除。

2. 住院经过

入院后，根据检验、检查结果，酌情增加以下治疗。

1) 抗血小板聚集：阿司匹林肠溶片 100 mg qd 口服。

2) 降脂稳定斑块：阿托伐他汀 20 mg qn 口服。

3) 保肝，改善脂肪肝：多烯磷脂酰胆碱胶囊（易善复）456 mg tid 口服。

4) 改善微循环、降低尿蛋白治疗：缬沙坦 40 mg qd 口服；羟苯磺酸钙胶囊 0.5 g tid 口服。

入院第3 d，患者复查尿常规阴性，予停用补液治疗，入院后第7 d，患者血糖已平稳，停用胰岛素泵持续皮下注射，改为盐酸二甲双胍片 850 mg bid 口服，监测餐后血糖仍偏高，加用磷酸西格列汀 100 mg qd 口服。

3. 出院医嘱

1) 糖尿病健康教育处方。

2) 降糖治疗：盐酸二甲双胍片 850 mg bid 口服，磷酸西格列汀 100 mg qd 口服。

3) 抗血小板聚集：阿司匹林肠溶片 100 mg qd 口服。

4) 降脂稳定斑块：阿托伐他汀 20 mg qn 口服。

5) 保肝，改善脂肪肝：多烯磷脂酰胆碱胶囊（易善复）456 mg tid 口服。

6) 改善微循环、降低尿蛋白治疗：缬沙坦 40 mg qd 口服；羟苯磺酸钙胶囊 0.5 g tid 口服。

7) 监测血糖、血压，内分泌门诊随访。

8) 1个月后复查空腹血糖、肝功能、肌酸激酶及血脂，3个月后复查糖化血红蛋白，每半年复查尿微量白蛋白/尿肌酐比值，每年进行眼底筛查。

四、案例思考

1. 新诊断 2 型糖尿病患者胰岛素的应用

根据《中国 2 型糖尿病防治指南(2020 版)》,建议新诊断的 2 型糖尿病患者伴有明显的高血糖时,早期运用胰岛素泵皮下持续注射进行强化降糖治疗,尽早缓解高糖毒性,让患者胰岛功能部分恢复。

2. 2 型糖尿病患者口服降糖药物的选择

根据《中国 2 型糖尿病防治指南(2020 版)》,如无明确禁忌证,二甲双胍仍然为一线首选用药,如单药血糖控制不佳,在没有使用禁忌证的情况下,可根据患者年龄、血糖谱特征、BMI、心血管危险因素、慢性并发症情况、低血糖发生风险、经济条件及服药依从性等,加用其他种类的口服降糖药物。

3. 2 型糖尿病患者的综合管理

2 型糖尿病的治疗,不仅仅包括控制血糖,还应包括血糖、血压、血脂、体重、慢性并发症等综合管理。

4. 其他治疗

2 型糖尿病的治疗,不是单一的药物治疗,医学营养治疗和运动治疗也有着非常重要的地位,要学会与患者沟通,给予正确的健康生活方式指导和饮食指导是治疗的重要一环。

1) 合理控制总热量。

2) 营养物质分配:碳水化合物 50%~60%,蛋白质 15%~20%,脂肪 25%~30%。

3) 合理餐次分配:1/5、2/5、2/5 或 1/3、1/3、1/3。

4) 选择低升糖指数食物。

5) 开展合适的运动,循序渐进,长期坚持。提倡每周 150 min 中等强度运动,建议餐后运动。

6) 戒烟。

第六节 案例总结及评估

该部分由案例学习者自行完成。

一、案例总结

主诉：

确诊诊断：

主要鉴别诊断及依据：

二、对该疾病认知的自我评估（如为部分掌握或掌握情况不理想请说明原因）

自我评估内容	完全掌握	部分掌握	掌握情况不理想
糖尿病问诊重点及方法			
糖尿病体格检查方法、关注点			
糖尿病的诊断与鉴别诊断			
糖尿病的治疗原则及用药选择			
糖尿病的饮食及运动指导			

（徐雷）

案例十二 内分泌系统案例——甲状腺功能亢进症

第一节 概 述

一、案例学习对象

临床医学4年级学生。

二、学习者角色

1. 临床医生角色
学习者首先须被定位为案例中患者的主诊医生。
2. 临床病例学习者角色
在具体案例中学习相关疾病的基础知识、临床知识及医患沟通技巧,人文关怀方法。

三、学习前准备

1. 复习甲状腺激素的合成与释放机制。
2. 复习甲状腺的生理功能与调节机制。
3. 复习甲状腺功能亢进症的诊断学知识。
4. 复习甲状腺功能亢进症的内科学知识。

四、学习目标

1. 基础知识
1) 甲状腺的生理功能与调节机制(熟悉)。
2) 碘与甲状腺的关系(了解)。
2. 临床知识
1) 甲状腺功能亢进症的问诊方法(掌握)。

2）甲状腺功能亢进症的临床表现（包括特殊临床表现）及体格检查重点（熟悉）。
3）甲状腺功能亢进症的诊断方法与鉴别诊断（掌握）。
4）甲状腺功能亢进症的治疗方法及适应证（掌握）。
5）甲状腺功能亢进危象的处理原则（了解）。

3. 人文关怀部分

1）如何与患者及家属沟通（掌握）。
2）如何对甲状腺功能亢进症患者进行饮食指导（熟悉）。
3）如何对甲状腺功能亢进症患者治疗相关不良反应进行心理建设（熟悉）。

第二节 首次接触患者

一、概述

1. 如何对待首次接诊的患者

进行自我介绍，初步了解患者基本情况，初步获得患者信任。

2. 如何采集病史信息

当我们接诊患者，采集病史时会获得很多信息，所以正确对待病史信息是判断疾病的第一步。我们需学会通过有条理的专业问诊，获取用于诊断的必要信息，追问患者未主动提供的必要信息，同时剔除对诊断治疗无帮助的信息。

3. 现病史所需信息

发病诱因，主要症状，相关症状，用于鉴别的症状，发病时间，发病一般情况，发病后就诊、治疗情况及治疗效果。

4. 其他信息

与疾病相关的既往疾病、烟酒史、家族史及生活习惯是重点。

二、学习目标

1. 对甲状腺功能亢进症患者能进行针对性的问诊。
2. 能判断患者提供的有效信息和无效信息，并根据相关信息做出初步诊断。

三、案例情景

患者入院后，医生首先对患者进行了详细的问诊，患者提供了自己发病的基本情况。

1. 基本资料

病案号：463289	出生地：上海市
性　别：女	职　业：退休
年　龄：67岁	民　族：汉族

2. 患者口述病史

我最近3年总是突然会感到心慌，偶尔躺下来还会听到自己心脏跳动的声音，而且我发现在紧张的时候或和家里人争吵的时候感到更明显，去社区医院也看过，医生看了心电图，说我有点房早（房性期前收缩），给我开了稳心颗粒、保心丸等，吃了也感觉没啥作用，还是经常会心慌。1周前某天上午，我在家里看电视，又突然感觉心突突地跳，感觉比以前严重，还有一点头晕、恶心，1天后慢慢又好了。我后面又去社区医院看了，又做了个心电图，也没有太大问题，心率95次/min，医生建议我到综合医院来看看。

门诊医生给我开了抽血检查和心电图，结果：三碘甲状原氨酸3.40 ng/mL（偏高），甲状腺素17.30 μg/dL（偏高），游离三碘甲状腺原氨酸15.10 pg/mL（偏高），游离甲状腺素5.25 ng/dL（偏高），促甲状腺素<0.005 μIU/mL（偏低）。心电图：心率90次/min，可见房性期前收缩。

既往有高血压病史10年，最高160/100 mmHg，平素口服苯磺酸氨氯地平片控制血压，血压控制可。否认糖尿病、冠心病、慢性支气管炎病史。

母亲有甲状腺结节病史。否认其他高血压、冠心病、糖尿病家族史。

四、案例思考

1. 如何对该患者所提供的信息进行取舍

1）已获得的必要信息：①主要症状：无明显诱因下心悸；②主要检查结果：心率90次/min，偶发房早，甲状腺功能示甲状腺毒症，母亲有甲状腺结节病史。

2）须追问的必要信息：①有无其余诱因（如有无大量海鲜进食史，大剂量碘剂或干扰素使用史，发病前1个月有无感冒或感染等）；②重要的阳性主诉：有无怕热、多汗、食欲亢进、易饥、消瘦、大便次数增多、脾气暴躁等（高代谢及交感神经兴奋等表现）以及相关症状出现的时间长短（判断甲亢是否为一过性）；③重要并发症：如眼球突出、眼睛异物感、视物模糊、视物重影、畏光、流泪（可判断是否有甲亢眼病），有无胸闷、胸痛、气促（可判断是否有甲亢性心脏病）、四肢软瘫（可判断是否有周期性麻痹或甲亢肌病）；④伴发症：有无纳差、乏力、咽痛等（判断是否有肝功能及血常规异常）；⑤可用于鉴别诊断的伴随症状：如颈部有无疼痛；⑥既往是否检查过甲状腺功能、抗体及B超。

2. 初步诊断思路

心悸，甲状腺毒症→甲状腺功能亢进相关并发症及伴发症→甲状腺功能亢进症病因（鉴别诊断）。

3. 正确采集分析病史须掌握的知识点

1）除了甲状腺毒症还有哪些原因可以导致心悸

（1）生理性心脏搏动增强：是否有精神紧张，是否饮酒、喝浓茶或喝咖啡。

（2）心脏器质性疾病：如心肌肥大（高血压性心脏病、心脏瓣膜疾病等）、心力衰竭。

（3）心律失常（心动过速、过缓或其他心律失常均可出现心悸）。

（4）其他全身性疾病引起的心脏搏动增强：如贫血、发热、低血糖症、嗜铬细胞瘤等。

（5）药物：如肾上腺素、阿托品、麻黄碱、甲状腺片等。

（6）更年期综合征：常见于围绝经期女性。

（7）心脏神经官能症：常见于青年女性。

2）除了甲状腺功能亢进症还有哪些原因可以引起甲状腺毒症

（1）破坏性甲状腺毒症：亚急性甲状腺炎（常有发病1月左右病毒感染史）、无痛性甲状腺炎、桥本甲状腺炎、产后甲状腺炎、异位甲状腺激素产生（卵巢甲状腺肿等）。

（2）服用外源性甲状腺激素。

3）甲状腺功能亢进常见病因

①毒性弥漫性甲状腺肿（Graves病）；②毒性多结节性甲状腺肿；③甲状腺自主高功能腺瘤；④碘致甲状腺功能亢进（碘甲亢）；⑤垂体TSH腺瘤；⑥新生儿甲状腺功能亢进。

第三节 体格检查

一、概述

1. 如何对待体格检查

体格检查是疾病诊断与病情评估的重要一步，在对疾病有初步概念的情况下，进行针对性的体格检查能够帮助我们进一步明确诊断与评估病情，对下一步检查与治疗至关重要。

2. 体格检查中的人文关怀

在体格检查中，保护患者的隐私及注重患者的感受非常重要，注重这些细节可以帮助我们进一步取得患者的信任。

二、学习目标

1. 对甲状腺功能亢进症患者能进行针对性的体格检查。
2. 能在体格检查中体现对患者的人文关怀。

三、案例情景

在完成了病史的采集后，医生对患者进行了详细的体格检查。

1. 体格检查

> P 93次/min，BP 121/68 mmHg，无贫血貌，双眼轻微突出，无眼睑下垂，眼球运动无受限；甲状腺Ⅰ度肿大，质软，左侧甲状腺可及1 cm大小结节，右侧甲状腺可及1 cm大小结节，结节质软，形态规则，无触痛，无明显血管杂音；心律尚齐，偶及早搏，心音强；腹部正常，全腹无压痛，无反跳痛，肝脾肋下未及，移动性浊音阴性。双下肢无水肿。

四、案例思考

1. 一般体格检查

1）一般情况：神志是否清楚，对答是否切题，精神状态如何，有无精神亢奋，个体发育情况（体型正常，或是消瘦/肥胖），有无贫血貌。

2）测量血压、脉搏、呼吸频率。

2. 专科体格检查

专科体格检查有助于疾病的诊断、鉴别诊断及并发症的判断。

1）甲状腺查体：①视诊：甲状腺大小及是否对称；②触诊：甲状腺峡部及双叶大小，是否有结节，结节质地、大小、形态、活动度、触痛等；③听诊：有无血管杂音（有助于鉴别诊断）。

2）眼部查体：双眼球是否突出，结膜是否充血，眼睑是否有下垂，是否存在甲状腺相关眼征（Graefe 征、Stellwag 征、Mobious 征、Joffroy 征），眼球运动是否正常（鉴别是否为 Graves 病合并眼病）。

3）双下肢查体：双下肢胫前皮肤是否有粗糙、色素沉着，是否有水肿（鉴别是否为 Graves 病甲亢合并胫前黏液性水肿）。

4）心脏查体：是否有心率增快、心律失常，是否有心脏扩大、脉压增宽等（了解是否有甲亢性心脏病）。

第四节 初 步 诊 治

一、概述

1. 下一步检查的内容：根据疾病的诊断、鉴别诊断及病情严重程度选择。
2. 下一步检查的时机：根据患者的病情变化随时调整。
3. 行特殊检查时必须对患者能否耐受检查进行评估。

二、学习目标

1. 掌握甲状腺功能亢进症患者有哪些需要检查的血液学指标。
2. 能对甲状腺功能亢进症患者合理安排特殊检查。能正确决定下一步明确诊断的方法。
3. 甲状腺 B 超、甲状腺核素扫描、摄碘率检查。
4. 能对甲状腺功能亢进症进行病因鉴别。

三、案例情景

入院以后，患者诉仍偶有心悸，每次持续半小时左右慢慢好转，无明显头晕不适，入院后完善血液学指标检查(甲状腺功能及抗体、肝功能),完善了动态心电图、甲状腺 B 超、甲状腺核素扫描、甲状腺摄碘率检查,明确了诊断。

1. **实验室检查结果**

甲状腺功能及抗体:T_4 21.9 ug/dL,T_3 4.22 ng/mL,FT_3 17.6 pg/mL,FT_4 7.44 ng/dL,TSH <0.005 μIU/mL,TRAb 0.86 IU/L,TPOAb 9.0 IU/mL,TGAb 15.9 IU/mL,TG>500 ng/mL。

肝肾功能:谷草转氨酶同工酶 18 U/L,谷草转氨酶 11 U/L,谷丙转氨酶 18 U/L,碱性磷酸酶 58 U/L,白蛋白 33 g/L,白球比 1.8,球蛋白 18 g/L,γ-谷氨酰转肽酶 18 U/L,总胆红素 12.4 μmol/L,直接胆红素 3.3 μmol/L,肌酐 94 μmol/L,尿酸 317 μmol/L。

电解质:钠 142.8 mmol/L,二氧化碳 23.2 mmol/L,氯 101.9 mmol/L,钙 2.00 mmol/L,铁 16.7 μmol/L,钾 4.2 mmol/L,尿素氮 9.30 mmol/L。

血常规:白细胞计数 5.16×10^9/L,中性粒细胞比例 44.0%,中性粒细胞绝对值 2.27×10^9/L,红细胞计数 5.04×10^{12}/L,血红蛋白 155 g/L,C 反应蛋白<0.8 mg/L,红细胞沉降率测定 2 mm/h。

2. **其他辅助检查结果**

甲状腺 B 超:甲状腺右侧叶 24 mm×20 mm,左侧叶 34 mm×28 mm,峡部厚 3.0 mm,形态饱满、不对称,内部回声分布欠均匀。双侧叶内可见数个异常回声肿块,左侧叶大者 19 mm×18 mm,右侧叶大者 17 mm×19 mm,形态规则,边缘清楚,内部显示为等回声,分布不均匀;CDFI 检查显示内部及周边见血流信号。考虑:弥漫性甲状腺病变并多发实质性肿块,Ti Rads Ⅲ级。

甲状腺核素扫描(图 12-1):静脉注射 ^{99m}Tc 5 mCi,20 min 时前位采集甲状腺平面显像后。甲状腺体积增大,位置正常,形态无异常,边界清楚,放射性分布欠均匀,未见局限性异常放射性浓聚或稀疏缺损区。考虑结节性甲状腺肿可能性大(图 12-1)。

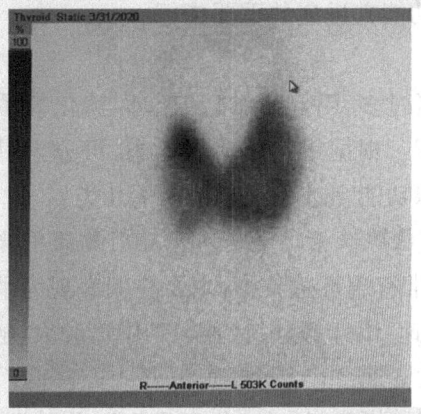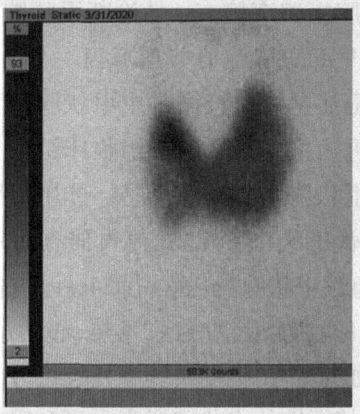

图 12-1 甲状腺核素扫描

甲状腺摄碘率检查：提示 2 h 及 24 h 均高于正常范围（图 12-2）。

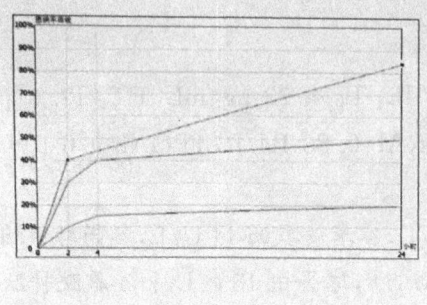

测量时间	摄碘率	正常参考值
2 h	39.8%	10%~30%
4 h		15%~40%
24 h	83.7%	20%~50%

核素药物：131I

意见：2 h 甲状腺摄碘率高于正常值。
24 h 甲状腺摄碘率高于正常值。

图 12-2　甲状腺摄碘率检查

心电图：心电图无异常。
心脏超声：未见明显异常。

四、案例思考

1. 甲状腺功能亢进症患者有哪些一般检查及特殊检查项目

1）肝功能：了解是否有甲状腺功能亢进相关肝损害。

2）血常规、CRP、血沉：了解是否存在感染或炎症，对鉴别亚急性甲状腺炎有非常重要的意义。

3）甲状腺相关抗体：TPOAb 和 TGAb（是鉴别桥本甲状腺炎非常重要的指标），TRAb（是诊断 Graves 病甲亢最重要的指标之一）。

4）甲状腺核素扫描（静态显像）：对于明确甲状腺结节性质具有非常重要的意义。

5）甲状腺摄碘率检查：是诊断甲状腺功能亢进症的重要指标。

2. 引起甲状腺毒症的其他原因

甲状腺毒症是指血液循环中甲状腺激素过多，引起以神经、循环、消化等系统兴奋性增高和代谢亢进为主要表现的一组临床综合征。根据甲状腺功能状态，可分为甲状腺功能亢进类型和非甲状腺功能亢进类型。非甲状腺功能亢进类型包括以下几类。

1）破坏性甲状腺毒症（滤泡内储存的甲状腺激素过量进入循环引起的甲状腺毒症）

（1）亚急性甲状腺炎：发病前 1 月左右常有病毒感染史，主要临床表现为甲状腺区疼痛明显，可有全身酸痛、食欲减退、发热、心动过速、出汗等，甲状腺轻到中度肿大，触痛显著。辅助检查可见血沉增快，根据实验室检查可分为 3 期：甲状腺毒症期（T_3、T_4 降低，TSH 升高，摄碘能力下降，特征性的甲状腺激素水平和甲状腺摄碘能力的"分离现象"）、甲减期、恢复期。

（2）无痛性甲状腺炎：为静息型甲状腺炎，是甲状腺炎的一种特殊类型，甲状腺被破坏和甲状腺功能暂时受到损害,可出现一过性的甲状腺毒症,但是甲状腺区没有疼痛,甲状腺相关抗体检查结果均为阴性,摄碘率降低。

(3) 桥本甲状腺炎:是自身免疫性甲状腺疾病的一种,临床非常常见,多数表现为甲状腺肿和甲状腺功能减退症相关症状,极少数可出现甲状腺毒症,TGAb 和(或)TPOAb 升高是诊断桥本甲状腺炎的最重要指标,摄碘率正常或降低。

(4) 产后甲状腺炎:产后一年内出现的无痛性甲状腺炎,TGAb 和 TPOAb 可轻度升高或正常。

2) 服用外源性甲状腺激素

常有相关服药史。

3. 引起甲状腺功能亢进症的疾病

在我国,80%以上的甲状腺功能亢进症由 Graves 病引起。此外,多结节性毒性甲状腺肿和高功能腺瘤分别约占 10% 和 5%。另外还需鉴别碘甲亢、继发性甲亢(垂体 TSH 腺瘤)。

1) Graves 病:是自身免疫性甲状腺疾病的一种,甲亢明确,常伴眼球突出和其他浸润性突眼,可伴胫前黏液性水肿,TRAb 是其特征性抗体,常为阳性,甲状腺 B 超可见弥漫性甲状腺肿大,核素扫描可见核素均质性地分布增强。

2) 毒性结节性甲状腺肿和自主高功能腺瘤:甲状腺相关抗体可正常,其诊断主要依靠放射性核素扫描和甲状腺 B 超。

3) 碘甲亢:与碘摄取量增加有关,由于短期内摄入过量碘(如含碘药物或碘剂)、长期暴露于缺碘地区的人群补碘而诱发的甲亢。甲状腺相关抗体可阴性,甲状腺轻到中度肿大,相关摄碘史可鉴别。

4) 垂体 TSH 腺瘤:表现为 TSH、T_3、T_4 均增高,甲状腺相关抗体检查结果可为阴性,垂体 MRI 可发现垂体肿瘤,可用于鉴别。

4. 结节性甲状腺肿伴甲亢和甲状腺自主高功能腺瘤的鉴别

结节性毒性甲状腺肿和自主高功能腺瘤的诊断主要依靠放射性核素扫描和甲状腺 B 超。结节性毒性甲状腺肿核素扫描可见核素分布不均匀,增强和减弱呈灶状分布,甲状腺 B 超可发现结节,常为多个结节且大小不等,且结节无完整包膜,而周围甲状腺组织不正常;自主高功能腺瘤核素扫描仅在肿瘤区有核素浓聚,其他区域的核素分布稀疏,甲状腺 B 超可见肿瘤,常为单发肿瘤,有完整包膜。

第五节 治疗经过

一、概述

疾病治疗的基本原则为病因治疗和对症治疗。治疗疾病并非单纯的药物治疗,还须包括健康指导、心理疏导、人文关怀等更高层次的综合治疗。

二、学习目标

1. 掌握甲状腺功能亢进症的治疗方法和适应证。
2. 能合理制定甲状腺功能亢进症的治疗方案。
3. 能对甲状腺功能亢进症患者进行合理的饮食及心理指导。

三、案例情景

1. 入院医嘱

1) 内分泌科二级护理，忌碘饮食，监测血压、心率。
2) 完善甲状腺功能及相关抗体、肝功能、血常规、血沉、甲状腺B超、甲状腺摄碘率及甲状腺核素显像、心电图、心超检查。
3) 减慢心率：富马酸比索洛尔 5 mg qd 口服。
4) ^{131}I 治疗。

2. 住院经过

入院第 5 d，完善相关检查后，医生告知家属诊断考虑多结节性毒性甲状腺肿，目前的治疗可考虑^{131}I治疗或手术治疗。患者家属立即问^{131}I治疗是什么，以及它和手术治疗的利和弊各是什么。医生告诉家属，^{131}I治疗就是利用^{131}I被甲状腺摄取后，释放β射线，破坏甲状腺滤泡细胞，使甲状腺激素的合成分泌减少，甲状腺体积缩小，达到治疗甲亢的目的。具体操作上，只需要患者喝1～2次像牛奶一样的东西就可以，它的好处是方法简便、安全、成本低、效益高，缺点是容易造成永久性甲减。手术治疗就是切除部分甲状腺组织达到治疗甲亢的目的，疗程短，效果快，缺点也是容易并发永久性甲减，以及有甲状旁腺功能减退症、喉返神经损伤的风险，对手术者经验要求较高。患者家属听了后，选择^{131}I治疗。同时患者家属又担心放射治疗后的副作用，问医生如何避免造成甲减。医生告诉患者，甲减是^{131}I治疗不可避免的常见副作用，而且随着时间的延长，发生率逐渐增高，但发生了甲减也有药物可以治疗，而且这种药物治疗相对比较简单，也没有明显的副作用。患者家属表示理解。并进一步咨询，喝了像牛奶这样的东西后，需要注意什么。医生嘱咐患者服碘后2 h才能进食，同时注意休息，防止感染、劳累和精神刺激，服碘后1个月内不用含碘的食物或药物，不要挤压甲状腺，服碘后1周内避免与婴儿密切接触。

3. 出院医嘱

1) 忌碘饮食，注意休息，补充足够热量和营养（糖、蛋白质和维生素B）。
2) 减慢心率：富马酸比索洛尔 5 mg qd 口服。
3) 服碘治疗后，2～3个月随访复查一次，及时发现甲状腺功能减退症。

四、案例思考

1. 甲状腺功能亢进症的治疗方法及适应证

甲亢的治疗方法有三种,抗甲状腺药物(antithyroid drug,ATD)治疗、^{131}I 治疗、手术治疗。

ATD 作为一线药物治疗甲亢的适用范围是:①初治甲亢,病情在中度以下,甲状腺肿大在Ⅱ度(40克)以下;②儿童和青少年甲亢;③孕妇甲亢;④活动性眼病;⑤甲亢术前准备。

手术治疗甲亢的适应证为:①ATD 治疗无效、甲状腺明显肿大,压迫邻近器官;②甲状腺有冷结节;③胸骨后甲状腺肿伴甲亢;④ATD 治疗无效,使用^{131}I 治疗又有顾虑的患者;⑤孕妇甲亢需手术治疗者;⑥结节性甲状腺肿伴甲亢;⑦疑与甲状腺癌并存者。

^{131}I 治疗甲亢的适应证为:①中度以上 Graves 病甲亢;②甲亢用 ATD 治疗无效、复发或过敏;③甲亢手术后复发;④甲亢性心脏病或甲亢伴其他病因的心脏病;⑤甲亢合并白细胞和(或)血小板减少,全血细胞减少;⑥甲亢合并一定程度的肝、肾等脏器功能损害;⑦老年甲亢;⑧甲亢合并糖尿病;⑨毒性多结节性甲状腺肿;⑩自主功能性甲状腺肿合并甲亢。相对适应证:青少年和儿童甲亢,用 ATD 治疗无效、拒绝手术或有手术禁忌证;内分泌性突眼。禁忌证:妊娠和哺乳患者。

2. 甲亢三种治疗方法的利和弊

ATD 治疗优点:对甲状腺组织无破坏,故治愈后甲状腺功能保持正常,疗效确切,安全,无创,经济,方便,儿童、成年、老年患者和孕妇或哺乳患者均可应用。缺点:所需疗程长,停药后复发率较高;不良反应较多,包括药疹、白细胞减少、肝功损害、粒细胞减少。严重的不良反应是粒细胞缺乏症、中毒性肝炎、狼疮样综合征和血管炎。

^{131}I 治疗甲亢优点和缺点:方法简便,安全,成本低,效益高,治疗后 2~3 个月内多数患者甲状腺功能恢复正常。^{131}I 治疗甲亢没有增加患者甲状腺癌和白血病等癌症的发病率;治疗甲亢不影响患者的生育能力,未增加遗传损害治疗。缺点是容易并发甲减。

手术治疗优点:疗程短,治愈率高。缺点:容易发生并发症,如永久性甲减、甲状旁腺功能减退症、喉返神经损伤。

3. 生活方式和饮食指导

甲状腺功能亢进症与患者的生活习惯,精神因素密切相关,学会与患者沟通,疏导患者心理问题,给予正确的健康生活方式指导和饮食指导是治疗的重要一环。

1)忌碘:使用无碘盐,减少富含碘的食物如海产品的摄取,避免使用含碘化妆品、含碘药物和含碘造影剂等。

2)注意休息,规律锻炼,戒烟限酒,补充足够的热量和营养,少食辣椒、咖啡、浓茶等刺激性食物。

3)保持心情愉悦,不宜争吵、生气、激动,家人及朋友应理解患者,避免不良精神刺激。

第六节　案例总结及评估

该部分由案例学习者自行完成。

一、案例总结

主诉：

确诊诊断：

主要鉴别诊断及依据：

二、对该疾病认知的自我评估（如为部分掌握或掌握情况不理想请说明原因）

自我评估内容	完全掌握	部分掌握	掌握情况不理想
甲状腺功能亢进症问诊重点及方法			
甲状腺功能亢进症体格检查方法、关注点			
甲状腺功能亢进症的诊断与鉴别诊断			
甲状腺功能亢进症的治疗方法和适应证			
甲状腺功能亢进症的出院随访内容及饮食指导			

（晏群）

案例十三

泌尿系统案例——肾病综合征

第一节 概 述

一、案例学习对象

临床医学 4 年级学生。

二、学习者角色

1. 临床医生角色

学习者首先须被定位为案例中患者的主诊医生。

2. 临床病例学习者角色

在具体案例中学习相关疾病的基础知识、临床知识、医患沟通技巧及人文关怀方法。

三、学习前准备

1. 复习泌尿系统相关的生理、病理生理和肾脏病理知识。

2. 复习泌尿系统疾病相关的诊断学知识。

3. 复习肾脏疾病的内科学知识。

四、学习目标

1. 基础知识

1) 泌尿系统生理(掌握)。

2) 泌尿系统病理生理(掌握)。

3) 肾脏疾病诊断方法(熟悉)。

4) 肾脏病理(了解)。

5) 糖皮质激素药理(了解)。

2. 临床知识

1) 肾脏疾病的问诊方法(掌握)。

2) 肾病综合征的病因(掌握)。

3) 肾病综合征的临床表现及体格检查重点(掌握)。

4) 肾病综合征的诊断方法与鉴别诊断(掌握)。

5) 肾活检的适应证和禁忌证(熟悉)。

6) 肾病综合征的并发症(掌握)。

7) 原发性肾病综合征的病理分类及临床特点(熟悉)。

8) 激素治疗的原则(掌握)。

9) 激素治疗的不良反应(掌握)。

10) 其他免疫抑制治疗方法和不良反应(熟悉)。

11) 并发症的治疗(熟悉)。

12) 各病理类型的预后(了解)。

3. 人文关怀部分

1) 如何与患者及家属沟通(掌握)。

2) 如何告知肾活检风险和术后注意事项(掌握)。

3) 如何对肾病综合征患者进行饮食及心理指导(熟悉)。

4) 如何帮助长期服药患者进行心理建设(熟悉)。

第二节 首次接触患者

一、概述

1. 如何对待首次接诊的患者

进行自我介绍,初步了解患者基本情况,初步获得患者信任。

2. 如何采集病史信息

当我们接诊患者,采集病史时会获得很多信息,所以正确对待病史信息是判断疾病的第一步。我们需学会通过有条理的专业问诊,获取用于诊断的必要信息,追问患者未主动提供的必要信息,同时剔除对诊断治疗无帮助的信息。

3. 现病史所需信息

发病诱因,主要症状,相关症状,用于鉴别的症状,发病时间,发病一般情况,发病后就诊、治疗情况及治疗效果。

4. 其他信息

与疾病相关的既往疾病、烟酒史、家族史及生活习惯是重点。

二、学习目标

1. 对肾病综合征患者能进行针对性的问诊。
2. 能判断患者提供的有效信息和无效信息,并根据相关信息做出初步诊断。

三、案例情景

患者入院后,医生首先对患者进行了详细的问诊,患者提供了自己发病的基本情况。

1. 基本资料

病案号:435317　　　　　　　　出生地:辽宁
性　别:女　　　　　　　　　　职　业:图书管理员
年　龄:47 岁　　　　　　　　　民　族:汉族

2. 患者提供病史部分

患者是某大学的图书管理员,平时生活规律。2 个月前无明显诱因下出现双下肢水肿,晨轻暮重,无其他不适,患者认为是上班久坐的原因,故注意避免久坐,经常走动,但水肿情况反复出现,无好转。1 个多月前因受凉感冒后,出现眼睑面部浮肿,同时患者注意到自己尿中泡沫较多,且不能自行消散,想起曾在书上看到尿中泡沫增多是有"尿蛋白"可能,便前往当地医院就诊。当地医院检查后提示,尿蛋白 3+,白蛋白 23 g/L,总胆固醇 10.51 mmol/L,血红蛋白 108 g/L,肺 CT 示左上肺陈旧性结核病灶,两肺感染伴心包少量积液,双侧胸腔少至中等量积液。建议患者住院行肾穿刺活检,患者因害怕拒绝肾穿刺活检,要求先药物治疗。医生遂给予静滴抗生素抗感染,口服利尿剂、阿司匹林、阿托伐他汀等治疗。患者因看书了解黄芪有补气治肾病作用,自行泡黄芪茶饮用。近 2 个月来患者全身水肿加重,尿量减少至每日 500~600 mL,大便溏薄,并有活动后气促。其爱人见患者水肿日益加重,连忙送患者来我院就诊。门诊复查白蛋白 16 g/L,肌酐 59 μmol/L,钾 3.9 mmol/L,尿蛋白 3+,血红蛋白 104 g/L,告知病情后,收入肾内科病房。

患者 10 年前有肺结核病史,当时遵医嘱抗结核治疗半年,已治愈。否认其他慢性病史和长期服药史,否认其他传染病史。否认家族性疾病史。

四、案例思考

1. 如何对该患者提供的信息进行取舍

1) 已获得的必要信息:①诱因:初发病无明显诱因,感冒后病情加重;②主要症状:浮肿、泡沫尿;③主要检查结果:尿蛋白 3+,白蛋白<30 g/L,总胆固醇 10.51 mmol/L;④既往无肾脏疾病史和其他慢性疾病史。

2) 须追问的必要信息:①有无其余诱因(接触有毒有害物质如装修材料、不明成分药物、染发剂等);②重要的阳性主诉:下肢水肿是否对称、活动耐量、睡眠情况(以便评估心功能),体重变化;③阴性主诉:有无肉眼血尿、夜尿增多情况;④重要伴随症状:有无腰痛、胸闷胸痛、咳嗽咯血、恶心呕吐纳差等;⑤可用于鉴别诊断的伴随症状:皮肤有无皮疹,有无发热、关节痛等;⑥入院前用药及治疗效果。

2. 初步诊断思路

水肿、大量蛋白尿、低蛋白血症和高脂血症→肾病综合征→肾病综合征病因(原发?继发?)→肾病综合征鉴别诊断。

3. 正确采集分析病史须掌握的知识点

1) 除了肾脏病还有哪些原因可以导致水肿

(1) 与心源性水肿鉴别:特点为水肿多从下肢开始,逐渐发展,常伴有右心衰竭的其他征象,如心脏增大、杂音、肝肿大、颈静脉怒张、肝颈回流征阳性等。

(2) 与肝源性水肿鉴别:特点为腹水为主,伴有肝脏功能异常如凝血功能异常、黄疸、转氨酶异常等以及门脉高压的其他表现(如食管胃底静脉曲张、腹壁静脉曲张等)以及肝硬化的其他症状体征。

(3) 其他原因导致的水肿:过敏、药物相关、内分泌疾病、特发性水肿等。

2) 蛋白尿的鉴别诊断

(1) 根据蛋白尿的性质鉴别:①生理性蛋白尿,指在发热、剧烈运动后出现的一过性蛋白尿,患者的肾脏无器质性病变。②病理性蛋白尿,肾脏有器质性病变造成的蛋白尿,多为持续性蛋白尿。③直立性蛋白尿,尿蛋白在直立时出现,平卧时消失,常见于青少年,一般尿蛋白定量小于 1 g/L,大于 2 g/L 罕见。鉴别方法是将 24 h 尿蛋白定量分为白天 16 h 和夜间 8 h,总量大于 150 mg/d,夜间 8 h 小于 50 mg/L 可以确诊。

(2) 根据尿蛋白量鉴别:分为肾病水平的蛋白尿(≥3.5 g/d,也称大量蛋白尿)和非肾病水平的蛋白尿。

(3) 根据尿蛋白分子量鉴别:①选择性蛋白尿,尿中以白蛋白等小分子蛋白为主,尿 IgG/转铁蛋白<0.1,主要见于微小病变性肾病和糖尿病肾病早期。②非选择性蛋白尿,尿蛋白分子量大小不等,IgG/转铁蛋白>0.1,见于其他各种肾脏病。

(4) 根据蛋白尿形成机制鉴别:①肾小球性蛋白尿,由于肾小球滤过屏障异常引起的蛋白尿,见于多种肾小球疾病,其特点是肾病水平蛋白尿较常见,成分以白蛋白等中大分子为主。②肾小管性蛋白尿,由于肾小管病变,肾小管重吸收蛋白的能力下降,使得正常时从肾小球滤过的小分子蛋白无法有效地被重吸收,从而出现的蛋白尿,其蛋白量一般<2 g/d。③溢出性蛋白尿,血液循环中存在大量的可以从正常的肾小球滤过的小分子蛋白,超过了肾小管的重吸收极限,从而出现的蛋白尿。见于多发性骨髓瘤的轻链尿,横纹肌溶解时的肌红蛋白尿,血管内溶血时的血红蛋白尿。④组织性蛋白尿,为肾组织破坏及分泌所产生的蛋白尿,尿蛋白一般为 0.5 g/d,见于肾盂肾炎、尿路肿瘤等疾病。

3) 原发性肾小球疾病的临床分型

(1) 急性肾炎综合征:起病急,病程一般在 3 个月以内,病情轻重不一。①一般有血尿

(镜下或肉眼)、蛋白尿,可有管型尿(如红细胞管型、颗粒管型)。常有高血压及水钠潴留症状,有时有短暂的氮质血症。B超下双肾无缩小。②部分有急性链球菌或其他病原微生物前驱感染史,多在感染后1~4周发病。③大多数预后良好,一般在数月内痊愈,但也有镜下血尿迁延半年或更久的。

(2) 急进性肾炎综合征:起病急,病情重,进展迅速,多在发病数周或数月内出现较重的肾功能损害。① 一般有明显的水肿、血尿、蛋白尿、管型尿等。常有高血压及迅速发生的贫血,可有肾病综合征表现。② 肾功能损害呈进行性加重,可出现少尿或无尿。如病情未能得到及时有效控制,常于数周至数月内发展成为肾衰竭。

(3) 慢性肾炎综合征:起病缓慢,临床表现可轻可重,病情迁延,病程在3个月以上。大多数隐匿起病,随着病情发展,可有肾功能减退、贫血、电解质、矿物质代谢紊乱等情况。①可有水肿、高血压、血尿、蛋白尿、管型尿等表现中的一项或数项。临床表现多样,有时可伴有肾病综合征或重度高血压。②病程中可有肾炎急性发作,常因感染诱发,发作时有时类似急性肾炎表现,有些病例可自动缓解,有些病例出现病情加重。

(4) 隐匿性肾炎综合征(无症状性血尿和蛋白尿):①无急、慢性肾炎或其他肾脏疾病病史,肾功能基本正常。②无明显临床症状、体征,而表现为单纯性蛋白尿或(和)肾小球源性血尿。③轻度蛋白尿为主者尿蛋白定量<1 g/d,但无其他异常。④持续或间断镜下血尿,相差显微镜检查尿红细胞以异形红细胞为主。

(5) 肾病综合征:①大量蛋白尿(≥3.5 g/d);②低蛋白血症(血清白蛋白<30 g/L);③明显水肿;④高脂血症。上述四条中,前两条为必要条件。

4) 原发和继发性肾病综合征的鉴别

肾病综合征的病因大致分为原发性和继发性,前者的诊断主要依靠排除继发性肾病综合征。不同年龄病因特点也不同(表13-1)。

表13-1 不同年龄肾病综合征病因特点

分类	儿童	青少年	中老年
原发性	微小病变肾病	系膜增生性肾小球肾炎 系膜毛细血管性肾小球肾炎 局灶性节段性肾小球肾炎	膜性肾病
继发性	过敏性紫癜肾炎 乙肝相关性肾炎 系统性红斑狼疮肾炎	系统性红斑狼疮肾炎 过敏性紫癜肾炎 乙肝相关性肾炎	糖尿病肾病 肾淀粉样变性 骨髓瘤性肾病 淋巴瘤或实体瘤性肾病

(1) 肾病综合征鉴别诊断要点

原发性肾病综合征主要与各种继发性肾病综合征相鉴别。常见的继发性肾病综合征包括过敏性紫癜性肾炎、乙肝相关性肾炎、系统性红斑狼疮肾炎、糖尿病肾病、肾淀粉样变性、骨髓瘤性肾病等。这些继发性肾病往往有相关疾病的病史、临床表现、实验室结果,如紫癜性肾炎患者往往有过敏史，有皮肤紫癜、腹痛、关节痛等症状；乙肝相关性肾炎往往有乙肝病毒感染的依据；狼疮性肾炎有全身多系统损害的表现，多个自身抗体阳性；糖尿病肾病有明确的糖尿病史；多发性骨髓瘤有骨质破坏、病理性骨折、贫血等临床表现。当然，在鉴别困难时，肾穿刺是十分必要且有用的辅助检查手段。

5）肾病综合征常见并发症

①感染；②急性肾损伤；③血栓与栓塞；④脂代谢紊乱；⑤蛋白质营养不良。

第三节 体格检查

一、概述

1. 如何对待体格检查

体格检查是疾病诊断与病情评估的重要一步，在对疾病有初步概念的情况下，进行针对性的体格检查能够帮助我们进一步明确诊断与评估病情，对下一步检查与治疗至关重要。

2. 体格检查中的人文关怀

在体格检查中，保护患者的隐私及注重患者的感受非常重要，注重这些细节可以帮助我们进一步取得患者的信任。

二、学习目标

1. 对肾病综合征患者能进行针对性的体格检查。

2. 能在体格检查中体现对患者的人文关怀。

三、案例情景

在完成了病史的询问后，医生对患者进行了详细的体格检查。

> 神清，体温 36.8℃，呼吸 20 次/min，轻度贫血貌，半卧位，气稍促，颜面部及眼睑明显浮肿，双眼球结膜水肿，双下肺呼吸音低，未及干湿啰音，心率 92 次/min，律齐，无杂音，血压 151/100 mmHg，腹膨隆，腹软，无压痛，肝脾肋下未及，双肾区无叩痛，移动性浊音阳性，四肢重度水肿。

四、案例思考

1. 一般体格检查

一般体格检查对肾病综合征的患者非常重要，患者的一般情况及基本生命体征可直接用于评估患者的容量情况及有无严重并发症。

1）一般情况：患者神志是否清楚，对答是否切题，精神状态如何，有无强迫体位，个体发育情况（体型正常，或是消瘦/肥胖），有无贫血貌等（舌、甲床情况，皮肤或结膜是否苍白）。

2）测量体温、血压、脉搏、呼吸频率。

3）观察皮肤黏膜颜色、皮肤有无瘀点瘀斑、皮疹等异常，触诊淋巴结有无肿大，皮肤巩膜有无黄染，有无肝掌及蜘蛛痣，水肿程度、四肢水肿是否对称等有助于鉴别诊断。

4）肺部及心脏听诊。

2. 专科体格检查

专科体格检查有助于判断疾病严重程度及鉴别诊断。

1）水肿情况的检查：水肿累及的部位，是否为凹陷性水肿，四肢水肿是否对称（可以用皮尺测量四肢）。除了体表水肿，还需判断有无浆膜腔积液（需通过心肺和腹部体检仔细甄别胸水征和腹水征）。通过监测体重，了解每日容量变化。

2）贫血情况的检查：观察皮肤、眼睑、结膜、甲床颜色等。

3）腹部触诊：双侧脊肋点、肋腰点、输尿管点有无压痛。

4）腹部叩诊：双侧肾区有无叩痛，膀胱叩诊，移动性浊音是否为阳性。

第四节 初步诊治

一、概述

1. 下一步检查的内容：根据疾病的诊断、鉴别诊断及病情严重程度选择。

2. 下一步检查的时机：根据患者的病情变化随时调整。

3. 行特殊检查时必须对患者能否耐受检查进行评估。

4. 所有检查与治疗均以维持患者稳定的生命体征为原则。

二、学习目标

1. 掌握肾病综合征的患者有哪些需要即刻了解的实验室检验和检查。

1）能合理安排肾病综合征患者的特殊检查。能正确决定下一步明确诊断的方法。

2）能正确决定肾穿刺的适应证和禁忌证。有效完善肾穿刺前的准备。

3）了解原发性肾病综合征的病理类型。

4）能判断患者是否存在肾病综合征的并发症。

三、案例情景

患者入院以后，急查部分血液学指标，完善了心电图和B超检查后，停用阿司匹林，改用半量低分子肝素每日皮下注射，行利尿、抗感染等治疗，一周后进行了肾穿刺检查，明确了诊断。

血常规：血红蛋白 103 g/L↓，红细胞 2.95×10^{12}/L↓，白细胞 7.60×10^9/L，血小板计数 414×10^9/L↑。

C 反应蛋白：5.36 mg/L。

血沉：70 mm/h↑。

尿常规：尿蛋白 4+↑，颗粒管型 2~3 个/LP，镜检白细胞 0~2 个/HP，尿比重 1.045↑，镜检红细胞 3~5 个/HP。

尿蛋白定量：20.27 g/24 h。

肾功能：肌酐 74 μmol/L，尿素 5.16 mmol/L，尿酸 379 μmol/L，eGFR 65 mL/min。

肝功能：总蛋白 29.7 g/L，白蛋白 14 g/L，前白蛋白 54 g/L，GPT 8 U/L，GOT 17 u/L。

血脂：TG 1.26 mmol/L，CH 6.88 mmol/L，HDL 2.67 mmol/L，LDL 4.34 mmol/L。

自身抗体：dsDNA 抗体(−)，ANCA(−)，ENA(−)，ANA(−)。

免疫固定电泳：未见单克隆免疫球蛋白。

PLA2R：512 RU/L。

乙肝二对半：乙肝表面抗体 阳性，乙肝 e 抗原 阴性，乙肝 e 抗体 阴性，乙肝核心抗体 阴性，乙肝表面抗原 阴性。

丙肝抗体：阴性。

梅毒：阴性。

HIV：阴性。

T-SPOT：阴性。

DIC 筛查：INR 0.94，抗凝血酶Ⅲ活性 58%，D-二聚体测定 1.29 mg/L，APTT 30.4 s。纤维蛋白(原)降解产物 4.2 mg/L，凝血酶时间 18.3 s，凝血酶原 10.8 s，纤维蛋白原 5.45 g/L。

肿瘤标志物：糖类抗原 242 6.84 IU/mL，糖类抗原 50 5.69 IU/mL，甲胎蛋白 3.61 ng/mL，癌胚抗原测定 7.55 ng/mL，糖类抗原 72-4 1.38 U/mL，糖类抗原 19-9 6.85 U/mL。

肺 CT：①两侧胸腔积液，右肺下叶部分不张。②右肺中叶、左肺上叶舌段少许慢性炎症；两肺散在陈旧灶。③心包少量积液；纵隔及两侧腋窝多发小淋巴结。胸壁软组织水肿。

心脏超声检查：少量心包积液，左室收缩功能正常。

腹部超声常规：肝脏回声增粗，胆囊壁模糊，胰腺显示不清，膀胱未充盈，腹腔积液。

肾穿刺结果：膜性肾病Ⅱ期。

光镜：

PAS 染色：肾小球毛细血管基底膜弥漫性增厚（黑色箭头，可以与肾小管基底膜对比）（图 13-1）。

PASM 染色：箭头为清晰可见的"钉突"，钉突并不是免疫复合物，它是免疫复合物在基底膜沉积后，引起基底膜发生病变后，突出基底膜的基质成分（图 13-2）。

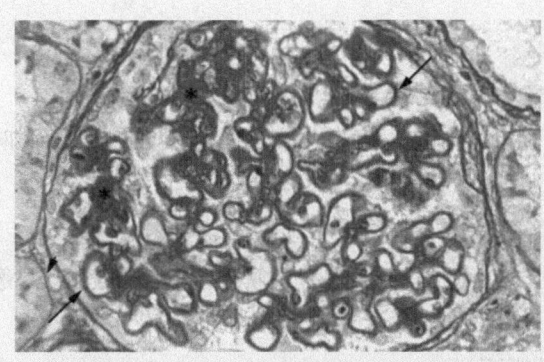
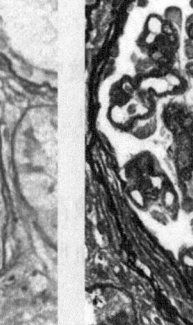

图 13-1 PAS 染色　　　　　　　　　　　图 13-2 PASM 染色

免疫荧光：典型的膜性肾病免疫荧光表现为 IgG 沿肾小球毛细血管壁呈粗颗粒样沉积（图 13-3）。

PLA2R 荧光与 IgG4 共定位，沿肾小球毛细血管壁呈颗粒样沉积（图 13-4）。

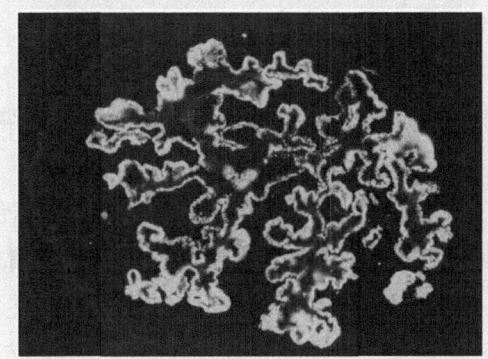
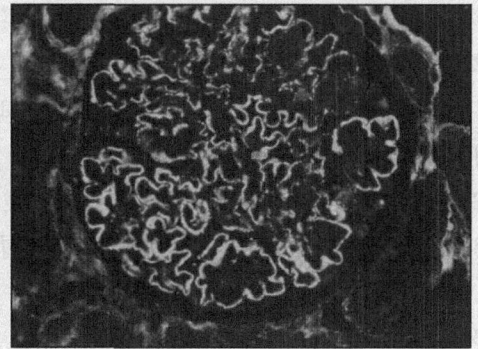

图 13-3 免疫荧光　　　　　　　　　　　图 13-4 免疫荧光

电镜（图 13-5）：

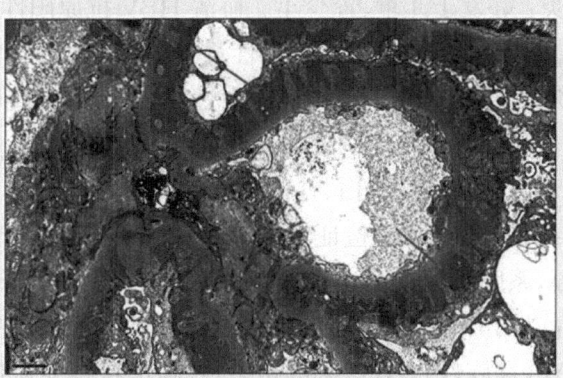

图 13-5 电镜下表现

四、案例思考

1. 首次就诊的肾病综合征患者还要做哪些血液学检查

1）血常规可帮助判断有无感染、贫血、血小板异常，可鉴别部分继发性疾病如血液系统、自身免疫疾病。

2）凝血功能：能够帮助判断有无血液高凝状态、有无肾穿刺禁忌证等。

3）生化检查：包括肝肾功能、血糖、血脂、电解质，能够帮助了解肾功能情况、内环境情况以及鉴别诊断。

4）自身抗体：能够帮助排查自身免疫性疾病。

5）肿瘤标志物：能够排查肿瘤继发肾病综合征。

6）抗磷脂酶 A2 受体（PLA2R）抗体：足细胞 M 型磷脂酶 A2 受体是原发性膜性肾病的靶抗原，其血清抗体测定可用于诊断原发性膜性肾病并监测疾病疗效。

7）免疫固定电泳、血尿游离轻链：排查血液系统疾病继发肾病综合征。

8）乙肝、丙肝、HIV、RPR：排查病毒感染等继发肾病综合征。

2. 肾病综合征患者有哪些检查项目

1）B 超检查：了解肾脏大小，有无肾穿刺禁忌证。有无浆膜腔积液，有无血管异常，有无腹腔内实体肿瘤等。

2）心肺相关检查：评估患者有无肺部感染、有无肿瘤、心脏大小等，鉴别继发性肾病综合征。

3）还可以根据病情需要选择腹部 CT、胃肠镜检查、骨穿检查等帮助鉴别继发性肾病综合征。

3. 继发性肾病综合征的常见病因

1）紫癜性肾炎：好发于儿童，过敏性紫癜发生后 6 个月内出现尿检异常，包括血尿和（或）蛋白尿。病理表现多为 IgA 系膜区沉积为主的系膜增生性肾炎。典型的皮疹发生在四肢远端伸侧，呈对称性分布，为出血性皮疹，可以合并消化道症状和关节痛。

2）乙肝相关性肾炎：好发于儿童、青少年。血清 HBV 抗原阳性；除外其他继发性肾小球肾炎；肾组织中找到 HBV 抗原。病理多为膜性肾病或膜增生性肾炎。

3）系统性红斑狼疮性肾炎：好发于青壮年，女性多见，有多系统性损害症状，表现为皮肤损害，脑、肺、血液系统、肾脏、结缔组织等多系统症状，血清多个自身抗体阳性，有低补体血症，肾脏病理检查有多克隆免疫球蛋白、补体成分沉积。

4）糖尿病性肾病：专指经肾脏活检证实的由糖尿病引起的肾小球病变。病理特征包括弥漫性的基底膜增厚，系膜增宽，KW 结节形成，肾小球硬化等。

5）肾淀粉样变性：为 β 片层构成的淀粉样多肽物质沉积在肾脏后致病。分为 AL（原发性）、AA（继发性）、AF（家族性）、AH（透析相关）。临床特点为血压常不高（非常重要），肾脏体积偏大，血尿少见，肾病综合征多见，伴肾外受累多见（心、胃肠、肝脾等），血栓发生率高，单克隆免疫球蛋白增多，λ 轻链多见。

6) 骨髓瘤性肾病：好发于中老年，男性多见，继发于多发性骨髓瘤，骨髓中克隆性浆细胞异常增生，并分泌单克隆免疫球蛋白或其片段(M 蛋白)，导致相关器官或组织损伤。骨骼症状有骨痛、病理性骨折，扁骨 X 线下穿凿样空洞。有正细胞正色素性贫血，少数合并白细胞减少和(或)血小板减少。多合并高钙血症，90%有肾功能损害。多发性骨髓瘤肾损害可由管型肾病所致，也可发生其他原因的肾损害如继发性肾淀粉样变性等。实验室检查有单克隆免疫球蛋白血症，蛋白电泳 M 带，尿本周氏蛋白(+)。肾脏病理特点为刚果红染色阳性。

4. 如何判断肾活检的适应证和禁忌证

1) 相对禁忌证：①明显出血风险，如血小板减少、凝血功能异常等；②重度高血压；③孤立肾以及小肾、多囊肾；④存在感染，如活动性肾盂肾炎、肾结核、肾脓肿；⑤巨大肾囊肿、肾积水；⑥大量腹水、心功能不全，不能平卧配合检查。

2) 肾活检适应证：①原发、继发及遗传性肾实质疾病；②不明原因的血尿；③不明原因的蛋白尿；④急性肾功能不全(除外肾前性和梗阻性)；⑤肾病综合征。

5. 了解原发性肾病综合征常见病理类型

包括微小病变性(minimal change disease，MCD)(图 13-6)；系膜增生性(mesangial proliferative glomerulonephritis，MsPGN)(图 13-7)；膜性肾病(membranous nephropathy，MN)(图 13-8)；系膜毛细血管性肾小球肾炎(mesangiocapillary glomerlonephritis，MPGN)(图 13-9)；局灶性节段性肾小球硬化(focal segmental glomerular sclerosis，FSGS)(图 13-10)。

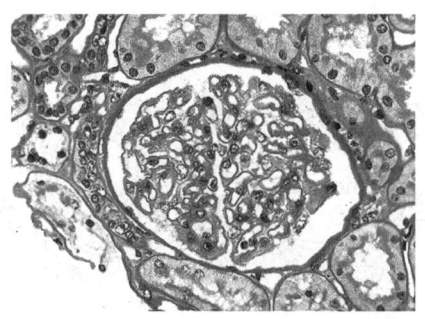 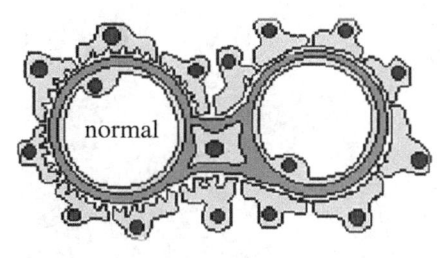

图 13-6 微小病变性肾病(MCD)

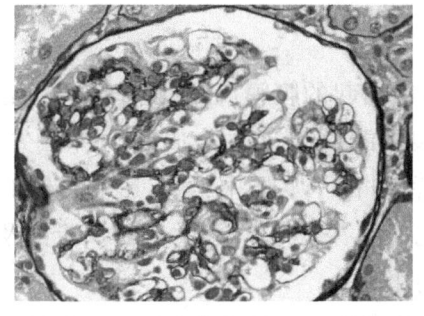 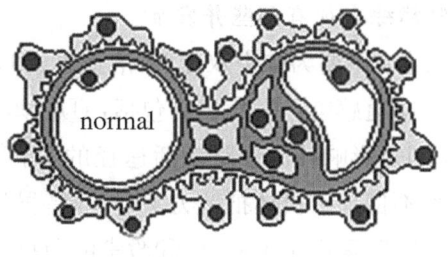

图 13-7 系膜增生性肾小球肾炎(MsPGN)

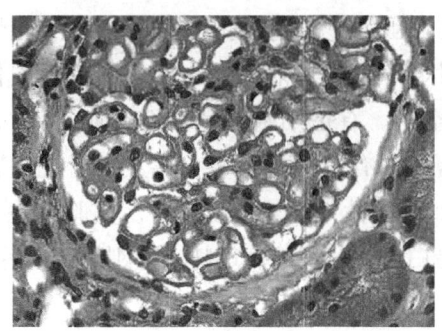 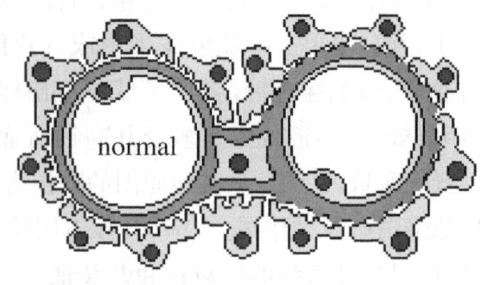

图 13-8　膜性肾病(MN)

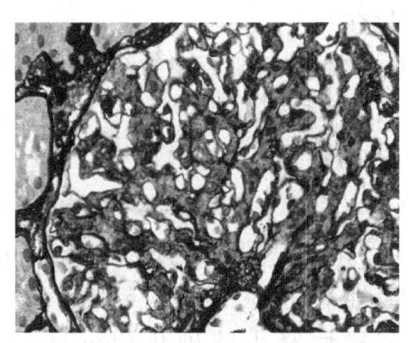 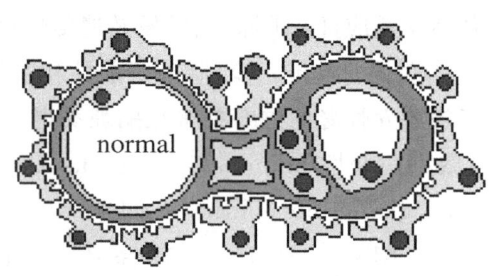

图 13-9　系膜毛细血管性肾小球肾炎(MPGN)

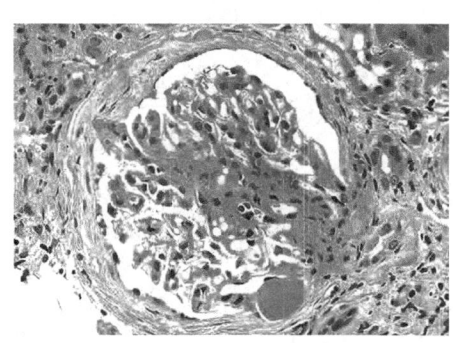 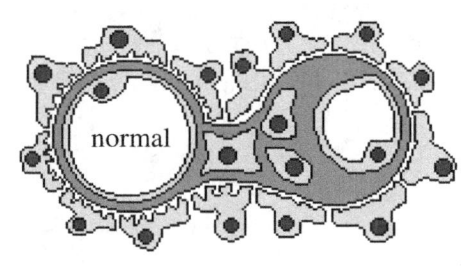

图 13-10　局灶性节段性肾小球硬化(FSGS)

6. 肾病综合征有哪些并发症

1) 感染：主要为肺炎双球菌,溶血性链球菌等引起的腹膜炎,胸膜炎,皮下感染,呼吸道感染,泌尿道感染。发病机制包括：①机体免疫功能下降：IgG 合成↓、尿中丢失↑；②补体成分特别是影响补体旁路激活途径的 B 因子和 D 因子从尿中丢失,影响补体的旁路激活；③营养不良导致机体抵抗力下降,非特异性免疫应答能力下降；④低转铁蛋白及低锌血症,锌依赖胸腺素产生不充分；⑤激素的免疫抑制作用。

2) 血栓、栓塞性并发症：是肾病综合征严重甚至致死性的并发症之一,以肾静脉血栓最多见,其次为下肢静脉血栓形成,肺动脉、脑动脉栓塞会造成患者死亡。发病机制为:①免疫复合物沉积造成肾小球损害→血管破裂胶原纤维暴露→激活内源性及外源性凝血通路→血小板附着于损害部位释放生物活性物质→肾小球血管内微血栓形成;②大量蛋白尿→低蛋白血症→肝脏继发性合成蛋白,其中凝血因子Ⅴ、Ⅶ、Ⅷ、Ⅹ均增加;③抗凝物质、纤溶酶原、抗凝血酶Ⅲ减少,加重血液高凝状态。

3) 营养不良:包括蛋白质营养不良,儿童生长发育障碍,甲状腺激素水平低下、维生素D缺乏、钙磷代谢障碍、缺铁性贫血、微量元素缺乏等表现。

4) 肾损伤

(1) 急性肾损伤:急性肾衰竭(acute renal failure,ARF)是由各种原因导致的肾功能在短时间内迅速减退而出现的临床综合征。但研究证明,在肌酐轻度升高,或者是尿量早期减少的时候认识到肾功能的改变,尽早给予干预和治疗,可以改善患者的预后及减少住院时间,故国际肾脏病协会及急救医学界将急性肾衰竭改为了急性肾损伤(acute kindey injury,AKI)。

(2) AKI的定义:符合下列情形之一者即可定义为AKI(未分级):①在48 h内血清肌酐(SCr)上升≥0.3 mg/dL(≥26.5 μmol/L);②已知或假定肾功能损害发生在7 d之内,SCr上升至基础值的1.5倍以上;③尿量<0.5 mL/(kg·h),持续6 h。AKI的分期标准见表13-2。

表13-2 2012年改善全球肾脏病预后组织(KDIGO)对AKI的分期诊断标准

分期	SCr标准	尿量标准
1	SCr达基础值的1.5~1.9倍或上升≥0.3 mg/dL(≥26.5 μmol/L)	<0.5 mL/(kg·h),6~12 h
2	SCr达基础值的2.0~2.9倍	<0.5 mL/(kg·h),≥12 h
3	SCr达基础值的3倍,或升至≥4.0 mg/dL(≥353.6 μmol/L);(或)开始肾脏替代治疗;(或)年龄<18岁者,eGFR降至<35 mL/(min·1.73 m^2)	<0.3 mL/(kg·h),≥24 h;(或)无尿≥12 h

注:AKI:急性肾损伤;SCr:血清肌酐;eGFR:估算肾小球滤过率。

(3) 肾病综合征发生急性肾损伤的原因:①血容量不足,肾血流灌注不足致肾前性氮质血症;②肾小球病变严重;③肾间质水肿明显,肾小管因蛋白阻塞而致小管、肾小囊内压增高;④药物诱发间质性肾炎;⑤肾静脉血栓形成;⑥新月体肾炎。

(4) 肾小管功能损害:大量重吸收尿蛋白可引起肾小管,主要是近曲小管功能损伤,可出现肾性糖尿和(或)氨基酸尿,甚至呈部分范可尼征。

7. 原发性膜性肾病的发病机制和PLA2R抗体的临床意义

随着对膜性肾病发病机制的研究深入,目前已经阐明原发性膜性肾病(primary

membranous nephropathy，PMN）是抗足细胞抗原的循环自身抗体导致的自身免疫疾病，M 型 PLA2R 是在肾小球足细胞中高度表达的跨膜受体，可能是人类特发性膜性肾病涉及的主要抗原。50%～80%的 PMN 患者血清中发现抗 PLA2R 的自身抗体（PLA2R-Ab），并且 PLA2R-Ab 与其疾病活动度相关。PLA2R-Ab 的发现对诊断和指导治疗 PMN 而言具有十分重要的意义，Meta 分析显示，PLA2R-Ab 阳性对 PMN 诊断的灵敏度为 0.78，特异度为 0.99。PLA2R-Ab 滴度较低与自发缓解率较高相关，PLA2R-Ab 下降预示着免疫抑制治疗产生临床效果，而诊断 2 年内的抗 PLA2R 滴度较高，预示着随后 5 年随访期间肾功能下降的进展明显更快。血清中 PLA2R 的检测方法以免疫荧光试验（immunofluorescence technique，IFT）和 ELISA 检测更为常用，IFT 比 ELISA 检测更敏感。IFT 结果报告形式一般为阴性或阳性或根据稀释度提供半定量评分（＋/－，1/10 等）；ELISA 检测结果表现为滴度，其最低临界值为 14 RU/mL。

近年来，随着激光显微切割、质谱分析等新技术的发展，又新发现了许多膜性肾病的靶抗原，如 1 型血小板反应蛋白 7A 域（thrombospondin type-1 domain-containing 7A，THSD7A），1 型神经表皮生长因子样蛋白（neural epidermal growth factor-like 1，NELL1），信号素 3B（semaphorin 3B，Sema3B）蛋白等。这些抗原相关的膜性肾病均有独有的特征，包括患者特征、组织病理学特征和疾病相关性。

8. 原发性膜性肾病的风险评估

改善全球肾脏病预后组织（kidney disease：improving global outcomes，KDIGO）通过促进和协调世界范围内的合作，制定出适用于慢性肾脏疾病患者的临床实践指南，并在世界不同地区加以推广，达到改善全球肾脏疾病患者医疗水准和预后的目的。KDIGO 是全世界最权威的肾脏病学组织，定期将世界各国肾脏病学研究的精华提炼成指南，世界各国的肾脏病学指南又参照 KDIGO 进行改进。2021 年，KDIGO 颁布了新一期肾小球疾病临床实践指南，其中建议对原发性膜性肾病使用临床和实验室标准来评估肾功能进行性丧失的风险（表 13-3）。

表 13-3 膜性肾病患者肾功能受损进展的相关危险因素

低风险	中风险	高风险	极高风险
● eGFR 正常，尿蛋白＜3.5 g/d 和（或）血 ALB＞30 g/L	● 通过 ACEI/ARB 保守治疗后 eGFR 正常，尿蛋白＞4 g/d 且无下降 ● PLA2R 抗体＜50 RU/mL ● 轻度低分子蛋白尿 ● 选择性尿蛋白指数＜0.15 ● 尿 IgG＜250 mg/d	● 尿蛋白＞8 g/d 持续＞6 月 ● eGFR ＜ 60 mL/(min · 1.73 m²) ● PLA2R 抗体＞150 RU/mL ● 重度低分子蛋白尿 ● 尿 IgG＞250 mg/d ● 选择性尿蛋白指数＞0.2	● 危及生命的肾病综合征 ● 不能用其他原因解释的肾功能受损进展 ● 6～12 个月内两次标本提示大量低分子蛋白尿

第五节 治 疗 经 过

一、概述

疾病治疗的基本原则为病因治疗和对症治疗。治疗疾病并非单纯的药物治疗,还须包括健康指导、心理疏导,及人文关怀等更高层次的综合治疗

二、学习目标

1. 能合理制定不同病理类型肾病综合征的治疗方案。
2. 能掌握激素的使用原则,熟悉激素的不良反应。
3. 能及时诊断和处理并发症。
4. 能对肾病综合征患者进行合理的饮食、心理指导。
5. 了解不同病理类型的肾病综合征的预后情况。

三、案例情景

1. 入院医嘱

1) 肾内科二级护理,低盐普食,监测血压、尿量、体重和其他生命体征;完善各项检验和检查,评估容量状态,感染程度,排查肾穿刺禁忌证后完成肾活检。
2) 美罗培南抗感染。
3) 氨氯地平 5 mg qd 控制血压。
4) 间断使用利尿剂联合白蛋白利尿。
5) 低分子肝素钠 4250 u 每日 1 次皮下注射,直至肾穿刺前 1 d 停用。
6) 阿托伐他汀 20 mg qn 口服调脂。

完成肾活检后加用以下药物:
1) 甲泼尼龙 40 mg qd 静滴。
2) 奥美拉唑 20 mg qd 口服保护胃黏膜。
3) 骨化三醇 0.25ug qn 口服预防骨质疏松。
4) 碳酸钙 600 mg qd 口服补钙。

2. 住院经过

入院 1 周后,患者尿量每日 800~1 000 mL,体重较入院时无明显减轻,夜间常有胸闷不适感,B 超发现双侧中等量胸腔积液,家属很紧张,围着医生询问,为什么越来越肿?是不是没有用最好的药啊?是不是因为肾活检使肾脏进一步损伤了?医生查体见患者体温正常,呼吸稍促,两肺呼吸音低,两肺底少量湿啰音,心率 92 次/min,律齐,血压 150/91 mmHg,颜

面/四肢均重度水肿。复查了肾脏 B 超和血液检查,监测肾功能血肌酐升高至 168 μmol/L,血钾 5.2 mmol/L,钠 134 mmol/L,氯 90 mmol/L,碳酸氢根 19 mmol/L,白蛋白 15 g/L,血常规等无特殊异常,复查了肾脏血管和下肢血管 B 超,均未见血栓形成。医生判断,患者存在肾病综合征并发症急性肾损伤,感染情况有所控制,不排除有微小血栓形成。建议调整治疗方案:继续当前激素治疗的基础上加用免疫抑制剂环磷酰胺 0.8 g 静滴,肾活检后无出血血肿等并发症,继续低分子肝素抗凝治疗,给予血液透析超滤水分和缓解急性肾损伤内环境紊乱,同时密切监测药物不良反应和病情变化。调整药物治疗 2 周后,患者水肿情况逐渐好转,尿量增加至 1 500 mL 左右,脱离透析,甲泼尼龙静滴改为泼尼松 50 mg qd 口服,观察 1 周,血肌酐在 80~90 μmol/L,白蛋白 18~20 g/L,体重减轻 5 kg,无发热,无胸闷等不适,医生嘱患者可以带药出院。

3. 出院医嘱

1) 低盐饮食,预防感冒,1 周后再入院接受第二次环磷酰胺治疗。
2) 泼尼松 50 mg qd 口服。
3) 奥美拉唑 20 mg qd 口服保护胃黏膜。
4) 骨化三醇 0.25 μg qn 口服预防骨质疏松。
5) 碳酸钙 0.5 g qd 口服。
6) 阿托伐他汀 20 mg qn 口服。
7) 低分子肝素钠 4 250 u qd 皮下注射。
8) 拜阿司匹林 100 mg qd 口服。

四、案例思考

1. 原发性肾病综合征有哪些对症治疗方法

有大量蛋白尿的患者,需要多卧床休息,一方面能增加回心血量,另一方面能减少蛋白尿。推荐患者多进食优质蛋白,推荐每日蛋白质摄入量 1.0 g/(kg·d),热量 30~35 kcal/d,重度水肿的患者建议低盐饮食,NaCl 摄入量 3 g/d。

水肿明显的患者可以对症利尿消肿。临床上多选择和组合多种利尿药物,这些药物包括噻嗪类利尿剂、潴钾利尿剂、袢利尿剂等。因为肾病综合征患者往往有严重低白蛋白血症,血浆胶体渗透压低,因此,有效利尿、静脉补充胶体液是重要措施之一。临床上多采用静脉输注血浆代用品(如右旋糖酐或羟乙基淀粉)来提高患者血浆胶体渗透压,但应注意:①选低分子制剂(分子量 2 万~4 万 Da)以兼顾扩容及渗透性利尿;②应用含糖而不含钠制剂,以免氯化钠影响利尿效果;③当尿量<400 mL/d 时应禁用此类药物,此时药物易滞留及堵塞肾小管,致"渗透性肾病",诱发急性肾衰竭。输注结束应立刻给予袢利尿剂,以获取最佳利尿效果。

不主张频繁输注血浆或白蛋白来提高胶体渗透压。因为输注的血浆或其制品均于 24~48 h 内经肾从尿丢失,如此将加重肾小球滤过率偏高,加速肾小球硬化,而且滤过的蛋白将被近端肾小管上皮重吸收,过度重吸收将损伤肾小管,导致小管上皮细胞空泡变性或变性脱落。此外,输注血浆或白蛋白后将反馈抑制患者肝脏蛋白合成,只有弊而无利。

利尿效果差的严重水肿患者,特别是有心功能不全发生时,可辅助应用血液透析超滤脱水消肿。而患者利尿效果好时,也需注意勿利尿过度、过猛,以免血液浓缩形成血栓,患者体重以每日下降 0.5~1.0 kg 为宜。

2. 原发性肾病综合征的病因治疗

针对原发性肾病综合征,主要的治疗方法是抗炎抗免疫治疗,最主要的药物是糖皮质激素和免疫抑制剂,近年来生物制剂的使用也非常广泛。

1) 激素使用原则和方法

(1) 糖皮质激素治疗原理:抑制免疫、抑制炎症、抑制醛固酮和抗利尿激素。

(2) 糖皮质激素治疗原则:用量要足、减药宜慢、维持持久。①起始足量:泼尼松 1 mg/(kg·d),服 8~12 周,为减轻激素的不良反应,可采取早晨"顿服"。②缓慢减药:足量治疗后每 1~2 周减量 10%,减至 20 mg/d 左右时易反复,应更加缓慢减量。③长期维持:最后以最小有效剂量(10 mg/d)作为维持量,再服半年至 1 年。

2) 激素治疗效果

激素敏感型用药 8 周内缓解;激素依赖型减药到一定程度或停药 2 周内即复发;激素抵抗型激素治疗无效。

3) 激素冲击治疗

甲泼尼龙(500~1 000 mg,静脉滴注 3 d)冲击治疗后继以口服激素维持,总疗程 1 年以上。适应证主要是:全身疾病(如系统性红斑狼疮)引起的严重肾病综合征;病理上有明显的肾间质病变、小球弥漫性增生、新月体形成和血管纤维素样坏死等改变。

4) 激素的不良反应

长期超生理剂量的激素对机体代谢和各系统的影响。

(1) 脂肪代谢:肥胖,体脂分布异常,库欣综合征。

(2) 蛋白质代谢:蛋白质分解代谢增加、负氮平衡、伤口愈合不良、蛋白质营养不良。

(3) 糖代谢:类固醇糖尿病发生率为 5%~9%,一般停激素后可恢复,少数需使用降糖药及胰岛素治疗。

(4) 水电解质及酸碱平衡:可引起水钠潴留、血容量扩大、高血压;尿钾丢失、碱中毒;高尿钙、骨质稀疏。

(5) 中枢神经系统及精神方面:兴奋、欣快感、多语、失眠;个别诱发精神病或癫痫发作;有时发生良性颅内压增高。

(6) 肌肉骨骼系统:肌无力、骨质疏松甚至病理骨折;影响小儿生长发育。

(7) 消化系统:食欲亢进;胃及十二指肠消化性溃疡甚至肠穿孔。

(8) 感染:诱发和加重感染。

(9) 其他:皮肤变薄、白内障、青光眼、末梢血白细胞增多,多汗、夜汗等。

5）肾上腺皮质功能不全和撤停综合征

撤停综合征(withdrawal syndrome)又称戒断综合征，当长期应用激素后，减量太快或突然停用，可出现肌痛、肌强直、关节痛、恶心、呕吐、乏力等，对外界应激(如手术、创伤、感染、出血等)能力减弱，出现肾上腺皮质急性功能不足，称肾上腺危象，严重者出现低血压、休克或昏迷。主要是下丘脑垂体肾上腺轴(HPA)长期受抑制或机体组织长期受高水平激素的影响，正常水平的激素作用不足所致。

6）常用免疫抑制药物

细胞毒性药物用于激素依赖型或激素抵抗型患者，一般不作为首选或单独治疗用药，临床常用的药物如下。

(1) 环磷酰胺(CTX)

原理：细胞周期非特异性细胞毒性药物。

剂量：2 mg/(kg·d)，口服，8～12 周。

静脉冲击疗法：0.6～1.0 g/次，每月 1 次，共 6 次，之后可 3 个月 1 次，维持治疗 2 次。

累计总量：6～8 g，有生育要求者不超过 10 g。

不良反应：骨髓抑制、肝功能损害、性腺抑制、脱发、出血性膀胱炎、致癌。

(2) 环孢素 A(CysA)

原理：选择性抑制 T 辅助细胞及细胞毒性 T 淋巴细胞。

剂量：3～5 mg/(kg·d)，口服，2～3 个月后减量。

疗程：不少于 6 月，监测血药浓度。

不良反应：肾毒性、多毛、齿龈增生、胃肠不适等。

(3) 霉酚酸酯

原理：选择性抑制 T、B 淋巴细胞增殖及抗体形成，已广泛用于肾移植后排斥反应，对部分难治性肾病综合征有效。

剂量：1.5～2.0 g/d，3～6 个月后减量，维持半年左右。

不良反应：主要是消化道症状、感染等。

(4) 立妥昔单抗

原理：特异性与 B 细胞表面的 CD20 结合，抑制 B 细胞增殖分化、促进凋亡，导致 B 细胞损耗，药物半衰期 20 余 d，已用于膜性肾病、微小病变、狼疮性肾炎、血管炎等多种肾脏疾病。

剂量：375 mg/m² 体表面积，每周 1 次，共 4 次；或 1 000 mg 每 2 周 1 次，共 2 次。3～6 个月后根据肾病临床指标、PLA2RAb 滴度、CD19B 细胞数量给予补充剂量。

不良反应：过敏及输液反应，其次主要是感染。

3. 原发性膜性肾病的治疗选择

原发性膜性肾病(primary membranous nephropathy, PMN)的初始治疗包括控制蛋白质摄入、控制血压减轻水肿、抗凝调脂及减少心血管事件等。对于蛋白尿<3.5 g/d、 eGFR>60 mL/(min·1.73 m²)的患者,如果不存在危险因素且无明显的并发症(例如急性肾损伤、感染、血栓栓塞等),不需要免疫抑制治疗,在最大限度地治疗蛋白尿、高血压和高脂血症的同时,可以延迟免疫抑制治疗。血管紧张素转换酶抑制剂/血管紧张素Ⅱ受体阻滞剂(angiotensin-converting enzyme inhibitor/angiotensin receptor blocker, ACEI/ARB)可以通过降低系统血压和选择性地扩张肾脏出球小动脉,减少蛋白尿的排出,被推荐用于膜性肾病患者。

2021年,KDIGO指南建议根据肾功能进展的风险评估选择治疗。所有PMN的起始治疗均应包括ACEI/ARB在内的一般支持治疗。低危和中危风险的患者,可以支持治疗3~6个月,观察PMN缓解情况。有高危和极高危风险的患者推荐使用免疫抑制治疗,不需要观察3~6个月,除非存在禁忌证。

对于至少存在一种疾病进展风险因素的膜性肾病(MN)患者,推荐使用利妥昔单抗或环磷酰胺联合隔月使用糖皮质激素治疗6个月,或使用基于钙调磷酸酶抑制剂治疗≥6个月,治疗的选择取决于风险评估(图13-11)。

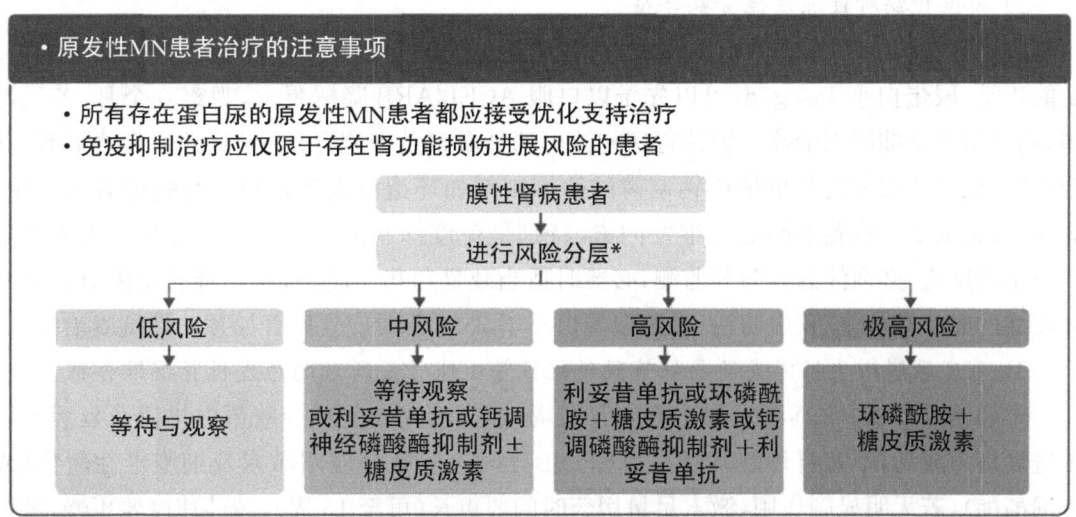

图13-11 根据风险分层的原发性膜性肾病治疗推荐

4. 原发性肾病综合征出现并发症该如何处理

(1)感染:用激素时不应合并使用抗生素来预防感染,但是一旦感染,应用敏感、强效且无肾毒性的抗生素。严重感染时减不减激素应视患者的具体情况决定。

(2) 血栓与栓塞预防：尤其是血白蛋白低于 20 g/L 需积极抗凝（肝素或低分子肝素、华法林）、使用抗血小板药物（氯吡格雷、阿司匹林等）治疗。一旦血栓形成，及时给予尿激酶或链激酶溶栓治疗（6 h 内效果最佳，但 3 d 内仍可望有效），同时配合抗凝治疗半年以上。

(3) 急性肾功能衰竭：关键是及时给予正确的判断和处理，大多数患者可以恢复。治疗包括补充有效容量、停用肾损害药物、血液透析、治疗原发病等。

5. 不同病理类型的肾病综合征的治疗方法

应根据患者年龄、体表面积及有无相对禁忌证等调节药物药量，但更重要的是根据病理类型制定不同治疗方案。

1) 微小病变及轻度系膜增生性肾炎所致的原发性肾病综合征

应力争通过治疗缓解肾病综合征。初治者可单用激素，复发（尤其多次复发）病例的治疗宜选择激素加细胞毒性药物（常选环磷酰胺）联合治疗，也可以使用环孢素 A、立妥昔单抗。

2) 膜性肾病所致原发性肾病合征

膜性肾病有 30% 左右的自发性缓解率，无需免疫抑制治疗。一般膜性肾病低危期，肾功能正常，尿蛋白小于 4 g/d，可以先予以口服 ACEI/ARB 降尿蛋白，观察 6 个月，若无好转，则开始免疫抑制剂治疗。膜性肾病初治可选择激素及细胞毒性药物（常选环磷酰胺）联合应用，也可使用利妥昔单抗或钙调磷酸酶抑制剂如环孢霉素等。膜性肾病患者多为中、老年人，特别要注意鉴别肿瘤等继发因素，特别是免疫抑制治疗不佳时。老年人也易发生严重不良反应，必须注意预防和监测，必要时适当减量药物。此外，膜性肾病发生血栓栓塞并发症的概率较大，应积极防治，血浆白蛋白小于 25 g/L 时应立即开始预防性抗凝治疗。

3) 重度系膜增生性肾炎及局灶节段硬化性肾小球肾炎所致的原发性肾病综合征

本病治疗困难，常逐渐发展至终末肾衰竭，经过治疗如能减少尿蛋白排泄及延缓肾损害进展即为成功，不宜盲目制订过高目标。治疗时也应联合应用激素及细胞毒性药物（或霉酚酸酯），若无明显副作用，激素足量用药时间要更长（可至 16 周），减药速度要更慢，维持治疗要更久。对部分无效病例（尤其是激素依赖者），也可试用环孢素 A。近年来使用利妥昔单抗治疗原发性局灶节段硬化性肾小球肾炎取得了较好疗效。

4) 系膜毛细血管性肾炎所致的原发性肾病综合征

此病理类型患者治疗常无效，疾病进展快，易进入终末期（肾衰竭）。因此，治疗目标只能定为延缓肾损害，而且不易达到。此病理类型的肾病综合征可参考上述重度系膜增生性肾炎及局灶节段性肾小球硬化的治疗方案进行，不过，不提倡用环孢素 A，因为已证实无效。

6. 肾病综合征发生慢性肾衰、终末期肾脏病等不良预后的因素

1) 肾病综合征的病理类型：膜增殖性肾炎、局灶节段肾小球硬化且硬化比例较高。

2) 持久存在的高血压。

3）持续蛋白尿。

4）合并多种并发症。

表 13-4　循证医学各型肾病综合征治疗预后

病理类型	治疗效果
微小病变型肾病	90%激素敏感;50%自然缓解;60%易复发
系膜增生性肾小球肾炎	激素、细胞毒性药物反应与病理的轻重有关;轻者疗效好,重者差
系膜毛细血管性肾小球肾炎	激素、细胞毒性药物儿童有效,成人差。进展快
膜性肾病	钉突形成前激素、细胞毒性药物治疗有效,随病理加重效果变差。20%~25%自然缓解
局灶性节段性肾小球硬化	1/4 轻型/微小病变达到临床缓解,多数疗效差

7. 生活方式和饮食指导

肾脏病的发生与患者的生活环境密切相关,肾脏病的治疗需要长期服药、监测病情变化和药物不良反应,学会与患者沟通,疏导心理问题,给予正确的健康生活方式指导和饮食指导是治疗的重要一环。

1）保持乐观健康的生活态度,遵医嘱增减药物,不擅自停用激素和免疫抑制药物,定期至专科门诊随访尿蛋白、白蛋白、肾功能等变化,某些药物需要监测血药浓度,需遵医嘱执行。有任何异常及时向门诊医生反应。平时注意个人卫生,少去人多嘈杂的公共场所,预防感冒,不要忽视任何小的感染情况。

2）避免接触有毒有害食物、药物以及任何不明成分的偏方、土方。

3）疾病未缓解期间,避免剧烈体育运动,也要杜绝久坐久卧,以免诱发血栓。

4）选用易消化、含足够热量、足够蛋白质和维生素丰富的食物。可进食优质蛋白如牛奶、鸡蛋、鸡鸭鱼肉等动物蛋白和大豆蛋白,量大约 1.0 g/(kg·d),避免暴饮暴食和全素饮食。

5）保持心情愉快,减少自我压力,学会自我疏导。

第六节 案例总结及评估

该部分由案例学习者自行完成。

一、案例总结

主诉：

确诊诊断：

主要鉴别诊断及依据：

二、对该疾病认知的自我评估（如为部分掌握或掌握情况不理想请说明原因）

自我评估内容	完全掌握	部分掌握	掌握情况不理想
肾病综合征的问诊重点及方法			
肾病综合征的体格检查方法、关注点			
肾病综合征的诊断与鉴别诊断			
肾病综合征的病理类型			
肾病综合征的并发症			
肾活检的适应证和禁忌证			
肾病综合征的治疗原则及用药			
肾病综合征患者的出院随访内容			

（王奕）

案例十四 神经系统案例——病毒性脑炎

第一节 概　述

一、案例学习对象

临床医学 4 年级学生。

二、学习者角色

1. 临床医生角色

学习者首先须被定位为案例中患者的主诊医生。

2. 临床病例学习者角色

在具体案例中学习相关疾病的基础知识，临床知识及医患沟通技巧，人文关怀方法。

三、学习前准备

1. 复习中枢神经系统各部位损害的临床表现：额叶、颞叶、顶叶和枕叶病损的临床表现。
2. 复习神经系统体格检查及定位定性诊断原则。
3. 复习中枢神经系统感染的神经病学知识。

四、学习目标

1. 基础知识

1）额叶、颞叶、顶叶和枕叶病损的临床表现（熟悉）。
2）单纯疱疹病毒性脑炎的病因与发病机制、主要病理改变（掌握）。

2. 临床知识

1）中枢神经系统感染的问诊方法（掌握）。
2）单纯疱疹病毒性脑炎的临床表现及体检重点（掌握）。

3）单纯疱疹病毒性脑炎的诊断方法（掌握）。
4）单纯疱疹病毒性脑炎的病因（掌握）。
5）单纯疱疹病毒性脑炎的治疗原则（掌握）。
6）不同病原体中枢神经系统感染的分类与鉴别诊断（熟悉）。
7）常见中枢神经系统感染的脑脊液改变特点（掌握）。

3. 人文关怀部分

1）如何与患者及家属沟通（掌握）。
2）如何对拟行腰椎穿刺术的患者进行操作前宣教及心理指导（熟悉）。

第二节　首次接触患者

一、概述

1. 如何对待首次接诊的患者

进行自我介绍，初步了解患者基本情况，初步获得患者信任。

2. 如何采集病史信息

当我们接诊患者，采集病史时会获得很多信息，所以正确对待病史信息是判断疾病的第一步。我们需学会通过有条理的专业问诊，获取用于诊断的必要信息，追问患者未主动提供的必要信息，同时剔除对诊断治疗无帮助的信息。

3. 现病史所需信息

发病诱因，主要症状，相关症状，用于鉴别的症状，发病时间，发病一般情况，发病后就诊、治疗情况及治疗效果。

4. 其他信息

与疾病相关的既往疾病、烟酒史、家族史及生活习惯是重点。

二、学习目标

1. 对中枢神经系统感染的患者能进行针对性的问诊。
2. 能判断患者提供的有效信息和无效信息，并根据相关信息做出初步诊断。

三、案例情景

患者入院后，医生首先对患者进行了详细的问诊，患者提供了自己发病的基本情况。

1. 基本资料

病案号：249732　　　　　　出生地：上海市
性　别：女　　　　　　　　职　业：退休
年　龄：62岁　　　　　　　民　族：汉族

2. 患者口述病史

我4天前出现头痛,讲不清哪里头痛,表现为胀痛,有的时候有刺痛感,有点不舒服,想吐,想睡觉,有点头晕。前两天儿子发现我前言不搭后语,我觉得自己很难受,不想和人说话,人也有点发烧,自己在家里量了体温有39℃,吃了退烧药一直没好,就到医院来了。

我到急诊就诊,医生给我量了体温38.1℃,血压145/105 mmHg,验了血,拍了CT。结果:白细胞$18.77×10^9$/L↑,中性粒细胞百分比91.5%↑,血红蛋白139 g/L,血小板$219×10^9$/L,CRP 12.00 mg/L↑。头颅CT:①左侧半卵圆区、右侧基底节区软化灶,右侧基底节区斑点高密度影,必要时随诊复查。②老年性脑萎缩。

我2周前着凉,有流鼻涕、打喷嚏的情况。既往高血压病史5月余,目前每天服用1粒硝苯地平控释片,血压平时不监测;既往脑梗死史6年余,当时为右侧肢体轻偏瘫,于外院住院治疗,目前完全恢复;吸烟史30余年,10支/d,不饮酒。

四、案例思考

1. 如何对该患者提供的信息进行取舍

1) 已获得的必要信息:①诱因:上呼吸道感染史。②主要症状:头痛、发热。③主要检查结果:白细胞增高。

2) 须追问的必要信息:①有无口唇、皮肤生殖器疱疹史。②重要的阳性主诉:头痛的部位、性质(如刀割样痛、针刺样痛、胀痛、搏动样疼痛、紧箍样痛、炸裂样痛等)、发作频率、持续时间、疼痛程度、诱发缓解因素。③重要伴随症状:如呕吐情况,有无喷射样呕吐;有无头晕、乏力、步态不稳;精神行为异常的具体表现;有无记忆力丧失;有无肢体抖动甚至癫痫样症状发作;有无黑矇、晕厥。④可用于鉴别诊断的伴随症状:有无喷射样呕吐;有无视觉障碍;有无复视;有无偏瘫、肢体麻木等神经功能缺损症状;头痛发作时血压。⑤入院前用药及治疗效果。⑥既往有无发现结核及其他特殊传染病;有无外伤史;有无食物药物中毒史;有无头痛家族史。

3) 须注意的混淆信息:有脑梗死病史,头颅CT见脑部软化灶。

2. 初步诊断思路

头痛定位:颅内和颅外痛敏结构。

定性:是原发性头痛还是继发性头痛?必须排除继发性头痛方可考虑原发性头痛。该患者为急性起病,在定性上需依次排除血管性、感染性、外伤性、代谢性、药物中毒性等继发性头痛病因,并鉴别诊断。

3. 正确采集分析病史须掌握的知识点

除中枢神经系统感染外,常见的引起头痛的病因及其临床特点如下。

1) 血管性病变引起的头痛:如蛛网膜下腔出血、高血压性脑出血,均为急性或急骤起病,迅速出现神经功能缺损症状,头颅CT可见高密度影。

2）头、颈部外伤引起头痛：局部外伤史通过问诊不难被发现，但如慢性硬膜下血肿外伤史则不易问出，头颅 CT 可予以鉴别。

3）非血管性颅内病变引起头痛：如 Tolosa-Hunt 综合征，也称为痛性眼肌麻痹，表现为一侧眼球后及眶周的顽固性胀痛、刺痛或撕裂样疼痛，伴Ⅲ、Ⅳ、Ⅵ脑神经麻痹导致复视。其他如颅内占位等均可在影像学中显示病灶。

4）基于内环境紊乱的头痛：如高血压危象、高血压脑病或先兆子痫等，主要表现为双侧搏动性头痛，头痛发生时间与血压升高密切相关。

5）药物过度使用导致头痛：多为慢性头痛，其头痛发生与药物使用过度有关，主要包括麦角胺类、曲坦类、阿片类或复合镇痛药。

6）原发性头痛：多为慢性头痛，反复发作，包括偏头痛、丛集性头痛和紧张性头痛。

（1）偏头痛：反复发作的一侧或双侧额颞部疼痛，呈搏动性，每次发作持续 4～72 h，伴有恶心、呕吐、畏光、畏声，部分可有视觉先兆或感觉先兆。发作可与月经相关。

（2）丛集性头痛：反复密集发作，发作持续 15 min～3 h 不等，发作从隔日 1 次至每日 8 次。始终为单侧眶周剧烈性疼痛，伴同侧结膜充血、流泪流涕等。

（3）紧张性头痛：为双侧枕部或全头紧箍感或压迫性头痛，呈持续性，多不伴恶心呕吐，可有颈肩部肌肉僵硬感。

7）低颅压头痛：特点为与体位明显相关，立位出现或加重，卧位减轻甚至消失。为双侧枕部或额部钝痛或搏动样痛。

第三节　体格检查

一、概述

1. 如何对待体格检查

体格检查是疾病诊断与病情评估的重要一步，在对疾病有初步概念的情况下，进行针对性的体格检查能够帮助我们进一步明确诊断与评估病情，对下一步检查与治疗至关重要。

2. 体格检查中的人文关怀

在体格检查中，保护患者的隐私及注重患者的感受非常重要，注重这些细节可以帮助我们进一步取得患者的信任。

二、学习目标

1. 对中枢神经系统感染的患者能进行针对性的神经系统体格检查。

2. 能在体格检查中体现对患者的人文关怀。

三、案例情景

在完成了病史的询问后,医生对患者进行了详细的体格检查。

> T 38.1℃,P 78 次/min,R 20 次/min,BP 145/105 mmHg,神清,急性病容,气平,口齿清楚,反应迟钝,答非所问,心肺腹无异常,双侧瞳孔等大等圆,直径 0.3 cm,对光反射(+),双眼各向活动不受限,双侧面部针刺觉对称,双侧鼻唇沟对称,伸舌居中。颈稍抵抗,四肢肌力Ⅴ级,双侧针刺觉对称存在,双侧腱反射(++),双侧指鼻试验(-),双侧 Babinski 征(-),Brudzinski 征(-),Kernig 征(-)。

四、案例思考

1. 体格检查

全面详尽的体格检查,尤其是神经系统和头颅、五官的检查有助于发现头痛的病变所在。

1) 一般情况:个体发育情况(体型正常,或是消瘦/肥胖),有无贫血貌(舌,甲床情况,皮肤或结膜是否苍白)。

2) 体温、血压、脉搏、呼吸频率。

3) 头颅查体:重点查看头面部皮肤有无疱疹,有无外伤疤痕。鼻旁窦区有无压痛。如为局限性头痛,需观察头皮皮肤有无皮损、有无局部压痛。

4) 肺部及心脏听诊。

2. 神经系统查体

神经系统查体有助于判断神经功能受损情况,并进行定位诊断。

1) 意识及精神状态

(1) 判断意识情况:有无意识水平下降的意识障碍[包括嗜睡、昏睡、昏迷(浅、中、深)],或有无意识内容改变的意识障碍。

(2) 观察有无认知、情感、意志、行为等方面异常。通过记忆力(及时、近期、中期、远期记忆)、定向力(时间及空间定向)、理解力、计算力、判断力及普通常识等检查进行综合分析以判断是否有智能障碍。

2) 语言功能

区分构音障碍与失语。如有失语需判断为何种失语(运动性、感觉性、混合性)。

3) 颅神经

需依次检查12对颅神经。初步检查内容包括瞳孔、眼球位置、眼球活动情况、对光反射(Ⅲ);角膜反射、面部感觉(Ⅴ);双侧额纹、眼裂、鼻唇沟是否对称(Ⅶ);发音、软腭上抬、悬雍垂、咽反射(Ⅸ);伸舌有无偏斜(Ⅻ)。

4) 运动系统

(1) 锥体系统:肌力分级。

(2) 锥体外系：有无折刀样、铅管样、齿轮样强直，有无肌张力降低，有无不自主运动。

(3) 共济运动及步态：指鼻试验、轮替试验、跟膝胫试验、闭目难立(Romberg)征；有无痉挛性截瘫步态、痉挛性偏瘫步态、共济失调性步态、慌张步态、摇摆步态。

5) 感觉系统

双侧浅感觉、深感觉、皮层复合感觉。强调左右对比、上下对比、远近对比。

6) 反射

(1) 浅反射：腹壁反射。

(2) 深反射：肱二头肌腱反射($C_5 \sim C_6$)、肱三头肌腱反射($C_6 \sim C_7$)、桡骨膜反射($C_5 \sim C_8$)、膝反射($L_2 \sim L_4$)、踝反射($S_1 \sim S_2$)，腱反射正常为＋＋。

7) 病理反射

巴宾斯基(Babinski)征、查多克(Chaddock)征、奥本海姆(Oppenheim)征、戈登(Gordon)征。

8) 脑膜刺激征

颈部抵抗(屈颈试验)、布鲁津斯基(Brudzinski)征、克尼格(Kerning)征。

第四节 初步诊治

一、概述

1. 下一步检查的内容：根据疾病的诊断、鉴别诊断及病情严重程度选择。

2. 下一步检查的时机：根据患者的病情变化随时调整。

3. 行特殊检查时必须对患者能否耐受检查进行评估。

4. 所有检查与治疗均以维持患者稳定的生命体征为原则。

二、学习目标

1. 掌握病毒性脑炎的患者有哪些需要完善的检查检验。

2. 掌握脑脊液分析在中枢神经系统感染诊断中的意义，常见脑膜炎的脑脊液改变特点。

3. 掌握腰椎穿刺术的指征、禁忌证、穿刺前准备、操作步骤、穿刺后嘱托及注意事项。

三、案例情景

入院以后，患者进行腰椎穿刺术留取脑脊液检查，并完善脑电图、头颅 MRI 等相关检查。

血常规：白细胞 10.77×10^9/L↑，中性粒细胞百分比 81.5%↑，血红蛋白 139 g/L，血小板 219×10^9/L，CRP 12.00 mg/L↑。

腰穿情况：见无色清亮液体，初压 19.0 cm H_2O。

脑脊液常规：潘氏试验阴性；透明度透明；颜色无色；白细胞 139×10^6/L；淋巴细胞 83%；中性粒细胞 7%；红细胞 40×10^6/L；凝块无；薄膜无。

脑脊液生化：氯（脑脊液）112 mmol/L，葡萄糖（脑脊液）6.99 mmol/L，总蛋白（脑脊液）600 mg/L。

腰穿同步血电解质+血糖：钠 149 mmol/L，血清碳酸氢盐 25 mmol/L，钾 3.6 mmol/L，钙 2.23 mmol/L，葡萄糖 10.7 mmol/L，氯 108 mmol/L。

脑电图：不正常脑电图。两侧半球见较多散在 θ 波、尖波发放，左右互有交替，未见明显局灶改变。

头颅 CT（图 14-1）：①左侧半卵圆区、右侧基底节区软化灶，右侧基底节区斑点高密度影，必要时随诊复查。②老年性脑萎缩。③双侧筛窦、上颌窦少许炎症。

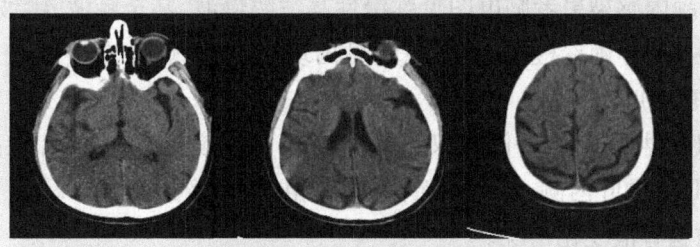

图 14-1 头颅 CT

头颅增强 MRI（图 14-2）：①右侧顶部脑膜增厚伴强化，考虑感染性病变可能，转移性病变不能除外，建议结合临床进一步检查。②双侧基底节区及左额叶深部多发异常信号，软化灶可能，请结合临床及老片；③老年性脑改变，脑白质变性。

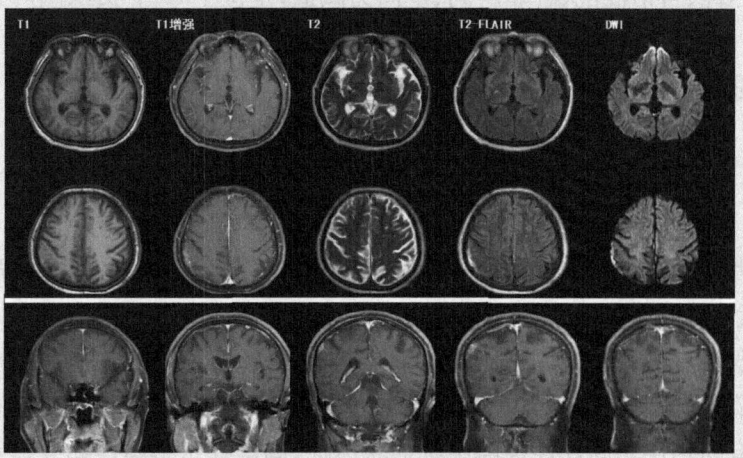

图 14-2 头颅增强 MRI

四、案例思考

1. 头痛伴发热患者做哪些急诊检查

1）血压：用于排查高血压、高血压性脑出血、高血压脑病等致头痛。

2）血液学检查：血常规检查用于初步判定有无感染。

3）头颅CT检查：用于鉴别出血性疾病如蛛网膜下腔出血、高血压脑出血，颅内肿瘤等。

2. 头痛伴发热患者住院必须完成的检查项目

1）脑脊液检查：通过脑脊液压力判定有无颅内压升高，脑脊液外观、脑脊液常规、脑脊液生化可对中枢神经系统感染进行初步鉴别。脑脊液病原学检测尤为重要，包括细菌涂片、培养排查化脓性脑膜炎；结核菌涂片（抗酸染色）排查结核性脑膜炎；隐球菌墨汁染色、隐球菌荚膜抗原检测排查隐球菌感染；脑脊液病毒抗体、病毒DNA等检测明确致病病毒。

2）脑电图：颅内感染患者脑电图见弥漫性高波幅慢波，甚至棘波、尖波。

3）影像学检查：非确诊检查，严重患者可出现额、颞局灶性出血性软化灶。用于鉴别诊断及脑损害严重程度的判定。

（1）头颅CT：早期正常，一侧或双侧颞叶、额叶低密度灶，可有点片状高密度灶。

（2）头颅MRI：颞叶内侧，额叶眶面，岛叶和扣带回局限性水肿。

4）动态随访脑脊液变化情况。

5）动态随访电解质、肝肾功能等内环境变化情况。

3. 遇到头痛伴发热患者的神经系统疾病诊断思路

1）根据患者症状及体征进行病变定位

（1）头痛，定位于颅内痛敏结构。

（2）反应迟钝、言语混乱、答非所问、定向力减退，定位于海马-边缘脑叶系统、局部颞顶叶皮层。

（3）颈项强直，脑膜刺激征阳性，定位于脑膜。

2）定性

老年女性，急性静息状态下起病，需鉴别血管性、感染性、外伤性、药物中毒性、代谢性致病因素。

（1）该患者现病史及既往史无外伤，无异常药物使用，无糖尿病及代谢异常，故外伤性、药物中毒性、代谢性致病因素均不考虑。

（2）患者既往有高血压病等脑血管病危险因素，需警惕血管性疾病所致头痛，但患者目前症状体征不符合血管分布，头颅CT及MRI未见明显阳性新发病灶，故排除。

（3）患者有高热伴非局灶性神经系统症状体征，高度提示感染性病变，急诊血常规证实感染，脑电图提示脑内弥漫性病变，故首先考虑为感染性致病因素。通过腰穿脑脊液检查进行病原学检查后可明确致病病原体。

4. 单纯疱疹病毒性脑炎诊断依据

（1）有口唇或生殖器疱疹史，或皮肤、黏膜疱疹。

（2）急性起病，病情重，有上呼吸道感染前驱症状。

（3）精神行为异常，意识障碍，局灶性体征，抽搐等脑实质损害表现。

（4）脑脊液检查：脑脊液白细胞升高，脑脊液红细胞升高，脑脊液糖、氯化物正常。

（5）脑电图：颞、额为主的局灶性慢波及癫痫波。

（6）头颅影像学检查：额、颞局灶性出血性软化灶。

（7）特异性抗病毒药物治疗有效。

5. 单纯疱疹病毒性脑炎确诊需进行哪些检查

（1）双份血清和脑脊液检查发现 HSV 抗体有显著变化。

（2）脑组织活检或病理发现细胞核内包涵体。

（3）脑组织活检原位杂交发现病毒核酸。

（4）脑脊液 PCR 检测病毒 DNA。

（5）脑脊液或脑组织病毒分离、培养和鉴定。

6. 鉴别诊断

不同病原体引起的中枢神经系统感染的脑脊液变化见表 14-1。

表 14-1 不同病原体引起的中枢神经系统感染的脑脊液病化

	压力（mmH$_2$O）	外观	细胞数 ×10^6/L	蛋白（g/L）	糖（mg/L）	氯化物（mg/L）	病原菌
正常	80~180	清亮，无色	0~5	0.15~0.45	2.5~4.5	120~130	—
病毒性脑炎	稍高	清亮，可有红细胞	数十至数百，淋巴细胞为主	稍高，<1	正常	正常	抗原、抗体
结核性脑膜炎	增高	毛玻璃状	100~500，早期中性粒细胞为主，晚期淋巴细胞为主	增高，1~2	降低	显著降低	抗酸涂片或培养
细菌性脑膜炎	显著增高	浑浊米汤样	>1 000，中性粒细胞为主	1~5	明显降低	正常或稍低	涂片或培养
隐球菌性脑膜炎	增高	清/混	10~500，淋巴细胞为主	0.2~5	降低	低	墨汁涂片

7. 腰椎穿刺术前后宣教要点

病程中需多次腰穿取得脑脊液，随访感染控制情况，多与患者及家属沟通腰穿目的，取得配合，告知腰穿后可能出现头痛，穿刺点出血感染等并发症，嘱需去枕平卧 6 h，穿刺点局部避水防止感染。

第五节 治疗经过

一、概述

疾病治疗的基本原则为病因治疗和对症治疗。治疗疾病并非单纯的药物治疗，还须包括健康指导、心理疏导，及人文关怀等更高层次的综合治疗。

二、学习目标

1. 能合理制定病毒性脑炎的治疗方案。
2. 能对病毒性脑炎患者进行合理的健康指导、心理指导。

三、案例情景

1. 入院医嘱

1）心电监护，一级护理，监测血压，冰袋及解热镇痛药物降温。
2）抗病毒治疗：更昔洛韦 0.3 g q12h 静滴 3 周。
3）脱水降颅压：甘露醇 125 mL q12h 静滴。
4）护胃：奥美拉唑胶囊 20 mg qd 口服 3 周。
5）根据电解质及肝肾功能情况，行补液支持治疗，及时纠正低钾，保肝治疗。

2. 住院经过

入院第 2 d 起患者体温恢复正常，1 周后反应迟钝及头痛症状均明显好转。3 周后腰穿复查脑脊液检查，恢复正常，病情平稳出院。

3. 出院医嘱

1）积极锻炼身体，避免各种感染发生，预防细菌引起的上呼吸道感染，接种疫苗，进行被动免疫。
2）告知患者今后可能出现头痛、智力障碍、继发性癫痫、脑积水等后遗症可能，积极进行功能训练，减少减轻后遗症。

四、案例思考

1. 单纯疱疹病毒性脑炎预后取决于疾病严重程度和治疗是否及时

病情严重,未治疗或治疗不及时者,死亡率 60%～80%。

2. 早期治疗能明显改善预后

只要临床怀疑或不能排除单纯疱疹病毒性脑炎,就应立即给予相应抗病毒药物,无需等待病毒学结果。

1) 抗病毒治疗

(1) 阿昔洛韦(首选):15 mg/(kg·d) q8h 静脉滴注 2～3 周。

(2) 更昔洛韦:5～10 mg/(kg·d) q12h 静脉滴注 2～3 周。

2) 对症支持治疗

(1) 高热:降温。

(2) 抽搐:抗癫痫。

(3) 精神症状:镇静。

(4) 高颅压:脱水降颅压。

(5) 对于意识障碍的患者:①鼻饲营养支持,维持水电解质平衡;②保持气道通畅;③加强护理防止继发感染:如压疮、呼吸道感染、泌尿系统感染等。

(6) 恢复期治疗:理疗、康复。

3. 生活方式及饮食指导

疾病与患者的生活习惯,精神因素密切相关,学会与患者沟通,疏导心理问题,给予正确的健康生活方式指导和饮食指导是治疗的重要一环。

1) 健康宣教要点

(1) 预防病毒性脑炎,应积极锻炼身体,避免各种感染发生,预防上呼吸道感染,接种疫苗,进行被动免疫。

(2) 治疗期保持病房安静、空气新鲜,避免不良刺激。

(3) 保持呼吸道通畅,呕吐者需头偏一侧,防止呕吐物误吸引起窒息。

(4) 如有抽搐发作,防止舌咬伤。昏迷患者需进行口腔护理。

(5) 需监测基础体温,监测出入量,绝对卧床休息,限制户外活动。

(6) 腰穿后去枕平稳 6 h。

(7) 清淡、高蛋白、高热量、高维生素、易消化饮食。如昏迷或呕吐频繁,予静脉高营养治疗,或留置胃管鼻饲饮食。

(8) 应用脱水剂期间,需及时补充钾、钠等电解质及水分。

(9) 恢复期告知患者今后可能出现头痛、智力障碍、继发性癫痫、脑积水等后遗症,积极进行功能训练可减少减轻后遗症。

2) 人文关怀与医患沟通

(1) 心理：帮助患者及家属树立战胜疾病的信心，根据患者及家属的具体情况，介绍病情、预后、治疗经过、护理的目的，充分沟通，用温和语言鼓励患者，消除紧张焦虑情绪，保持良好心态，取得患者及家属的配合和信任。

(2) 病情：化脓性脑膜炎多起病急骤，病情较重，存在猝死风险。告知病程较长，易反复。

(3) 预后：预后情况取决于疾病严重程度、肌体情况和是否及时有效足疗程应用抗生素治疗。少数患者可遗留头痛、智力障碍、继发性癫痫、脑积水等后遗症可能。

(4) 治疗经过：病程中需足量足疗程使用抗生素，并多次腰穿取得脑脊液，随访感染控制情况，多与患者及家属沟通腰穿目的，取得配合，告知腰穿后可能出现头痛，穿刺点出血感染等并发症，嘱需去枕平卧 6 h，穿刺点局部避水，防止感染。

(5) 恢复期：积极进行功能训练，减少减轻后遗症。

第六节 案例总结及评估

该部分由案例学习者自行完成。

一、案例总结

主诉：

确诊诊断：

主要鉴别诊断及依据：

二、对该疾病认知的自我评估（如为部分掌握或掌握情况不理想请说明原因）

自我评估内容	完全掌握	部分掌握	掌握情况不理想
病毒性脑炎的问诊重点及方法			
病毒性脑炎的体格检查方法、关注点			
病毒性脑炎的诊断与鉴别诊断			
颅内感染的病因及鉴别诊断			
病毒性脑炎的治疗原则、用药			

（张靖）

第二部分

教学案例 SP 培训剧本

剧本一　急性 ST 段抬高型心肌梗死

一、病例简介

患者,李某,男性,78 岁。

主诉:持续胸痛 8 h。

现病史:患者于入院前 8 h 情绪激动后突发胸闷胸痛,位于胸骨后,呈压榨样疼痛,胸部阻塞感,持续不缓解,未介意,未就诊,卧床休息。约 2 h 前夜间小便后自觉上述症状程度较前加重,伴出冷汗、心悸,无肩背部放射痛,无发热、气促,无咳嗽、咳痰,无恶心、呕吐,无黑矇晕厥。遂至我院急诊,查心电图(图 15-1):窦性心律,室性早搏二联律,ST 段-T 波改变(I、aVL、$V_2 \sim V_6$ 导联 ST 段弓背向上抬高 $0.05 \sim 0.5$ mV)。心梗三项:高敏肌钙蛋白 1.15 ng/mL,肌红蛋白 450 ng/mL,肌酸磷酸激酶同工酶 49 ng/mL。为进一步诊治收住院。

患者病程中神志清,精神可,食欲欠佳,夜眠差,二便正常。体重无明显变化。

疾病史:患者有高血压病史 5 年,最高血压 180/100 mmHg,平时服用氨氯地平(1 片/d),血压控制可。有糖尿病史 3 年,平时规则服用二甲双胍控制血糖,血糖控制在空腹血糖 $6 \sim 7$ mmol/L。有肾功能不全病史 5 年余,长期口服金水宝治疗,肌酐水平不详。否认高脂血症、慢性支气管炎、肝炎、消化道疾病等其他疾病史。

个人史:否认过敏史。吸烟史 30 年余,每天 1 包左右,无饮酒嗜好。

婚育史:26 岁结婚,育有 2 个儿子,爱人以及儿子均体健。

家族史:无家族性以及遗传性疾病史。

查体:T 36.6℃,R 18 次/min,血压右上肢 135/85 mmHg,左上肢 132/83 mmHg。平卧位,神清,气平,对答切题,查体合作,颈软,颈静脉无怒张,口唇无紫绀。双肺呼吸音粗,双肺底可闻及少许湿性啰音,无干啰音。心界不大,心率 75 次/min,律不齐,可闻及早搏,各瓣膜听诊区未闻及杂音。腹平软,无压痛、反跳痛,肝脾肋下未及,双下肢无浮肿。

辅助检查:

(1) 实验室检查

2018-06-20　血常规:白细胞计数 13.22×10^9/L,中性粒细胞百分率 80.0%,红细胞

$3.89×10^{12}$/L,血红蛋白测定 123.0 g/L,血小板计数 $104.0×10^9$/L;CRP 60 mg/L。

2018-06-20 高敏肌钙蛋白 7.15 ng/mL,肌红蛋白(急诊)450 ng/mL,肌酸磷酸激酶同工酶 49 ng/mL。

2018-06-20 B型钠尿肽前体 21 666 ng/L。

2018-06-20 生化:钾 3.8 mmol/L,钠 139 mmol/L,氯 105 mmol/L,尿素氮 12.56 mmol/L,肌酐 379 μmol/L,尿酸 411 μmol/L,天门冬氨酸氨基转移酶 167 U/L,丙氨酸氨基转移酶 45 U/L,乳酸脱氢酶 1 774 U/L。

2018-06-20 凝血功能:D-二聚体 1.54 mg/L。

(2) 其他辅助检查

心电图(图 15-1):窦性心律,室性早搏二联律,ST 段-T 波改变(I,aVL,V_2~V_6 导联 ST 段弓背向上抬高 0.05~0.5 mv),符合急性广泛前壁心梗表现。

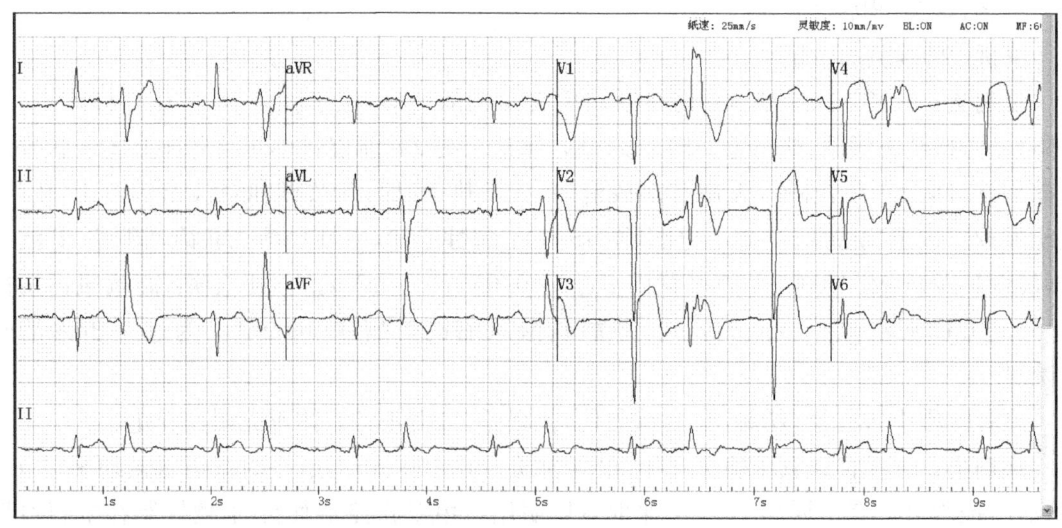

图 15-1 心电图

实习医生任务

病例简介

患者,76 岁,因"持续胸痛 8 h"来医院急诊。

生命体征:T 36.6℃,R 18 次/min,BP 126/67 mmHg,HR 86 次/min。

检查者任务(15 min 内完成第 1~4 条):

1. 进行重点问诊。
2. 进行重点查体。
3. 与患者讨论初步诊断。
4. 提出进一步诊治方案。

二、患者培训剧本

SP 情绪：平时觉得自己身体还可以，突然胸痛，开始觉得应该不会有什么大事吧，现在却得了心梗，这可怎么办呢，要紧吗医生？

SP 身体状态：适时出现一阵胸痛加重，痛苦表情。

医生：我是实习医生×××，是您的负责医生，我想了解您的病情，希望您能配合。

SP：可以。

医生：请问您的姓名、多大年龄？

SP：我叫×××，今年76岁。

医生：您是怎么不舒服？

SP：我胸口痛。

医生：痛了多长时间了？

SP：7~8 h吧。

医生：您胸口具体那里痛？

SP：这里（用手指胸骨正中）。

医生追问：胸痛程度怎么样，是什么样的痛，持续多久，有没有向其他部位放射？

SP：感觉有东西压着似的，闷得慌，一直痛，大概 2 h 前上了厕所，然后就更痛了，没有其他地方疼痛。

医生：还有其他不舒服吗？

SP：觉得心脏跳得厉害，有点出冷汗。

［学生应意识到持续胸痛，考虑心梗可能，暂停问诊，立即护送患者至抢救室平卧，予以心电监护，并立即联系心电图室即刻行心电图检查。后继续问诊。有搀扶患者动作，表示关切（人文考核点）］

医生：有没有觉得喘不过气？

SP：没有。

医生：头晕，眼睛发黑，想晕过去的感觉有吗？

SP：没有。

医生：后背痛，肚子痛有吗？

SP：没有。

医生：反酸、烧心、恶心、呕吐呢？

SP：没有。

医生：还有其他不舒服吗？

SP：感觉没力气。

医生：自己吃过什么药吗？有没有到其他医院看过？

SP：吃了 2 粒保心丸，没有什么用，还是痛。没有到其他医院。

[安慰(好的，我知道了，您别着急，我再了解些其他情况)]

医生：最近有没有特别累？感冒？发热？

SP：什么都没有。

医生：您最近几个月睡眠好吗？

SP：睡觉蛮好的。

医生：小便怎么样？

SP：正常。

医生：大便呢？

SP：正常。

医生：胃口也正常？

SP：没错。

医生：以前得过高血压、糖尿病、高血脂、胃病等慢性疾病吗？

SP：高血压大概 5 年，平时吃氨氯地平降压，血压基本正常。糖尿病约 3 年，平时吃二甲双胍，血糖控制还可以。血脂不清楚，没有胃病。肾脏不好，平时口服金水宝。

医生：肾脏指标怎么样知道吗？

SP：不清楚。好久没有查过了。

医生：降压药物怎么吃的，一天吃多少；二甲双胍呢？

SP：降压药物每天吃一片；二甲双胍一般早晚各吃一片。

医生：每天剂量多少知道吗？

SP：不知道，病历本上有。

医生：受过什么外伤或做过什么手术吗？

SP：没有。

医生：输过血吗？

SP：没有。

医生：预防接种情况怎么样？

SP：不知道，记不清楚了。

医生：对什么药物或食物过敏吗？

SP：没有。

医生：抽烟喝酒吗？

SP：吸烟 20 多年，每天 1 包左右。偶尔喝酒。

医生：有没有去过有流行病的地方？接触过什么有毒有害的物质或者周围环境吗？

SP：没有，一直在上海。

医生：您结婚了吗？家人身体好吗？

SP：有 2 个儿子，爱人以及儿子身体都好。

医生：家里有什么遗传性的毛病吗？

SP：不清楚，应该没有吧。医生，我现在胸口还痛，咋回事，别问了，赶紧给我止痛吧！

医生：胸痛的原因很多，您不要紧张，我已经联系好了，马上给您做心电图检查，并给您做一些血液化验，比如心脏指标、肾功能、血常规等。

SP：谢谢，赶紧吧！

医生：好的，您别着急，我们会帮您先检查处理的（适当通过肢体语言表示关切）。我总结一下：您今天主要是一直胸痛，吃保心丸没用，上厕所有疼痛加重，既往有高血压、糖尿病、吸烟史。

SP：对的！

医生：根据您提供的病史，您可能有急性心肌梗死，但是我还需要给您进行一些必要的检查，请您平躺在床上，尽量放松，别紧张。

SP：啊，很严重吗，有没有生命危险？

医生：先生，您不要紧张，我们马上给您检查、用药，放心。

（接下来是查体，检查结束后继续交谈）

医生：好了，根据您的症状和初步检查结果，初步判断您患的是急性心肌梗死，也就是心梗，我们需要立即做急诊冠脉造影术，把阻塞的心脏血管打通，恢复心脏的供血，同时要使用一些疏通血管和改善心脏供血的药物。

SP：好的。

医生：我马上把您的病情向手术医生汇报一下，通知相关工作人员马上来医院，同时给您进行药物治疗和手术准备工作，您不要紧张。

SP：啊，是手术啊，有风险吗？能不做手术，只用药吗？

医生：心梗主要是心脏的血管闭塞了，最有效的方法是开通闭塞的血管。造影是个微创操作，通过造影我们可以明确是否有血管闭塞，如果确实闭塞，可以放支架疏通血管，您不用紧张！用药是必要的，但您现在还有胸痛，最有效的方法还是开通闭塞的血管，恢复心脏的供血。我跟您的家属沟通一下，您放松，不要紧张。

表 15-1　沟通要点

表达效果	行为
尊重	注意基本礼仪，保护患者隐私
关心	搀扶患者至抢救室，表示关切 边急诊处理，边询问病史 胸痛加重时表示安慰 立即联系急诊手术备班
帮助	尽快安排后续检查 嘱患者有任何问题及时告知身边医护人员

（李继敏）

剧本二 稳定型心绞痛

一、病例简介

患者,×××,男性,52岁。

主诉：反复胸闷胸痛5年,加重半年。

现病史：患者5年来反复于活动后出现胸闷胸痛,每次持续2～3 min,休息后可好转。近半年来症状较前加重,发作频次增加,2周前患者饱食后于打篮球时突发胸痛,休息2～3 min缓解,未服用药物。门诊查心电图正常,活动平板阳性。此次为进一步诊治收入院。

追问病史,患者每年规则体检均提示血脂升高,但未服用药物。

发病以来患者胃纳正常,睡眠尚可,二便正常,近期体重无明显减轻。

既往史：否认结核、肝炎病史,高血压病史5年,血压最高200/100 mmHg,长期服用缬沙坦氨氯地平片,血压控制可。否认糖尿病史,否认慢性支气管炎史。否认药物过敏史。否认手术外伤史,否认输血史。预防接种史不详。

个人史：生于上海,否认疫区疫水接触史,有吸烟史25余年,20支/d。黄酒100 mL/d。

婚育史：已婚,育有一子,体健。

家族史：高血压家族史,否认冠心病及肿瘤家族史。

查体：T 37℃,P 72次/min,R 18次/min,BP 156/95 mmHg。

全身淋巴结无肿大,巩膜无黄染,口唇无发绀,口唇、甲床、眼结膜苍白,未见肝掌、蜘蛛痣,颈软,气管居中,双侧甲状腺未及肿大,呼吸运动双侧对称,双肺叩诊清音,听诊未及干湿啰音,心前区无隆起,未及震颤,叩诊心浊音界不大,心率72次/min,律齐,未及病理性杂音或心包摩擦音,腹部软,中上腹轻压痛,无反跳痛,未触及肿块,肝脾肋下未触及,肠鸣音6次/min,双下肢无水肿。

> **实习医生任务**
>
> **病例简介**
>
> 患者,52岁,因"反复胸闷胸痛5年,加重半年"来医院急诊。

生命体征：体温37℃，脉搏72次/min，血压156/95 mmHg，呼吸18次/min。

检查者任务（15 min 内完成以下 4 条）：

1. 进行重点问诊。
2. 进行重点查体。
3. 与患者讨论初步诊断。
4. 提出进一步诊治方案。

二、患者培训剧本

医生：我是实习医生×××，是您的负责医生，我想了解您的病情，希望您能配合。

SP：可以。

医生：请问您的姓名，多大年龄？

SP：我叫×××，今年52岁。

医生：您是怎么不舒服？

SP：胸口痛。

医生：从什么时候开始的？

SP：5年前出现的。

医生：能说一下当时的情况吗？

SP：5年前有一次打球的时候突然就痛了。

医生追问：哪里痛，痛的程度、性质和持续时间，有没有规律，会不会向其他部位放射，和饮食、气候及精神因素有没有关系。

SP：当时就痛了一会，也就2~3 min就好了，痛的时候就像被什么东西压了一下，痛得不厉害，还有点闷闷的感觉，但觉得再继续打球就会加重了，所以我马上就停下来，几分钟后就舒服了。

医生：还有其他不舒服吗？

SP：有时有点头晕，闷得厉害的时候头也晕，还有点头痛。

医生：当时有发热、呕吐、便秘、腹泻吗？

SP：没有。

医生：当时到医院检查过吗？

SP：没有。

医生：当时治疗过吗？

SP：没有。

医生：后来又发生过胸痛吗？

SP：经常出现。

医生：一般在什么时候出现？

SP：之后半年都没发过。但是半年后打球的时候又发了。不是每次打球都发，没什么规律。

医生：其他什么时候还痛呢？

SP：有时候赶车快跑了几步就不行了，必须停下来休息一下。

医生：有其他诱因吗？

SP：生气、累的时候也有点不舒服。

医生：那你这次为什么来医院呢？

SP：反复痛，而且最近一次比以前加重了，怕是心脏不好。

医生：最近一次是什么时候？

SP：就发生在2周前。

医生：这次痛了几分钟？

SP：和之前一样痛了几分钟就好转了。

医生：这次有用过药吗？

SP：没有。

医生：你除了胸闷胸痛还有哪些不舒服吗？

SP：还有没力气，头晕，有时会头痛。

医生：你有没有咳嗽、发热、心慌、出冷汗、晕倒，有没有呕吐，或呕咖啡色液体？

SP：没有。

医生：你这次打球前吃饭喝酒了没有？

SP：喝了一点点，不多，就2两左右。

医生：发病后精神怎样？

SP：还可以。

医生：吃饭和睡觉怎么样？

SP：都还行。

医生：大小便还好吗？

SP：小便正常。

医生：最近体重有没有变化？

SP：没有。

医生：过去身体怎么样？

SP：还可以。

医生：以前有过类似这样的病吗？

SP：就这5年了，再之前就没有了。

医生：您有高血压、糖尿病等其他慢性病吗？

SP：我有高血压。糖尿病没有。

医生：高血压多少年了，最高多少，吃药吗，血压控制得好吗？

SP：高血压 25 年了,最高到 200/100 mmHg,吃珍菊片,血压控制得还可以。

医生：你还有其他什么病吗?

SP：没发现过。

医生：你得过肝炎、结核或其他传染性疾病吗?

SP：没有。

医生：您对什么东西过敏吗? 特别是青霉素?

SP：都没有。

医生：你平时抽烟吗?

SP：抽的。

医生：抽得多么,一天多少,抽了多少年了?

SP：一天一包,从 20 多岁就开始抽了,抽了 20 多年了。

医生：您喝酒吗?

SP：每天半斤黄酒。

医生：您结婚了吗,有孩子吗?

SP：结婚了,有 1 个儿子。

医生：父母、爱人和孩子身体怎么样?

SP：都挺好的,父亲有高血压,控制得还可以。

(接下来是查体,检查结束后继续交谈)

医生：好了,根据您的病史和查体的结果,初步判断您患的是冠心病,你的胸痛很可能是心绞痛,但具体还要结合进一步检查,除此之外还需要抽血化验等一系列检查。

SP：好的。

医生：我马上把您的病情向我的上级医生汇报,并给您安排做相关的检查和治疗,您不要紧张,谢谢您的合作。

表 16-1 沟通要点

表达效果	行为
礼仪	注意基本礼仪,保护患者隐私
尊重	采集信息时耐心倾听,询问家族史时注意措辞
关心	对于疼痛程度的询问要仔细,必要时采用评分量表
帮助	积极安排后续检查,注意安抚患者,缓解患者焦虑

(韦苇)

剧本三 肺栓塞

一、病例简介

患者,×××,男性,65 岁。

主诉：反复气促半月,加重 1 d。

现病史：患者入院前半月去西藏旅游时出现气促,胸闷症状,伴阵发性呼吸困难,吸氧后可好转,无晕厥、咯血及胸痛,无发热、咳嗽、咳痰等不适；此次入院 1 d 前再发气促,胸闷,稍活动即感气促加重,无心悸,无黑矇、晕厥,无明显胸痛,无发热,无咳嗽咳痰,无咯血。未自行服药。今至我院门诊就诊,心梗三项提示肌钙蛋白 0.045 ng/mL,肌红蛋白 21 ng/mL,CK-MB 2.75 ng/mL。心电图为窦性心动过速,T 波改变(Ⅱ低平,Ⅲ、avF 倒置),心超提示右房右室饱满,肺动脉增宽,三尖瓣少量反流,肺动脉收缩压 53 mmHg,左室收缩功能正常。

发病以来患者饮食睡眠尚可,大小便正常,近期体重无明显减轻。

既往史：否认冠心病、高血压及糖尿病史,否认慢性支气管炎史。否认药物过敏史。否认手术外伤史,否认输血史。有慢性浅表性胃炎病史。预防接种史不详。

个人史：生于上海,否认疫区疫水接触史,有吸烟史 20 余年,5～10 支/d,已戒烟。

婚育史：已婚,育有一子,体健。

家族史：否认胃溃疡及糖尿病等家族遗传性疾病史,其母亲有乙肝小三阳病史 20 余年,未规律随访肝功能及腹部超声。父亲有高血压。

查体：T 37℃,P 110 次/min,R 20 次/min,BP 106/55 mmHg。

神志清楚,呼吸稍急促。全身淋巴结无肿大,巩膜无黄染,口唇无发绀,颈软,气管居中,双侧甲状腺未及肿大,呼吸运动双侧对称,双肺叩诊清音,听诊未及干湿啰音,心前区无隆起,未及震颤,叩诊心浊音界不大,心率 110 次/min,律齐,P2 稍亢进,其他听诊区未及病理性杂音及心包摩擦音,腹软,无压痛及反跳痛,肝脾肋下未及,双下肢无水肿。

> **实习医生任务**
>
> **病例简介**
>
> 患者,65 岁,因"反复气促半月,加重 1 d"来医院急诊。

生命体征：体温 37℃，脉搏 110 次/min，血压 106/55 mmHg，呼吸 20 次/min。

检查者任务（15 min 内完成以下 4 条）：

1. 进行重点问诊。
2. 进行重点查体。
3. 与患者讨论初步诊断。
4. 提出进一步诊治方案。

二、患者培训剧本

SP 情绪：平时觉得自己身体挺好的，不会有什么大事吧，万一得了不好的毛病可怎么办。希望医生能早点诊断清楚，否则太吓人了（焦虑担忧情绪为主）。

SP 身体状态：虚弱，有出冷汗。

医生：我是实习医生×××，是您的负责医生，我想了解您的病情，希望您能配合。

SP：可以。

医生：请问您的姓名、多大年龄？

SP：我叫×××，今年 65 岁。

医生：您是怎么不舒服？

SP：气喘。

医生：从什么时候开始的？

SP：半个月前去西藏旅游时出现的。

医生：能说一下具体情况吗？

SP：半个月前和朋友去西藏旅游，出现心慌胸闷症状，以为是高原反应，也没怎么重视。当时吸吸氧气也就好转了。回上海后再次感觉气喘，走走路就感觉气喘加重，呼吸困难，胸痛不是很明显，觉得不太对劲，就到门诊来看了。

医生：以前是否出现类似情况，疼痛的程度、性质和持续时间？

SP：去旅游前没有出现过这样的气喘，之前身体很好，跑步、打球都可以的，也经常在小区做锻炼。

医生：还有其他不舒服吗？比如胸痛、晕倒、咯血或意识丧失？

SP：基本没有，主要还是气喘，不太能活动。

医生：这半个月到医院检查及治疗过吗？

SP：没有。

医生：那你这次为什么来医院？

SP：气喘，动一动就觉得气接不上来。

医生：什么时候开始的？

SP：从西藏旅游回来就一直有。

医生：发病后精神怎样？

SP：还可以。

医生：吃饭和睡觉怎么样？

SP：都还行。

医生：小便还好吗？

SP：小便正常。

医生：最近体重有没有变化？

SP：没有。

医生：您有冠心病、高血压，糖尿病等其他慢性病吗？

SP：没有。

医生：你还有其他什么慢性病吗？

SP：没发现过。

医生：您对什么东西过敏吗？药物或食物？

SP：都没有。

医生：你平时抽烟吗？

SP：以前抽，戒了。

医生：您喝酒吗？

SP：偶尔喝一点。

医生：您结婚了吗，有孩子吗？

SP：结婚了，有1个儿子。

医生：父母、爱人和孩子身体怎么样？

SP：都挺好的。

SP：医生，我的病严重吗，为什么会接不上来气啊？

医生：从您提供的病史看，还需要进一步检查，包括心脏和肺部的，我还需要给您进行一些体格检查，请您平躺在床上，尽量放松，别紧张。

SP：好的。

（接下来是查体，检查结束后继续交谈）

医生：好了，根据您的病史和查体的结果，初步判断您可能有心衰，但具体原因还不明确，我们需要做心超、心电图以及抽血化验等一系列检查。

SP：好的。

医生：我马上把您的病情向我的上级医生汇报，并给您安排做相关的检查和治疗，您不要紧张，谢谢您的合作。

（学生沟通要点：①针对"气喘"症状详细展开问诊。②围绕气促及胸闷的鉴别诊断问诊，包括有无心绞痛相关症状，有无肺部疾病相关症状。）

表 17-1 沟通要点

表达效果	行为
尊重	注意基本礼仪、保护患者隐私
关心	必要时搀扶、迎上去 症状突然变化时快速回应 病情危重时边抢救边采集信息 同时抢救多名患者时一边处理，一边呼叫备班
帮助	我会尽快安排后续检查的 有什么问题尽管跟我沟通

（徐婧）

剧本四 肺 结 核

一、病例简介

患者,×××,男性,52岁。

主诉：痰中带血2 d。

现病史：患者2 d前劳累后出现痰中带血,每天3～5口,色较鲜红,无头晕,无呕血,无恶心、呕吐,无鲜血便,无心悸,无黑矇、晕厥,无尿色发黄,未自行服药。今来我院门诊就诊,2017-12-26血细胞分析：红细胞计数$4.00×10^{12}/L$,中性粒细胞绝对数$6.62×10^9/L$,平均血红蛋白浓度322.0 g/L,淋巴细胞百分率21.7%,淋巴细胞绝对数$2.07×10^9/L$,中性粒细胞百分率69.6%,白细胞计数$9.52×10^9/L$,血小板计数$310.0×10^9/L$,血红蛋白测定119.0 g/L;血沉65 mm/h;拟"咯血待查"收入院。

发病以来患者胃纳减退,睡眠尚可,小便正常,近期体重减轻5 kg。

既往史：糖尿病史,血糖控制不佳。否认慢性支气管炎史。否认药物过敏史。否认手术外伤史,否认输血史。预防接种史不详。

个人史：生于上海,否认疫区疫水接触史、二手烟史。

婚育史：已婚,育有一子,体健。

家族史：无。

查体：T 37.5℃,P 82次/min,R 14次/min,BP 125/75 mmHg。

神清,气平,全身淋巴结无肿大,巩膜无黄染,口唇无发绀,气管居中,双侧甲状腺未及肿大,呼吸运动双侧对称,双肺叩诊清音,左下肺可及少许湿啰音,心前区无隆起,未及震颤,叩诊心浊音界不大,心率82次/min,律齐,未及病理性杂音及心包摩擦音,腹部软,无压痛、反跳痛,肝脾肋下未触及,双下肢无水肿。

> **实习医生任务**
>
> **病例简介**
>
> 患者,52岁,因"痰中带血2 d"来医院。

生命体征：体温 37.5℃，脉搏 82 次/min，血压 125/75 mmHg，呼吸 14 次/min。

检查者任务(15 min 内完成以下 4 条)：

1. 进行重点问诊。
2. 进行重点查体。
3. 与患者讨论初步诊断。
4. 提出进一步诊治方案。

二、患者培训剧本

SP 情绪：平时觉得自己身体挺好的，突然"吐血了"有点怕。万一得了不好的毛病可怎么办。希望医生能早点诊断清楚，否则太吓人了（焦虑担忧情绪为主）。

SP 身体状态：乏力，没精神。

医生：我是实习医生×××，是您的负责医生，我想了解您的病情，希望您能配合。

SP：可以。

医生：请问您的姓名、年龄？

SP：我叫×××，今年 52 岁。

医生：您是怎么不舒服？

SP：痰里有血。

医生：从什么时候开始的？

SP：2 天前吧。

医生：之前有劳累吗？自己感觉这段时间乏力吗？

SP：感觉最近生活不规律，熬夜。

医生：有发热吗？

SP：感觉发热，没有测量过。

医生：什么时候发热？下午的时候发热明显吗？

SP：有。

医生：早晨睡醒觉得出过汗？

SP：有时候感觉衣服会湿了。

医生：那你自己治疗过没有？

SP：没有管。

医生：什么时候感觉自己瘦了？

SP：就这 2 个月。

医生：平时有肚子痛吗？

SP：没有。

医生：大便颜色正常吗？

SP：正常的。

医生：胸闷、心慌有吗？

SP：没有。

医生：发病后精神怎样？

SP：精神不好。

医生：吃饭和睡觉怎么样？

SP：都还行。

医生：小便还好吗？

SP：小便正常。

医生：最近体重有没有变化？

SP：瘦了5 kg。

医生：过去身体怎么样？

SP：还可以。

医生：以前有过类似这样的病吗？

SP：没有。

医生：您有高血压，糖尿病等其他慢性病吗？

SP：有糖尿病。

医生：血糖控制得怎么样？

SP：控制不好。

医生：你有乙肝或其他传染性疾病史吗？

SP：没有。

医生：您对什么东西过敏吗？特别是青霉素？

SP：都没有。

医生：你平时抽烟吗？

SP：我不抽，可是棋牌室都是抽烟的。

医生：您喝酒吗？

SP：偶尔喝一点。

医生：您结婚了吗，有孩子吗？

SP：结婚了，有1个儿子。

医生：父母、爱人和孩子身体怎么样？

SP：都挺好的。

SP：医生，我的病严重吗？

医生：从您提供的病史看，还需要进一步做些检查。我现在先给您做一些必要的体检，尽量放松，别紧张。

SP：好的。

（接下来是查体，检查结束后继续交谈）

医生：好了，根据您的病史和查体的结果，为了进一步明确诊断，需要抽血化验，做胸部CT、痰菌培养等检查。

SP：好的。

医生：我马上把您的病情向我的上级医生汇报，并给您安排做相关的检查和治疗，您不要紧张，谢谢您的合作。

表 18-1 沟通要点

表达效果	行为
尊重	注意基本礼仪、保护患者隐私
关心	必要时搀扶、迎上去 症状突然变化时快速回应 病情危重时边抢救边采集信息 同时抢救多名患者时一边处理，一边呼叫备班
帮助	我会尽快安排后续检查的 嘱患者有任何问题及时跟医护人员沟通

（顾霞）

剧本五 自发性气胸

一、病例简介

患者,×××,男性,16岁。

主诉:活动后突发左侧胸痛伴气急5 h。

现病史:患者5 h前打篮球后突发左胸痛,呈持续性钝痛,休息后不能缓解,自觉胸闷心悸明显,有活动后气急,有咳嗽,干咳为主,无咳痰,无咯血,无畏寒发热。

发病以来患者神清,精神可,胃纳可,大小便正常,体重无明显增加。

疾病史:否认既往气胸史,否认高血压、冠心病、糖尿病等慢性病史。

传染病史:否认肝炎、结核、伤寒、疟疾等传染病史。

手术外伤史:否认重大手术外伤史。

输血史:否认输血史。

过敏史(药物、食物等):否认青霉素等药物过敏史。否认食物过敏史。

个人史:生于西班牙,长于西班牙,否认疫水疫区接触史,否认有毒有害物质接触史。否认冶游史。随社会接种疫苗,无烟酒等不良嗜好。

婚育史:未婚未育。

家族史:否认家族遗传性疾病史。

查体:T 37.3℃,P 98次/min,R 26次/min,BP 115/80 mmHg。

一般状况:神志清楚,呼吸稍促,发育正常,体型偏瘦,自主体位,步态正常,查体合作,无贫血貌。全身浅表淋巴结未及肿大。

颈部:无抵抗,颈静脉无怒张,颈动脉搏动正常,肝颈静脉回流征阴性,气管右偏,甲状腺未触及肿大。

胸部:左侧胸廓饱满,无皮下气肿,呼吸节律规整。

肺脏:视诊:左侧呼吸运动减弱,左侧肋间隙增宽,腹式呼吸增强,呼吸频率26次/min,节律规则。

触诊:左侧胸廓扩张度减弱,左侧触觉语颤减弱,无胸膜摩擦感及皮下捻发感。

叩诊:左侧叩诊鼓音,右侧叩诊清音。

听诊：左侧呼吸音减弱，未及明显干湿啰音，左侧语音传导减弱，无胸膜摩擦音。
心脏：视诊：心前区无隆起，心尖波动位置右移。
触诊：心尖部无震颤、摩擦感及抬举性搏动。
叩诊：心脏向健侧移位，相对浊音界如下：

右侧/cm	肋间	左侧/cm
3～4	Ⅱ	1～2
3～4	Ⅲ	2.5～3.5
4～5	Ⅳ	4～5
	Ⅴ	6～8

左锁骨中线距正中线 8 cm，心界不大。

听诊：心率 98 次/min，律齐，无额外心音，A2＞P2，各瓣膜听诊区未闻及额外心音、杂音、心包摩擦音。

桡动脉：脉率 98 次/min，搏动有力，节律整齐，无奇脉或脉搏短绌、水冲脉，血管壁弹性正常。

周围血管征：无毛细血管搏动及枪击音。

腹部：视诊：腹对称，无腹胀，腹式呼吸为主，腹壁静脉无怒张，无皮疹、疤痕、胃或肠蠕动波及肿物隆起。

触诊：腹部柔软，无压痛、反跳痛、振水音及液波震颤，无包块，肝脾肋下未及，双肾未触及，Murphy 征阴性。

叩诊：无移动性浊音，轻度鼓音，肝浊音界存在，肝上界在右侧锁骨中线第 5 肋间，双肾区无叩痛。

听诊：肠鸣音正常，4 次/min，无血管杂音。

双下肢无水肿，无静脉曲张。无杵状指（趾）。

实习医生任务

病例简介

患者，男性，16 岁，因"活动后突发左侧胸痛伴气急 5 h"来医院急诊。

生命体征：体温 37.3℃，脉搏 98 次/min，血压 115/80 mmHg，呼吸 26 次/min。

检查者任务（15 min 内完成以下 4 条）：
1. 进行重点问诊。
2. 进行重点查体。
3. 与患者讨论初步诊断。
4. 提出进一步诊治方案。

二、患者培训剧本

SP 情绪：平时觉得自己身体挺好的,突然胸痛,不会有什么大事吧,万一得了不好的毛病可怎么办。希望医生能早点诊断清楚,否则太吓人了(焦虑担忧情绪为主)。

SP 身体状态：虚弱,有出冷汗。

医生：我是实习医生×××,是您的负责医生,我想了解您的病情,希望您能配合。

SP：可以。

医生：请问您的姓名,多大年龄?

SP：我叫×××,今年 16 岁。

医生：您是怎么不舒服?

SP：胸痛。

医生：从什么时候开始的?

SP：5 h 前出现的。

医生：能说一下当时的情况吗?

SP：5 h 前和同学在打篮球,打完篮球后就觉得胸痛。

医生追问：什么部位痛,疼痛的程度、性质和持续时间,有没有规律,会不会向其他部位放射,按压时疼痛会不会减轻或加重。

SP：痛在左侧,能忍得住,休息后胸痛没有减轻,无放射痛,按压后胸痛没有加重,深吸气时胸痛会加重。以前从来没有过这种情况,所以就来医院了。

医生：还有其他不舒服吗?

SP：还有胸闷、心慌。

医生：当时有发热、怕冷吗?

SP：没有。

医生：到医院检查过吗?

SP：没有。

医生：治疗过吗?

SP：没有。

医生：有没有气急?

SP：不动还好,一动就觉得气急。

医生：最近有没有咽痛、咳嗽、咳痰?

SP：没有咽痛,就下午打篮球后有点咳嗽,但是没有咳痰。

医生：有咯血吗?

SP：没有。

医生：以前有过这种情况吗?

SP:没有。

医生:父母、爷爷奶奶、外公外婆平时身体好吗?有过像你今天这种情况吗?

SP:平时身体挺好的,没有过。

医生:最近学习累吗?

SP:还好,不累。

医生:来上海吃得习惯吗?最近体重有没有下降?

SP:还可以,中国菜还挺好吃的,平时也没称体重的习惯,好像没啥变化。

医生:发病后精神怎样?

SP:还可以。

医生:吃饭和睡觉怎么样?

SP:都还行。

医生:小便还好吗?

SP:小便正常。

医生:过去身体怎么样?

SP:还可以。

医生:以前有过类似这样的病吗?

SP:没有。

医生:您有高血压、糖尿病等其他慢性病吗?

SP:没有。

医生:你还有其他什么病吗?

SP:没发现过。

医生:你有乙肝或其他传染性疾病史吗?

SP:没有。

医生:您对什么东西过敏吗?特别是青霉素?

SP:都没有。

医生:你平时抽烟吗?

SP:不抽的。

医生:您喝酒吗?

SP:不喝的。

医生:您结婚了吗,有孩子吗?

SP:我是学生,没有结婚,没有孩子。

SP:医生,我的病严重吗,为什么会胸痛啊?

医生:根据您提供的病史,你可能是自发性气胸,但是我还需要给您进行一些必要的体检,请您平躺在床上,尽量放松,别紧张。

SP:好的。

(接下来是查体,检查结束后继续交谈)

医生: 好了,根据您的病史和查体的结果,初步判断您患的是自发性气胸,我们需要立即做个胸部 CT 明确诊断,除此之外还需要给你抽血化验等一系列检查协助诊断。

SP: 好的。

医生: 我马上把您的病情向我的上级医生汇报,并给您安排做相关的检查和治疗,您不要紧张,谢谢您的合作。

表 19-1 沟通要点

表达效果	行为
尊重	注意基本礼仪、保护患者隐私
关心	必要时搀扶、迎上去 症状突然变化时快速回应 病情危重时边抢救边采集信息 同时抢救多名患者时一边处理,一边呼叫备班
帮助	我会尽快安排后续检查的 有什么问题尽管跟我沟通

(胡芸倩)

剧本六　消化性溃疡伴出血

一、病例简介

患者，×××，男性，57岁。

主诉：反复解柏油样黑便2 d伴中上腹痛。

现病史：患者入院前2 d劳累后出现反复中上腹痛，夜间及饥饿时明显，进食后能缓解，伴反酸。并出现反复解柏油样黑便数次，总量约600 g，伴头晕、乏力，无呕血，无恶心、呕吐，无鲜血便，无心悸，无黑矇、晕厥，无尿色发黄，无发热，无咳嗽咳痰，无咯血。未自行服药。今来我院门诊粪便隐血+++，血常规提示：血小板计数 $272×10^9/L$，中性粒细胞百分比79.2%，白细胞计数 $16.36×10^9/L$，红细胞计数 $4.30×10^{12}/L$，血红蛋白129.0 g/L，为进一步诊治，拟"消化道出血"收入院。

追问病史，患者有反复间断中上腹痛3年，饥饿，夜间明显，进食可好转，季节变化时发作频繁。

发病以来患者胃纳减退，睡眠尚可，小便正常，近期体重无明显减轻。

既往史：否认结核病史，未行乙肝相关检查，否认高血压及糖尿病史，否认慢性支气管炎史。否认药物过敏史。否认手术外伤史，否认输血史。预防接种史不详。

个人史：生于上海，否认疫区疫水接触史，有吸烟史20余年，20支/d。有饮酒史，黄酒100 mL/d。

婚育史：已婚，育有一子，体健。

家族史：否认胃溃疡及糖尿病等家族遗传性疾病史，其母亲有乙肝小三阳病史20余年，未规律随访肝功能及腹部超声。父亲有高血压。

查体：T 37℃，P 102次/min，R 18次/min，BP 106/55 mmHg。

全身淋巴结无肿大，巩膜无黄染，口唇无发绀，口唇、甲床、眼结膜苍白，未见肝掌、蜘蛛痣，颈软，气管居中，双侧甲状腺未及肿大，呼吸运动双侧对称，双肺叩诊清音，听诊未及干湿啰音，心前区无隆起，未及震颤，叩诊心浊音界不大，心率72次/min，律齐，未及病理性杂音心包摩擦音，腹部软，中上腹轻压痛，无反跳痛，未触及肿块，肝脾肋下未触及，肠鸣音6次/min，双下肢无水肿。

实习医生任务

病例简介

患者,57岁,因"反复解柏油样黑便2d伴中上腹痛"来医院急诊。

生命体征:体温37℃,脉搏102次/min,血压106/55 mmHg,呼吸18次/min。

检查者任务(15 min内完成以下4条):

1. 进行重点问诊。
2. 进行重点查体。
3. 与患者讨论初步诊断。
4. 提出进一步诊治方案。

二、患者培训剧本

SP情绪:平时觉得自己身体挺好的,突然解黑便,应该是吃了芝麻糊的关系吧,但医生说我有消化道出血,不会有什么大事吧,万一得了不好的毛病可怎么办。希望医生能早点诊断清楚,否则太吓人了(焦虑担忧情绪为主)。

SP身体状态:虚弱,有出冷汗。

医生:我是实习医生×××,是您的负责医生,我想了解您的病情,希望您能配合。

SP:可以。

医生:请问您的姓名,全年多大?

SP:我叫×××,今年57岁。

医生:您是怎么不舒服?

SP:肚子痛。

医生:从什么时候开始的?

SP:3年前出现的。

医生:能说一下当时的情况吗?

SP:3年前就开始反复感觉肚子痛。

医生追问:什么部位痛,疼痛的程度、性质和持续时间,有没有规律,会不会向其他部位放射,与饮食、气候及精神因素的关系,按压时疼痛有没有减轻或加重。

SP:中上腹,间断性地痛,饥饿时发作明显,半夜也会痛,季节变换时明显,没有放射痛,吃点东西以后疼痛会缓解。

医生:还有其他不舒服吗?

SP:有时有烧心(反酸)、嗳气,有时候会腹胀。

医生:当时有发热、呕吐、便秘、腹泻吗?

SP:没有。

医生：当时到医院检查过吗？

SP：没有。

医生：当时治疗过吗？

SP：用了点制酸剂。（追问具体是什么药，吃了多长时间，用药后情况）

医生：后来又发生过腹痛吗？

SP：经常出现。

医生：一般在什么时候出现？

SP：饿的时候疼痛明显。

医生：其他什么时候还会痛？

SP：有时夜间也有疼痛。

医生：有其他诱因吗？

SP：生气、劳累、吃得不对的时候。

医生：那你这次为什么来看急诊？

SP：大便发黑。

医生：什么时候开始的？

SP：2天前。

医生：一天几次，什么样的黑色大便？

SP：一天一次，烂烂，发亮，不成形。黑色。

医生：每次有一小碗那么多吗？

SP：有，大概每次有2个小碗那么多。

医生：你除了大便发黑还有哪些不舒服吗？

SP：还有没力气，头晕。

医生：肚子还痛吗。

SP：还痛，和以前差不多，但是发作更多，还有泛酸。

医生：你有没有心慌，出冷汗，晕倒啊，有没有呕吐，或呕咖啡色液体？

SP：有点心慌，出冷汗。

医生：解黑便前有吃过特别的食物吗？像动物内脏，鸡鸭血？

SP：没有，吃了点黑芝麻糊。

医生：发病之前有饮酒或吃药吗？

SP：有，熬夜看球的时候喝了点酒。

医生：发病后精神怎样？

SP：还可以。

医生：吃饭和睡觉怎么样？

SP：都还行。

医生：小便还好吗？

SP：小便正常。

医生：最近体重有没有变化？

SP：没有。

医生：过去身体怎么样？

SP：还可以。

医生：以前有过类似的病吗？

SP：没有。

医生：您有高血压，糖尿病等其他慢性病吗？

SP：没有。

医生：你还有其他什么病吗？

SP：没发现过。

医生：你有乙肝或其他传染性疾病史吗？

SP：我母亲有乙肝携带病史 20 余年，但我一直没有检查，平时没有特别不舒服。

医生：您对什么东西过敏吗？特别是青霉素？

SP：都没有。

医生：你平时抽烟吗？

SP：不抽的。

医生：您喝酒吗？

SP：偶尔喝一点。

医生：您结婚了吗，有孩子吗？

SP：结婚了，有 1 个儿子。

医生：父母、爱人和孩子身体怎么样？

SP：都挺好的，父亲有高血压，控制得还可以。

SP：医生，我的病严重吗，为什么会解黑色大便啊？

医生：从您提供的病史看，你可能有消化道出血，但是我还需要给您进行一些必要的检查，请您平躺在床上，尽量放松，别紧张。

SP：好的。

（接下来是查体，检查结束后继续交谈）

医生：好了，根据您的病史和查体的结果，初步判断您患的是消化道出血，消化性溃疡伴出血可能，失血性贫血，但是具体出血原因，我们需要立即做急诊胃镜明确，除此之外还需要进行抽血化验等一系列检查。

SP：好的。

医生：我马上把您的病情向我的上级医生汇报，并给您安排做相关的检查和治疗，您不要紧张，谢谢您的合作。

表 20-1 沟通要点

表达效果	行为
尊重	注意基本礼仪、保护患者隐私
关心	必要时搀扶、迎上去 症状突然变化时快速回应 病情危重时边抢救边采集信息 同时抢救多名患者时一边处理，一边呼叫备班
帮助	我会尽快安排后续检查的 嘱患者有任何问题及时跟医护人员沟通

（许凤　宗洁）

剧本七　胃　癌

一、病例简介

患者,×××,**男性**,46 岁。

主诉：中上腹痛伴黑便 3 月,加重 1 周。

现病史：患者入院前 3 月无明显诱因下出现间歇性中上腹痛,进食后无明显缓解。并偶尔发现大便发黑,不伴头晕、乏力,无呕血,无恶心、呕吐,无鲜血便,无心悸,无黑矇、晕厥,无尿色发黄,无发热,无咳嗽咳痰,无咯血。未自行服药。近 1 周来中上腹痛加重,频次增加,今来我院门诊就诊,粪便隐血++,血小板计数 $250\times10^9/L$,中性粒细胞百分比 68.7%,白细胞计数 $9.95\times10^9/L$,红细胞计数 $3.45\times10^{12}/L$,血红蛋白 100 g/L。胃镜结果是胃角溃疡,病理为腺癌。为进一步诊治,拟"胃癌"收入院。

发病以来患者胃纳减退,睡眠尚可,小便正常,近 3 个月体重减轻 5 kg。

既往史：否认结核病史,未行乙肝相关检查,否认高血压及糖尿病史,否认慢性支气管炎史。否认药物过敏史。否认手术外伤史,否认输血史。预防接种史不详。

个人史：生于四川,否认疫区疫水接触史,有吸烟史 20 余年,10 支/d。少量饮酒,50 mL/次。

婚育史：已婚,育有一子,体健。

家族史：否认胃溃疡及糖尿病等家族遗传性疾病史,其父亲因胃癌去世。

查体：T 37℃,P 92 次/min,R 18 次/min,BP 106/55 mmHg。

全身淋巴结无肿大,巩膜无黄染,口唇无发绀,口唇、甲床、眼结膜苍白,未见肝掌、蜘蛛痣,颈软,气管居中,双侧甲状腺未及肿大,呼吸运动双侧对称,双肺叩诊清音,听诊未及干湿啰音,心前区无隆起,未及震颤,叩诊心浊音界不大,心率 92 次/min,律齐,未及病理性杂音及心包摩擦音,腹部平软,中上腹深压痛,无反跳痛和肌卫,未触及肿块,肝脾肋下未触及,肠鸣音 3 次/min,双下肢无水肿。

> **实习医生任务**
>
> **病例简介**
>
> 患者,46 岁,因"中上腹痛伴黑便 3 月加重 1 周"来医院门诊。

生命体征：体温 37℃，脉搏 92 次/min，血压 106/55 mmHg，呼吸 18 次/min。

检查者任务（15 min 内完成以下 4 条）：

1. 进行重点问诊。
2. 进行重点查体。
3. 与患者讨论初步诊断。
4. 提出进一步诊治方案。

二、患者培训剧本

SP 情绪：平时觉得自己身体挺好的，突然就胃痛，还有黑便，医生说我有溃疡还有出血，不会有什么大事吧，万一得了不好的毛病可怎么办。希望医生能早点诊断清楚，否则太吓人了（焦虑担忧情绪为主）。

SP 身体状态：一般。

医生：我是实习医生×××，是您的负责医生，我想了解您的病情，希望您能配合。

SP：可以。

医生：请问您的姓名、年龄？

SP：我叫×××，今年 46 岁。

医生：您是怎么不舒服？

SP：胃痛。

医生：从什么时候开始的？

SP：3 个月前出现的。

医生：能说一下当时的情况吗？

SP：3 个月前开始，有时候感觉胃痛。

医生追问：什么部位痛，疼痛的程度、性质和持续时间，有没有规律，会不会向其他部位放射，与饮食、气候及精神因素的关系，按压时疼痛有没有减轻或加重。

SP：就是这里（指向中上腹），隐隐、间断性地痛，每次差不多半小时，吃饭不吃饭都痛，做事情去了就感觉好一点，没有放射痛。

医生：还有其他不舒服吗？

SP：有时候有点大便发黑，就是大便颜色暗一点，没有血。

医生：当时有发热、呕吐、便秘、腹泻吗？

SP：没有。

医生：当时到医院检查过吗？

SP：没有。

医生：当时治疗过吗？

SP：没有。

医生：那你这次为什么来看病？

SP：最近1周感觉痛得厉害了，次数也多了。

医生：大便发黑吗？是那种柏油样的吗？

SP：有的，这个和以前差不多。

医生：解黑便前有吃过特别的食物吗？像动物内脏、鸡鸭血？

SP：没有。

医生：你除了大便发黑还有哪些不舒服吗？

SP：没有。

医生：发病以来有吃药吗？

SP：没有吃药。

医生：发病后精神怎么样？

SP：还可以。

医生：吃饭和睡觉怎么样？

SP：都还行。

医生：小便还好吗？

SP：小便正常。

医生：最近体重有没有变化？

SP：最近3个月瘦了10斤。

医生：过去身体怎么样？

SP：还可以。

医生：以前有过类似的病吗？

SP：没有。

医生：您有高血压、糖尿病等慢性病吗？

SP：没有。

医生：你还有其他什么疾病吗？

SP：没发现过。

医生：你有乙肝或其他传染性疾病史吗？

SP：没有。

医生：您对什么东西过敏吗？特别是青霉素？

SP：都没有。

医生：你平时抽烟吗？

SP：抽的，一天半包。

医生：您喝酒吗？

SP：偶尔喝一点。

医生：您结婚了吗,有孩子吗?

SP：结婚了,有 1 个儿子。

医生：父母、爱人和孩子身体怎么样?

SP：父亲 3 年前因为胃癌去世了。

医生：我还需要给您做一些必要的检查,请您平躺在床上,尽量放松,别紧张。

SP：好的。

(接下来是查体,检查结束后继续交谈)

医生：好了,根据您的病史和查体的结果,初步判断您患的是消化性溃疡伴出血,我们需要立即做胃镜明确,除此之外还需要进行抽血化验等一系列检查。

SP：好的。

医生：我马上把您的病情向我的上级医生汇报,并给您安排相关的检查和治疗,您不要紧张,谢谢您的合作。

表 21-1 沟通要点

表达效果	行为
尊重	注意基本礼仪,保护患者隐私
关心	认真聆听 患者回答问题时适度引导,不要偏题 详尽回答患者问题 适度安慰,消除患者紧张情绪
帮助	我会尽快安排后续检查 嘱患者有任何问题及时跟医护人员沟通

(陈涛)

剧本八 急性胰腺炎

一、病例简介

患者,女性,79 岁。

主诉: 突发中上腹疼痛 1 d。

现病史: 患者入院前 1 天晚上吃过烤鸭,夜间突然出现中上腹剧烈疼痛,剧烈刀割样疼痛,向腰背部放射,有恶心,未呕吐,伴有畏寒,无发热。无胸闷、胸痛,无心慌不适,无咳嗽、咳痰,无咯血,无腹泻、便秘,无尿频、尿急、尿痛,无腰酸,无肉眼血尿。患者遂来我院急诊就诊,查血常规:白细胞 $17.7×10^9$/L,中性粒细胞百分比 89.2%,红细胞 $4.82×10^{12}$/L,血小板 $345×10^{12}$/L,血红蛋白 126 g/L,CRP 28 mg/L。肝功能:谷丙转氨酶 147 U/L,谷草转氨酶 287 U/,白蛋白 42 g/L,总胆红素 108 μmol/L,非结合胆红素 19 μmol/L,结合胆红素 57 μmol/L,γ-谷氨酰转肽酶 483 U/L,碱性磷酸酶 291 U/L,乳酸脱氢酶 924 μ/L。血淀粉 1 160 U/L。肾功能、电解质(钾、钠、氯)、心梗三项等正常。上腹部 B 超:胆囊炎胆囊结石,肝内外胆管扩张。心电图:窦性心动过速,ST-T 波改变。腹部平片:无明显异常。为进一步诊治,拟"急性胰腺炎"收住入院。

发病以来患者未进食,睡眠差,小便正常,大便未解,近期体重无明显减轻。

既往史: 既往有胆囊炎合并胆囊结石病史 10 余年。否认高血压、糖尿病、心脏病及脑梗死等病史,否认慢性支气管炎史。否认药物过敏史。否认手术外伤史,否认输血史。预防接种史不详。

个人史: 生于上海,否认疫区疫水接触史,否认吸烟饮酒史。

婚育史: 已婚,育有一子,体健。

家族史: 否认家族遗传性疾病史。

查体: 面色苍白,精神差,焦虑面容,呼吸急促,表情痛苦,皮肤巩膜轻度黄染,喜欢弯腰侧睡,血压 110/60 mmHg,心率 105 次/min,心率齐,无心脏杂音,肺部呼吸音正常,无水泡音,无哮鸣音,腹部平坦,无皮疹,无静脉曲张,Grey-Turner 征、Cullen 征阴性,腹软,肝脾肋下未及,无板状腹,剑突下偏左及左中上腹拒按,压痛、反跳痛阳性,肝区叩击痛阳性,右上腹有肌卫、肌紧张,Murphy 征阴性,其余腹部无压痛,腰背部无叩击痛,右下腹无压痛、反跳痛，无血管杂音，肠鸣音减弱，1~2 次/min。四肢活动好，无肌力减弱，双下肢无水肿。

你是一名实习医生

病例简介

患者，女性，79 岁，因"突发中上腹疼痛 1 d"来医院急诊。

生命体征：体温 37℃，脉搏 105 次/min，血压 110/60 mmHg，呼吸 18 次/min。

检查者任务（15 min 内完成以下 4 条）：

1. 进行重点问诊。
2. 进行重点查体。
3. 与患者讨论初步诊断。
4. 提出进一步诊治方案。

二、患者培训剧本

SP 情绪：平时觉得自己身体挺好的，突然肚子这么疼，医生说我急性胰腺炎，什么都不能吃，这个病好像挺严重的。希望医生能早点诊断清楚，快点治疗（疼痛、焦虑、担忧情绪）

SP 身体状态：疼痛表情，弯腰、有出冷汗。

医生：我是实习医生×××，是您的负责医生，我想了解您的病情，希望您能配合。

SP：可以。

医生：请问您的姓名、年龄？

SP：我叫×××，今年 79 岁。

医生：您是怎么不舒服？

SP：肚子痛。

医生：从什么时候开始的？

SP：昨天夜里。

医生：能说一下当时的情况吗？

SP：昨天夜里突然出现肚子痛，痛得很厉害。

医生追问：疼痛的部位、程度、性质和持续时间，是否向其他部位放射，和体位有没有关系，按压时疼痛有没有减轻或加重。

SP：主要是中上腹痛，非常剧烈，像刀割一样，左边、右边都有疼痛，整个上面肚子这一圈都疼，并且有腰背部不舒服，弯着腰时稍好转，一按肚子就痛。

医生：昨天肚子有没有受凉或者吃了什么不洁、油腻的食物？

SP：昨天晚上吃了几块烤鸭，比较油腻，其他没有吃什么东西。没有肚子受凉。

医生：有没有恶心、呕吐？有拉肚子吗？

SP：有点恶心，没有吐出来，没有拉肚子。

医生：有解大便吗？是什么样子的？大便成形吗？

SP：没有解过大便。

医生：有放屁吗？

SP：有的。

医生：有没有怕冷、发热？

SP：有点怕冷，体温量了，没有发热。

医生：有没有其他不舒服？例如有没有胸闷、胸痛、咳嗽、咳痰。

SP：没有胸闷、胸痛、咳嗽、咳痰。

医生：身体有没有其他部位疼痛？

SP：没有。

医生：然后就到医院看病了吗？

SP：是的，到急诊来看病。

医生：做了哪些检查？有报告吗？

SP：报告都在这里（把报告给医生）。

医生：发病后精神怎样？

SP：一般。

医生：吃饭和睡觉怎么样？

SP：没有吃饭，睡眠不好。

医生：小便了几次？每次量怎么样？有没有总是想上厕所，有没有小便发红？

SP：小便了两次，量还可以，没有总是想上厕所，小便黄色的。

医生：最近体重有没有变化？

SP：没有。

医生：过去身体怎么样？

SP：还可以。

医生：以前有过类似的病吗？

SP：没有。

医生：您有高血压，糖尿病等慢性病吗？

SP：没有。

医生：你还有其他什么疾病吗？

SP：有胆囊炎、胆囊结石病史十多年。

医生：以前有急性发作过吗？平时有没有右上腹胀痛、右侧后背部不舒服？

SP：没有发过，没什么不舒服。

医生：你有乙肝或其他传染性疾病史吗？

SP：没有。

医生：您对什么东西过敏吗？特别是青霉素？

SP：都没有。

医生：你开过刀或者输过血吗？

SP：都没有。

医生：你平时抽烟、喝酒吗？

SP：不抽烟，不喝酒。

医生：您结婚了吗，有孩子吗？

SP：结婚了，有1个儿子。

医生：爱人和孩子身体怎么样？

SP：都挺好的。

SP：医生，我的病严重吗，为什么会肚子这么痛？

医生：根据您提供的病史，你可能有急性胰腺炎，但是我还需要给您进行一些必要的检查，请您平躺在床上，尽量放松，别紧张。

SP：好的。

（接下来是查体，检查结束后继续交谈）

医生：好了，根据您的病史和查体的结果，初步判断您患的是急性胰腺炎，可能跟你昨天吃了油腻的食物，还有胆囊炎和胆囊结石的病史有关，我们还要给你做一个MRCP的检查以及一些抽血化验，进一步评估病情的轻重和明确病因。您现在开始需要禁食、禁水。如果肚子痛得厉害，可以给你用一些止痛药物。

SP：好的。

医生：我马上把您的病情向我的上级医生汇报，并给您安排相关的检查和治疗，您不要紧张，谢谢您的合作。

表 22-1　沟通要点

表达效果	行为
尊重	注意基本礼仪、保护患者隐私
关心	必要时搀扶、迎上去 症状突然变化时快速回应 病情危重时边抢救边采集信息 同时抢救多名患者时一边处理，一边呼叫备班
帮助	我会尽快安排后续检查的 嘱患者有任何问题及时跟医护人员沟通

（刘雁冰）

剧本九 炎症性肠病

一、病例简介

患者,×××,男性,30 岁。

主诉: 反复右下腹痛 4 月,加重伴腹泻 2 周。

现病史: 患者入院前 4 月聚餐饮酒后出现右下腹痛,腹痛呈阵发性,排便后稍能缓解。遂至当地医院就诊,查血常规:CRP 26 mg/L,WBC 12.38×10^9/L,N 73.1%,RBC 5.26×12/L,HB 104 g/L,PLT 258×10^9/L;予抗炎等对症处理后腹痛好转。入院前 2 个月再次出现右下腹痛,于我院外科就诊,考虑慢性阑尾炎急性发作,给予对症抗感染后好转。入院前 2 周患者再次出现右下腹腹痛,有时脐周痛,呈阵发性,休息或排便后稍好转,伴腹泻,大便不成形,3~4 次/d,色黄,伴低热,体温最高 38℃,无畏寒、寒战,无头晕头痛,无恶心呕吐,无反酸烧心,无呕血,无黑便,无鲜血便,无胸闷心悸,无胸痛,无咳嗽咳痰,无尿色发黄,无双下肢水肿,现为进一步诊疗,门诊拟"腹痛待查"收入院。

追问病史,患者平素进食辣的食物或者浓茶咖啡后会出现腹痛,时伴腹泻,大便经常不成形,色黄,排便后腹痛多可缓解。

发病以来患者胃纳减退,睡眠尚可,小便正常,大便如上述,近半年体重减轻 10 kg。

既往史: 否认冠心病、高血压、糖尿病、慢性支气管炎等慢性疾病病史。否认肝炎、结核等传染病病史。否认药物及食物过敏史。否认手术外伤史,否认输血史。预防接种史不详。

个人史: 生于上海,否认疫区疫水接触史,有吸烟史 6 余年,10~20 支/d。否认酗酒史。

婚育史: 未婚未育,体健。

家族史: 否认家族遗传性疾病史,母亲有糖尿病,父亲有高血压。

查体: T 38℃,P 102 次/min,R 18 次/min,BP 106/55 mmHg。

全身淋巴结无肿大,巩膜无黄染,口唇无发绀,口唇、甲床、眼结膜苍白,未见肝掌、蜘蛛痣,颈软,气管居中,双侧甲状腺未及肿大,呼吸运动双侧对称,双肺叩诊清音,听诊未及干湿啰音,心前区无隆起,未及震颤,叩诊心浊音界不大,心率 102 次/min,律齐,未及病理性杂音或心包摩擦音,腹部软,右下腹轻压痛,无反跳痛,未触及肿块,肝脾肋下未触及,肠鸣音4次/min,双下肢无水肿。

> **实习医生任务**
>
> **病例简介**
>
> 患者,30岁,因"反复右下腹痛4月,加重伴腹泻2周"来医院急诊。
> 生命体征:体温38℃,脉搏102次/min,血压106/55 mmHg,呼吸18次/min。
> 检查者任务(15 min内完成以下4条):
> 1. 进行重点问诊。
> 2. 进行重点查体。
> 3. 与患者讨论初步诊断。
> 4. 提出进一步诊治方案。

二、患者培训剧本

> **SP情绪**:平时觉得自己身体挺好的,我这个是不是阑尾炎啊,医生说我是肠道疾病,不会有什么大事吧,万一得了不好的毛病可怎么办。希望医生能早点诊断清楚,否则太吓人了(焦虑、担忧情绪为主)。
>
> **SP身体状态**:虚弱,有出冷汗。

医生:我是实习医生×××,是您的负责医生,我想了解您的病情,希望您能配合。

SP:可以。

医生:请问您的姓名、年龄?

SP:我叫×××,今年30岁。

医生:您是怎么不舒服?

SP:肚子痛。

医生:从什么时候开始的?

SP:大概4个月前出现的。

医生:能说一下当时的情况吗?

SP:4个月前我参加完同学聚会回家的时候突然觉得肚子不舒服,聚会上我就稍微喝了两口红酒,平时我吃东西也挺注意的。

医生:疼痛的部位、程度、性质和持续时间,有没有规律,会不会向其他部位放射,和饮食、气候及精神因素有没有关系,按压时疼痛有没有减轻或加重。

SP:右下腹痛,痛起来没什么规律,一阵阵的,排便后好像稍微好点,没有放射痛。哦对了,我平时不能吃辣的或者喝咖啡,一吃就要肚子痛然后开始拉肚子,拉完就舒服了没啥事了,读大学到现在一直这样。

医生：还有其他不舒服吗？

SP：没有。

医生：当时有发热、恶心、呕吐、便秘、腹泻吗？

SP：没有。

医生：当时到医院检查过吗？

SP：有。

医生：做了什么检查？当时治疗过吗？

SP：去了当地医院，医生给我查了血说我白细胞高，有炎症，给我挂了一些消炎药腹痛就好了，后来就也没在意。

医生：后来又发生过腹痛吗？

SP：有，2个月前我又一次出现腹痛了，还是右下腹。

医生：这次痛的部位、程度、性质和持续时间怎么样，有没有规律性，会不会向其他部位放射，有没有加重或者缓解因素？

SP：和4个月前痛的位置、程度都差不多。腹痛还是没什么规律，排便后好像缓解一些。

医生：其他不舒服有吗？比如发热、恶心、呕吐、便秘、腹泻、黑便、便血等有吗？

SP：没有。

医生：去医院检查过吗？

SP：去了。

医生：当时去了什么医院，做了什么检查？治疗过吗？

SP：当时就到东方医院来看，外科医生说我是慢性阑尾炎急性发作，给我吊了消炎药之后肚子痛又好了。

医生：那你这次为什么来看？

SP：我这半个月来反复会有腹痛发作，有时候右下腹痛，有时候脐周痛，我以前大便规律的，基本上每天一次，最近半个月我一天要大便3~4次，都不成形。

医生：这次痛的部位、程度、性质和持续时间，有没有规律性，会不会向其他部位放射，有没有加重或者缓解因素？

SP：还是右下腹痛，但是感觉比以前痛得频繁了，也是一阵阵痛，排便后腹痛好点。

医生：还有其他不舒服吗？

SP：最近半个月还有点拉肚子。

医生：每天拉几次？成形吗？颜色如何？每次量多少？

SP：一天3~4次，不成形的，黄色。量就和平时差不多，正常的。

医生：除了腹泻还有其他不舒服吗？

SP：还有低热。

医生：体温最高多少？每天都发烧吗？

SP：体温最高 38℃，最近几天基本上每天发烧。

医生：有畏寒、寒战吗？

SP：没有。

医生：你最近吃过不干净的食物或生冷食物吗？

SP：没有。

医生：发病之前有特别劳累吗？

SP：偶尔因为工作熬一下夜。

医生：那你有没有黑便、鲜血便、黏液便、恶心呕吐等？

SP：没有。

医生：来这里前去其他地方看过吗？

SP：没有。

医生：做过什么治疗吗，在家自行用过药吗？

SP：没有。

医生：发病后精神怎么样？

SP：还可以。

医生：吃饭和睡觉怎么样？

SP：胃口不好，睡觉还可以。

医生：小便还好吗？

SP：小便正常。

医生：最近体重有没有变化？

SP：我最近半年轻了好多。

医生：轻了多少？

SP：轻了 10 kg。

医生：过去身体怎么样？

SP：我以前身体挺好的，就是有时候胃有点隐隐不舒服，其他没什么病。

医生：以前有过类似这样的病吗？

SP：没有。

医生：有高血压、糖尿病等慢性病吗？

SP：没有。

医生：你还有其他什么病吗？

SP：没发现过。

医生：你有乙肝或其他传染性疾病史吗？

SP：没有。

医生：您对什么东西（食物、药物）过敏吗？特别是青霉素？

SP：都没有。

医生：你平时抽烟吗？

SP：抽的。

医生：每天抽多少？抽了几年了？

SP：吸烟6年多了，一天大概半包到一包。

医生：您喝酒吗？

SP：偶尔喝一点。

医生：您结婚了吗，有孩子吗？

SP：没结婚没孩子。

医生：父母身体怎么样？

SP：都挺好的，父亲有高血压，控制得还可以。母亲有糖尿病，吃药的。

SP：医生，我的病严重吗，为什么那么久了还没好啊，一直反反复复。

医生：根据您提供的病史，目前考虑肠道疾病，但是我还需要给您进行一些必要的体格检查和辅助检查才能明确，请您平躺在床上，尽量放松，别紧张。

SP：好的。

（接下来是查体，检查结束后继续交谈）

医生：好了，根据您的病史和查体的结果，目前考虑肠道疾病，但是具体腹痛腹泻原因，我们需要通过肠镜检查明确，除此之外，还需要进行抽血化验等一系列检查。

SP：好的。

医生：我马上把您的病情向我的上级医生汇报，并给您安排做相关的检查和治疗，您不要紧张，谢谢您的合作。

表 23-1 沟通要点

表达效果	行为
尊重	注意基本礼仪、保护患者隐私
关心	必要时搀扶、迎上去 症状突然变化时快速回应 病情危重时边抢救边采集信息 同时抢救多名患者时一边处理，一边呼叫备班
帮助	我会尽快安排后续检查的 嘱患者有任何问题及时跟医护人员沟通

（孙燕）

剧本十　2型糖尿病

一、病例简介

患者，×××，男性，61岁。

主诉：反复口干、多饮、多尿伴消瘦1月余。

现病史：患者1月余前无明显诱因下出现口干、多饮、多尿，每日饮水量4~5 L，夜尿3~4次，伴小便泡沫增多，体重下降约2 kg，未予重视，未至医院就诊。6 d前，患者至口腔科拟行拔牙操作前，检测空腹血糖为16.69 mmol/L，口腔科医生推迟操作，并建议其至内分泌科就诊。患者自行返家，并口服家人二甲双胍片500 mg，每日2次治疗，自行监测空腹血糖，仍在10~15 mmol/L，口干、多饮等症状无改善。

病程中，患者无恶心、呕吐、腹痛、腹泻等不适，无嗜睡等意识改变，有视物模糊，无手足麻木及针刺样疼痛，无胸闷、胸痛、无头晕、头痛、视物旋转等，无皮肤破溃不愈，无皮肤瘙痒等，无怕热、多汗、心悸等。

追问病史，患者既往无胰腺疾病及手术病史，无内分泌疾病病史，无近期应用糖皮质激素治疗史。

发病以来患者胃纳可，睡眠可，大便正常，小便泡沫增多，夜尿频次增多，近1个月体重约减轻2 kg。

既往史：否认高血压及心脏病病史，否认慢性支气管炎史。否认药物过敏史。否认手术外伤史，否认输血史。预防接种史不详。

个人史：生于上海，否认疫区疫水接触史，有吸烟史30余年，1包/d。无饮酒史。

婚育史：已婚，育有一子，体健。

家族史：其母有糖尿病病史。

查体：T 37℃，P 80次/min，R 18次/min，BP 140/95 mmHg，BMI 28.82 kg/m^2。

肥胖体型，全身淋巴结无肿大，巩膜无黄染，口唇无发绀，颈软，气管居中，双侧甲状腺未及肿大，呼吸运动双侧对称，双肺叩诊清音，听诊未及干湿啰音，心前区无隆起，未及震颤，叩诊心浊音界不大，心率80次/min，律齐，未及病理性杂音及心包摩擦音，腹部软，无压痛，无反跳痛，未触及肿块，肝脾肋下未及。双侧足背动脉搏动正常。膝反射及跟腱反射正常。10 g 尼龙丝及 128 Hz 音叉试验正常。

实习医生任务

病例简介

患者,61 岁,因"反复口干、多饮、多尿伴消瘦 1 月余"来医院急诊。

生命体征:体温 37℃,脉搏 80 次/min,血压 140/95 mmHg,呼吸 18 次/min。

检查者任务(15 min 内完成以下 4 条):

1. 进行重点问诊。
2. 进行重点查体。
3. 与患者讨论初步诊断。
4. 提出进一步诊治方案。

二、患者培训剧本

SP 情绪:糖尿病这个帽子一旦戴上,这一辈子就摘不掉了,好也好不了,死也死不了,什么都不能吃,可怎么办哪?

SP 身体状态:口干,一直想喝水。

医生:我是实习医生×××,是您的负责医生,我想了解您的病情,希望您能配合。

SP:可以。

医生:请问您的姓名、年龄?

SP:我叫×××,今年 61 岁。

医生:您是怎么不舒服?

SP:感觉嘴巴干,舌头好像和口腔粘在一起,总是想喝水。

医生:从什么时候开始的?

SP:1 个月前出现的。

医生:能具体说一下每天喝水的量吗? 大概几杯?

SP:500 mL 的杯子大概要 8~10 杯。

医生:小便有什么变化吗?

SP:小便次数多,尤其是晚上。

医生:晚上起来几次?

SP:晚上起来 3~4 次。

医生:小便里面泡泡多吗?

SP:蛮多的。

医生:体重有变化吗?

SP:大家都说我瘦了,我去称了一下,确实瘦了。

医生：这一个月瘦了多少斤？

SP：大概 4 斤吧。

医生：还有其他不舒服吗？

SP：看东西感觉模糊。

医生：这 1 个月里有恶心、想吐、腹痛、腹泻吗？

SP：没有。

医生：有总想睡觉，或者人糊里糊涂的时候吗？

SP：没有。

医生：有手脚发麻，像针扎一样痛吗？

SP：没有。

医生：有胸口闷或者胸口痛吗？

SP：没有。

医生：有经常头晕或者出现视物旋转吗？

SP：没有。

医生：有怕热、出汗多、心慌吗？

SP：没有。

医生：这中间测过血糖吗？

SP：有，6 天前我去口腔科拔牙，拔牙前医生先给我测了一个空腹血糖，当时是 16.69 mmol/L，口腔科医生说太高了，不能拔牙，让我去内分泌科先看看，有可能是糖尿病。

医生：那你马上去内分泌科就诊了吗？

SP：没有，因为我觉得最近一阵子水果吃得比较多，因为新鲜的水果上市，我就每天吃水果，可能是吃出来的，所以我就回去，拿我妈妈的二甲双胍先吃了，因为我妈妈也是糖尿病患者。

医生：你知道这个二甲双胍是多少剂量的吗？你每天吃几次？

SP：是 500 mg 一片的，我每天早晚各吃 1 片。

医生：那服药后你自己测血糖了吗？血糖怎么样？

SP：测了几次空腹血糖，还是在 13～14 mmol/L 这个样子。

医生：那口干、喝水多的症状有缓解吗？

SP：没有。所以我就来内分泌科门诊看了。

医生：内分泌科门诊医生给你做了哪些检查？

SP：测了空腹血糖，是 14 mmol/L，糖化血红蛋白 11.8%，内分泌医生说血糖比较高，让我住院治疗。医生，我感觉有点心慌，出冷汗。

医生：您可能是低血糖发作，我马上为您安排测血糖，您身边有吃的东西吗？马上拿出来吃一点。

SP：有的，我有随身携带巧克力，我现在马上吃一点。

医生：您现在感觉好些了吗？我们可以继续吗？

SP：我好多了，我们可以继续。

医生：发病后精神怎样？

SP：还可以。

医生：吃饭和睡觉怎么样？

SP：都还行。

医生：大便还好吗？

SP：大便正常。

医生：过去身体怎么样？

SP：还可以。

医生：以前有过类似的病吗？

SP：没有。

医生：您有高血压、心脏病、消化道溃疡等慢性病吗？

SP：没有。

医生：您有胰腺疾病或者手术史吗？或者内分泌疾病，像甲亢、皮质醇增多症病史吗？您近期有应用过糖皮质激素类药物吗？

SP：没有。

医生：你还有其他什么病吗？

SP：没发现过。

医生：你有传染性疾病史吗？

SP：没有。

医生：您对什么东西过敏吗？特别是青霉素？

SP：都没有。

医生：你平时抽烟吗？每天几支？

SP：抽了30年，每天大概1包。

医生：您喝酒吗？

SP：基本不喝。

医生：您结婚了吗，有孩子吗？

SP：结婚了，有1个儿子。

医生：父母、爱人和孩子身体怎么样？

SP：母亲有糖尿病，其他没有什么。

SP：医生，我的病严重吗，为什么会瘦这么多啊？

医生：从您提供的病史看，糖尿病诊断是基本明确的，消瘦非常可能是糖尿病引起的，接下来我还需要给您进行一些必要的检查，请您平躺在床上，尽量放松，别紧张。

SP：好的。

(接下来是查体,检查结束后继续交谈)

医生: 好了,根据您的病史和查体的结果,初步判断您是糖尿病,另外血压也有点偏高,是否合并其他并发症或疾病,还需要进一步检查明确。

SP: 好的。

医生: 我马上把您的病情向我的上级医生汇报,并给您安排做相关的检查和治疗,您不要紧张,谢谢您的合作。

表 24-1 沟通要点

表达效果	行为
尊重	注意基本礼仪、保护患者隐私
关心	在患者表达不适症状时要快速回应,安排测血糖,血糖过低时嘱患者进食(若患者身边没有食物,要给予葡萄糖液口服) 在患者表达出焦虑情绪时要给予疏导
帮助	我会安排后续检查 嘱患者有任何问题及时跟医护人员沟通

(徐雷)

剧本十一　多结节性甲状腺肿伴甲亢

一、病例简介

患者,×××,女性,67 岁。

主诉:反复心悸不适 3 年。

现病史:患者 3 年前起无明显诱因下出现发作性心悸不适,不伴胸闷胸痛、头晕头痛、恶心呕吐、黑矇晕厥等不适,外院心电图提示房性期前收缩,先后予稳心颗粒、参松养心胶囊、富马酸比索洛尔片、保心丸等药物治疗,症状控制可。1 周前患者看电视时突发心悸,程度较前加重,伴恶心、头晕,无胸闷胸痛、头痛、呕吐、咳嗽咳痰等不适,症状持续约 1 d 后缓解,外院查心电图(2020-03-12):窦性心律,偶发房早,心率 85 次/min。遂至我院门诊就诊,查甲状腺功能:三碘甲状原氨酸 3.40 ng/mL(偏高),甲状腺素 17.30 μg/dL(偏高),游离三碘甲状腺原氨酸 15.10 pg/mL(偏高),游离甲状腺素 5.25 ng/dL(偏高),促甲状腺素<0.005 μIU/mL(偏低)。现为进一步诊治,门诊拟"心律失常"收住入院。

追问病史,患者近 3 年感夏天更加怕热多汗,脾气较为急躁。3 年前查甲状腺 B 超提示甲状腺多发结节。

发病以来患者胃纳减退,睡眠欠佳,小便正常,近期体重无明显减轻。

既往史:高血压病史 10 余年,最高达 160/100 mmHg,现服用苯磺酸氨氯地平片控制血压,血压控制可。否认冠心病及糖尿病史,否认慢性支气管炎史。否认药物过敏史。否认手术外伤史,否认输血史。预防接种史不详。

个人史:生于上海,否认疫区疫水接触史,否认吸烟饮酒史。

婚育史:已婚,育有一子,体健。

家族史:母亲有甲状腺结节史,否认冠心病、糖尿病等家族史。

查体:T 37℃,P 93 次/min,R 18 次/min,BP 121/68 mmHg。

无贫血貌,双眼轻微突出,无眼睑下垂,眼球运动无受限;甲状腺Ⅰ度肿大,质软,左侧甲状腺可及 1 cm 大小结节,右侧甲状腺可及 1 cm 大小结节,结节质软,形态规则,无触痛,无明显血管杂音;心律尚齐,偶及早搏,心音强;腹部正常,全腹无压痛,无反跳痛,肝脾肋下未及,移动性浊音阴性。双下肢无水肿。全身淋巴结无肿大,巩膜无黄染,口唇无发绀,双眼轻微突出,无眼睑下垂,眼球运动无受限,颈软,气管居中,甲状腺Ⅰ度肿大,质软,左侧甲状腺可及 1 cm 大小结节,右侧甲状腺可及 1 cm 大小结节,结节质软,形态规则,无触痛,无明显血管杂音;呼吸运动双侧对称,双肺叩诊清音,听诊未及干湿啰音,心前区无隆起,未及震颤,叩诊心浊音界不大,心率 72 次/min,偶及早搏,未及病理性杂音心包摩擦音,腹部软,中上腹轻压痛,无反跳痛,未触及肿块,肝脾肋下未触及,肠鸣音 6 次/min,双下肢无水肿。

实习医生任务

病例简介

患者,57 岁,因"反复心悸不适 3 年"来医院急诊。

生命体征:体温 36℃,脉搏 93 次/min,血压 121/68 mmHg,呼吸 18 次/min。

检查者任务(15 min 内完成以下 4 条):

1. 进行重点问诊。
2. 进行重点查体。
3. 与患者讨论初步诊断。
4. 提出进一步诊治方案。

二、患者培训剧本

SP 情绪:我这个心慌跟甲亢有没有关系?不会有心脏病吧?我这甲亢治得好吗?不会一直要吃药吧?我就怕吃药,一个高血压病长期吃药就让我嫌烦了。希望不要长期吃药,我最怕多吃药(焦虑、担忧情绪为主)。

SP 身体状态:心慌,坐立不安,略微烦躁。

医生:我是实习医生×××,是您的负责医生,我想了解您的病情,希望您能配合。

SP:可以。

医生:请问您的姓名、年龄?

SP:我叫×××,今年 67 岁。

医生:您是怎么不舒服?

SP:心里慌。

医生:从什么时候开始的?

SP:3 年前出现的。

医生:能说一下当时的情况吗?

SP:3 年前开始反复感到心里慌,心脏突突地跳。

医生追问:心一直慌还是间断性地慌?和饮食、气候及精神因素有没有关系,有没有胸闷胸痛,怎么缓解的?

SP:一阵一阵的,也不是每天都有,心情紧张或激动时容易出现,休息一会之后慢慢好一点。

医生：还有其他不舒服吗？有没有手抖的时候？

SP：好像是有点手抖，我想跟年纪大了有关。

医生：平时怕热吗？容易出汗吗？

SP：好像有点，夏天的时候更明显。

医生：平时容易情绪激动吗？脾气暴躁吗？

SP：我脾气一直不太好，不过这几年脾气好像更加不好，也很容易激动，一激动心脏又感觉跳得更快。

医生：平时大便怎么样？有没有大便次数较多的情况？

SP：我大便很通畅，每天有2~3次。

医生：你一直都是每天大便2~3次吗？大便成形吗？

SP：好像也不是，我年轻的时候还便秘呢，这几年大便感觉次数比较多，不过大便看起来都成形的。

医生：之前你心慌有没有去医院看过？

SP：我去过社区医院，也做过心电图，医生也没说啥，就说有点早搏，心跳稍微快了一点。

医生：那医生有没有给你开点药吃？

SP：开了一些保心丸，感觉效果也不怎么明显，还是经常心慌。所以就来你们医院门诊看了，查甲状腺说甲亢，所以就住进来了。

医生：好的。您脖子有没有痛过？

SP：没有。

医生：您以前有甲状腺疾病吗？

SP：年轻的时候没有，3年前体检的时候做甲状腺B超提示有多个甲状腺结节。

医生：有没有让医生看过？当时有查过甲状腺功能吗？

SP：没让医生看过，甲状腺功能也没查过。

医生：好的。您发病前1个月有过感冒或病毒感染的病史吗？

SP：好像没有，我这好几年了，也不记得了。

医生：您发病前有没有吃过大量海鲜，或服用了一些药物比如甲状腺片或其他含碘药物？

SP：好像没有，我不是很喜欢吃海鲜，我平时除了吃高血压药，其他药物都没吃过。

医生：您发病后精神怎样？

SP：还可以。

医生：吃饭和睡觉怎么样？

SP：都还行。

医生：小便还好吗？

SP：小便正常。

医生：最近体重有没有变化？

SP：变化不大，可能体重减轻了1~2斤。

医生：过去身体怎么样？

SP：还可以。

医生：以前有过类似的病吗？

SP：没有。

医生：您有高血压、糖尿病等其他慢性病吗？

SP：有点高血压，平时吃氨氯地平降压，血压控制还可以。

医生：你还有其他什么病吗？

SP：没发现过。

医生：你有乙肝或其他传染性疾病史吗？

SP：没有。

医生：您对什么东西过敏吗？特别是青霉素？

SP：都没有。

医生：你平时抽烟吗？

SP：不抽的。

医生：您喝酒吗？

SP：不喝酒。

医生：您结婚了吗，有孩子吗？

SP：结婚了，有1个儿子。

医生：父母、爱人和孩子身体怎么样？

SP：孩子身体挺好的，父母都过世了，记得我母亲也有甲状腺结节病史。

SP：医生，我的病严重吗，为什么会得甲亢？

医生：根据您提供的病史，你得甲亢可能跟您的甲状腺结节有关，但是我还需要给您进行一些必要的体格检查，以及后面做一些相关检查以明确诊断。现在请您平躺在床上，我给您做体格检查，尽量放松，别紧张。

SP：好的。

（接下来是查体，检查结束后继续交谈）

医生：好了，根据您的病史和查体的结果，初步判断您有甲状腺功能亢进，甲状腺多发结节，但是具体甲亢原因，我们还需要做一系列检查以明确。

SP：好的。

医生：我马上把您的病情向我的上级医生汇报，并给您安排相关的检查和治疗，您不要紧张，谢谢您的合作。

表 25-1 沟通要点

表达效果	行为
尊重	注意基本礼仪、保护患者隐私(查体时注意拉上周边窗帘等)
关心	必要时搀扶、迎上去 患者焦虑时及时安抚
帮助	我会尽快安排后续检查的 嘱患者有任何问题及时跟医护人员沟通

(晏群)

剧本十二　原发性肾病综合征

一、病例简介

患者，×××，女性，47 岁。

主诉：水肿伴尿泡沫增多 2 月余。

现病史：患者 2 月余前无明显诱因下出现双下肢水肿，晨轻暮重，反复出现。1 周后因一次受凉感冒后，患者出现眼睑面部水肿，同时注意到尿中泡沫较多，且不能自行消散，当时无发热、皮疹、关节痛、骨痛，无腰痛、肉眼血尿，无尿频尿急、夜尿增多，无腹痛呕吐等不适。患者前往当地医院就诊，检查发现尿蛋白＋＋＋，白蛋白 23 g/L，总胆固醇 10.51 mmol/L，血红蛋白 108 g/L，肺 CT 示"左上肺陈旧性结核病灶，两肺感染伴心包少量积液，双侧胸腔少至中等量积液"。患者因害怕肾穿刺活检，拒绝医生住院建议，要求先药物治疗，遂静滴"头孢"抗感染 3 d，并口服利尿剂、阿司匹林、阿托伐他汀等治疗。后患者自行购买黄芪泡茶饮用，近 2 月来患者水肿延及全身，胸闷腹胀伴大便溏薄，尿量明显减少，每日 500~600 mL，伴有活动后气促。其爱人见其水肿日益加重，送其来我院就诊。门诊查白蛋白 16 g/L，肌酐 59 μmol/L，钾 3.9 mmol/L，尿蛋白＋＋＋，血红蛋白 104 g/L，拟"肾病综合征"收入肾内科病房。

发病以来患者胃纳减退，睡眠不佳，小便减少如上述，近期体重增加 10 kg。

既往史：10 年前有肺结核病史，当时遵医嘱治疗半年，已治愈。否认其他传染病史。否认高血压及糖尿病史，否认慢性支气管炎史。否认药物过敏史。否认手术外伤史，否认输血史。预防接种史不详。

个人史：生于辽宁沈阳，长期生活在苏州，否认疫区疫水接触史，否认吸烟酗酒史。

月经史：$13\frac{5\sim6}{30}$，LMP：2018-10-29。

婚育史：已婚，育有一女，家人体健。

家族史：否认家族性遗传病史。

查体：T 36.8℃，P 92 次/min，R 20 次/min，BP 151/100 mmHg。

神志清，眼睑和颜面部水肿，双眼球结膜水肿，全身淋巴结未触及肿大，巩膜无黄染，口唇无发绀,未见肝掌、蜘蛛痣,颈软,气管居中,双侧甲状腺未及肿大,呼吸运动双侧对称,双下肺叩诊浊音,双下肺呼吸音减低,未及干湿啰音,心前区无隆起,未及震颤,叩诊心浊音界不大,心率 92 次/min,律齐,未及病理性杂音或心包摩擦音,腹部较膨隆,腹软,无压痛,无反跳痛,未触及肿块,肝脾肋下未及,肠鸣音 6 次/min,移动性浊音阳性,双上肢、双下肢重度水肿。

实习医生任务

病例简介

患者,47 岁,因"水肿伴尿泡沫增多 2 月余"来医院就诊。

生命体征:体温 36.8℃,脉搏 92 次/min,血压 151/100 mmHg,呼吸 20 次/min。

检查者任务(15 min 内完成以下 4 条):

1. 进行重点问诊。
2. 进行重点查体。
3. 与患者讨论初步诊断。
4. 提出进一步诊治方案。

二、患者培训剧本

SP 情绪:平时觉得自己身体挺好的,没病没灾的,突然得了肾病,听人家说肾病都会导致尿毒症,要做血透,那也太痛苦了。肾脏已经有病了,医生还要穿刺活检,会不会雪上加霜? 希望医生能早点诊断清楚,否则太吓人了(焦虑担忧情绪为主)。

SP 身体状态:虚弱。

医生:我是实习医生×××,是您的负责医生,我想了解您的病情,希望您能配合。

SP:可以。

医生:请问您的姓名、年龄?

SP:我叫×××,今年 47 岁。

医生:您是怎么不舒服?

SP:肿。

医生:从什么时候开始的?

SP:2 个多月前出现的。

医生:能说一下怎么发病的吗?

SP:也没啥原因,莫名其妙就肿起来了。

医生追问:刚开始是怎么发现的呢?

SP:就觉得脚肿,下班回家换鞋子发现脚背肿,按一下就一个坑。

医生:除了脚肿,还有别的不舒服吗?

SP：一开始没觉得有啥别的不舒服，睡一觉肿也好点了。他们说是我一直坐着的关系，所以我后来上班就经常站起来走走，但是也没啥变化。

医生：那你去医院检查了吗？

SP：刚开始也没有去，因为后来过了一个星期左右感冒了一次，就发现脸和眼睛也肿起来了，才觉得有问题了。

医生：当时感冒有些什么症状？发烧了吗？吃药了吗？

SP：没有发烧，就小感冒，喉咙有点痛，留点鼻涕，稍微有点咳嗽，在家躺了 2 d 也就好了，也没吃药。

医生：那感冒以后发现肿得厉害了，还有其他情况吗？

SP：我早上发现小便里泡泡比较多，像啤酒泡沫一样，也不会散掉，就想起了电视上说过小便里有泡泡，有可能是小便里漏蛋白。

医生：那除了有泡泡，小便颜色有异常吗？

SP：好像没有，就黄色的。

医生：有过身上有皮疹、关节痛、骨头痛吗？

SP：没有。

医生：腰痛吗？

SP：没有。

医生：晚上起夜吗？

SP：没有。

医生：那当时去看医生，医生查了些什么？

SP：当时查了血和尿，还做了个肺 CT，医生说我有肾病，要让我做穿刺检查。我害怕，在肾脏上穿刺太吓人了，没敢住院，让医生开了点药。

医生：什么药？

SP：医生给我吊了 3 天头孢，还吃了利尿的药，说我血脂高，吃了降血脂的药，还吃了阿司匹林。

医生：那你吃了这些药吗？

SP：开头吃了，肿是好一点，但后来又反反复复的，就不吃这些药了，我自己每天用黄芪泡茶喝。

医生：每天喝多少？

SP：500 mL 左右吧。

医生：那后来症状怎么变化了？

SP：后来就越来越肿，感觉手也肿了，整个人很笨重的感觉，常常觉得胸闷肚子胀，小便变少了，多喝水小便也不增加，还经常会拉肚子，干不动家务，动地多了就觉得气接不上。我老公看我越来越肿，就把我送到这里来了。

医生：那你称体重了吗？

SP：刚刚称了，比以前重了 10 多公斤！

医生：小便一天大概多少知道吗？

SP：这两天越来越少了，大概就 500～600 mL 吧。

医生：晚上睡觉好吗？有胸闷、难受、不能平卧吗？

SP：我要侧着身子，枕头要稍微高点，枕头低了就觉得胸闷的。

医生：有没有觉得哪里痛？

SP：就是腿肿得厉害，觉得有点胀痛。

医生：头晕、肢体乏力、说话大舌头啥的有吗？

SP：那也没有。

医生：发病后精神怎样？

SP：还可以。

医生：吃饭和睡觉怎么样？

SP：没胃口，吃不下，吃一点就肚子胀，睡眠也不好。

医生：过去身体怎么样？

SP：还可以。

医生：以前有过类似的病吗？

SP：没有。

医生：您有高血压、糖尿病等慢性病吗？

SP：没有。

医生：你还有其他什么病吗？

SP：没发现过。

医生：你有结核、乙肝或其他传染性疾病史吗？

SP：我 10 年前得过肺结核，当时吃了半年结核的药，后来复查医生说我已治愈。

医生：您对什么东西过敏吗？特别是青霉素？

SP：都没有。

医生：你平时抽烟吗？

SP：不抽的。

医生：您喝酒吗？

SP：不喝酒。

医生：您结婚了吗，有孩子吗？

SP：结婚了，有 1 个女儿。

医生：父母、爱人和孩子身体怎么样？有人得过肾病吗？

SP：都挺好的，家里没人有大毛病。

SP：医生，我的病严重吗？会是尿毒症吗？

医生：从您提供的病史来看，应该是肾病，但是是哪一种肾病，有没有别的毛病导致肾病,必须要做一系列检查和肾活检才能确诊。你先别急,尽量放松,别紧张。

SP：那肾穿刺会把我的肾脏穿坏吗？不穿不行吗？

医生：肾活检是非常重要的诊断肾脏疾病的手段,是肾脏疾病明确诊断、指导治疗、判断预后的金标准。肾穿刺有严格的适应证和禁忌证,虽然会有出血等风险存在,但是,医生会充分评估患者情况并预防肾活检的并发症。现在的肾活检全程在 B 超定位下进行,所取组织微小,若没有大出血等严重并发症,并不会对肾脏造成二次损害,请您放心。

SP：好的,知道了。

（接下来是查体,检查结束后继续交谈）

医生：好了,根据您的病史和查体的结果,初步判断您患的是肾病综合征。但肾病综合征只是一系列症状的临床症候群,不是一个疾病,具体导致肾病综合征的原因,我们还需要经过抽血化验、B 超、CT 特别是肾活检等一系列检查才能搞清楚。

SP：好的。

医生：我马上把您的病情向我的上级医生汇报,并给您安排相关的检查和治疗,您不要紧张,谢谢您的合作。

表 26-1　沟通要点

表达效果	行为
尊重	注意基本礼仪、保护患者隐私
关心	必要时搀扶、迎上去 症状突然变化时快速回应 病情危重时边抢救边采集信息 同时抢救多名患者时一边处理,一边呼叫备班
帮助	我会尽快安排后续检查的 嘱患者有任何问题及时跟医护人员沟通

（王奕）

剧本十三 病毒性脑炎

一、病例简介

患者，×××，**男性**，**62 岁**。

主诉：头痛 4 d 伴发热 2 d。

现病史：患者 4 d 前无明显诱因下出现持续性头痛，疼痛无固定部位，呈紧束感，偶有炸裂样痛感及局部针刺样疼痛，有恶心，无呕吐，当时无发热。患者及家属未引起重视，未就诊。

2 d 前清晨，家属发现患者出现持续性胡言乱语、烦躁、不能识人表现，出现发热，体温>39℃。

病程中头晕，不伴视物旋转，无耳鸣及听力下降，无口角歪斜，无吞咽困难及饮水呛咳，无腹痛腹泻，无肢体麻木及乏力，无肢体抽搐。

发病以来夜眠可，正常进食，二便正常，精神差，体重无明显改变。

既往史：入院前 10 d 有上呼吸道感染史；既往高血压病史 5 月余，目前每天服用硝苯地平控释片 1 片控制血压，血压控制情况不详；既往脑梗死史 6 年余，当时为右侧肢体轻偏瘫，于第九人民医院住院治疗，未遗留后遗症；无糖尿病、心脏病等病史；无肝炎结核等传染病史，无外伤、手术史；无药物或食物过敏史；按计划进行预防接种；吸烟史 30 余年，10 支/d，否认酗酒史。否认有毒有害物质接触史。

婚育史：25 岁结婚，育有 1 子，爱人和儿子身体健康。

家族史：否认遗传性疾病家族史。

查体：T 38.1℃，P 78 次/min，R 20 次/min，BP 145/105 mmHg。

神清，气平，口齿清楚，反应迟钝、答非所问。定向力、记忆力、计算力欠合作。两肺呼吸音粗，未及明显干湿啰音。心率 78 次/min，律齐。腹软，无压痛。

颅神经检查：双侧瞳孔等大等圆，直径 0.3 cm，对光反射(+)，双眼各向活动不受限，各向眼震(−)，双侧面部针刺觉对称，双侧额纹对称，双侧眼裂对称，双侧鼻唇沟对称，双耳听力好，双侧软腭上抬好，悬雍垂居中，咽反射(+)，双侧转颈、耸肩运动对称，伸舌居中。

运动系统：未见四肢肌萎缩，四肢肌张力正常，四肢肢体肌力Ⅴ级，未见静止性震颤。

感觉系统：双侧深浅感觉对称存在。

生理反射：双侧肱二头肌反射（++），双侧肱三头肌反射（++），双侧桡骨膜反射（++），双侧膝反射（++），双侧踝反射（++）。

病理反射：双侧 Hoffmann 征（-），双侧 Babinski 征（-），双侧 Chaddock 征（-），双侧 Oppenheim 征（-），双侧 Gordon 征（-）。

共济运动：双侧指鼻试验（-）、双侧跟膝胫试验（-），直线行走试验（-），Romburg 征（-）。

脑膜刺激征：颈稍抵抗，Brudzinski 征（-），Kernig 征（-）。

实习医生任务

病例简介

患者，男性，62 岁，主诉：头痛 4 d 伴发热 2 d。

生命体征：体温 38.1℃，脉搏 78 次/min，血压 145/105 mmHg，呼吸 20 次/min。

检查者任务（15 min 内完成以下 4 条）：

1. 进行重点问诊。
2. 进行重点查体。
3. 与患者讨论初步诊断。
4. 提出进一步诊治方案。

二、患者培训剧本

医生：我是实习医生×××，是您的负责医生，我想了解您的病情，希望您能配合。

SP：可以。

医生：请问您的姓名，今年多大？

SP：我叫×××，今年 62 岁。

医生：您是怎么不舒服？

SP：头痛。

医生：从什么时候开始的？

SP：4 天前出现的。

SP：你是谁啊，我在哪里啊？

医生：这里是东方医院，你到我们这里来看病，我是你的医生，来问你的病情的。

医生：你能说一下当时的情况吗？

SP：4 天前起床后就觉得头痛，头有点胀，人有点不舒服，想吐，想睡觉，有点头晕。

医生：头痛在什么部位？

SP：讲不清哪里头痛（无固定部位），整个头都有点痛。

医生：头痛严重吗？

SP：一开始 2 天比较轻，最近 2 天比较严重。

医生：什么样的头痛？

SP：讲不清楚，就是很痛（表现出理解力下降、反应迟钝）。

医生：是胀痛、刺痛、跳痛还是炸裂样的痛。

SP：大多数时间呈紧箍感，偶有炸裂样痛感及局部针刺样疼痛。

医生：头痛是阵发性的还是持续性的？

SP：持续性。

医生：什么情况下头痛会加重或缓解呢？

SP：咳嗽时头痛加重。

医生：睡眠后头痛是否会缓解呢？

SP：不会的，有时候晚上会痛醒。

医生：还有其他不舒服吗？

SP：我儿子说我这两天讲话有点前言不搭后语，我就觉得很难受，不想和人说话，人也有点发烧。

医生：头晕时有视物旋转，口角歪斜，吞咽困难及饮水呛咳，腹痛腹泻，肢体麻木及乏力，肢体抽搐吗？

SP：没有。

医生：马上就到医院检查了吗？

SP：自己家里量了体温有 39℃，吃了退烧药一直没好，就到医院里来了。

医生：在家除了退烧药还治疗过吗？

SP：没有。

医生：发病前有没有发烧、感冒过。

SP：10 天前有打喷嚏、流鼻涕，自己吃了感冒药就好了，没太在意。

医生：发病后精神怎样？

SP：还可以。

医生：吃饭和睡觉怎么样？

SP：都还行。

医生：小便还好吗？

SP：小便正常。

医生：最近体重有没有变化？

SP：没有。

医生：过去身体怎么样？

SP：还可以。

医生：以前有过类似的病吗？

SP：没有。

医生：您有高血压、糖尿病等慢性病吗？

SP：有高血压，吃硝苯地平控释片，血压不量。

医生：你还有其他什么病吗？

SP：6年前有过一次腔梗，当时右手右脚有点不灵活，治疗后没有后遗症。

医生：你有乙肝或其他传染性疾病史吗？

SP：没有。

医生：您对什么东西过敏吗？特别是青霉素？

SP：都没有。

医生：你平时抽烟吗？

SP：抽了30多年，每天半包。

医生：您喝酒吗？

SP：不喝。

医生：您结婚了吗，有孩子吗？

SP：结婚了，有1个儿子。

医生：父母、爱人和孩子身体怎么样？

SP：都挺好的，他们身体都还可以。

医生：我马上把您的病情向我的上级医生汇报，并给您安排相关的检查和治疗，您不要紧张，谢谢您的合作。

（治疗2周后需复查脑脊液，需进行腰椎穿刺术，请你作为实习医生，在操作前跟患者进行沟通，征得患者同意进行该操作）

SP情绪：被医生告知需要复查腰椎穿刺术，有紧张情绪，担心操作过程。

医生：目前治疗已经2周，我们需要给您复查一次脑脊液检查了解治疗效果，需要给您做腰椎穿刺术。

SP：啊，腰椎穿刺术必须要做吗？

医生：要掌握您的治疗效果，是需要复查脑脊液的情况的。

SP：那这个操作是怎么做的？

医生：我会在您的腰椎间隙里做个穿刺，取5 mL脑脊液进行化验，您需要术后去枕平卧6 h。

SP：（紧张担心）还要穿刺啊，我怕痛，能不能别穿了，换个检查，比如做头颅磁共振行不？

医生：您不用担心，我们会进行局部麻醉，不会有强烈痛感的。头颅MRI不能及时显示炎症的恢复情况，我们还是建议您做脑脊液检查。

SP：你这个操作危险吗？

医生：腰穿操作可能出现穿刺点的出血、感染，腰穿后可能有部分患者有轻度头痛，但是我们在操作中会严格进行无菌操作,遵循操作规范,您也需要在操作后去枕平卧6h,穿刺点局部避水3天,这样能有效避免出现穿刺相关风险。我们2周前治疗初期做过一次腰穿,现在和当时的操作流程是一样的,您不用特别担心。

表 27-1 沟通要点

表达效果	行为
尊重	注意基本礼仪、保护患者隐私
关心	必要时搀扶、迎上去 症状突然变化时快速回应 病情危重时边抢救边采集信息 同时抢救多名患者时一边处理,一边呼叫备班
帮助	我会尽快安排后续检查的 嘱患者有任何问题及时跟医护人员沟通

(张靖)